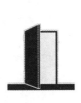

Conversation, Language, and Possibilities

A Postmodern Approach to Therapy

合作取向治疗

对话·语言·可能性

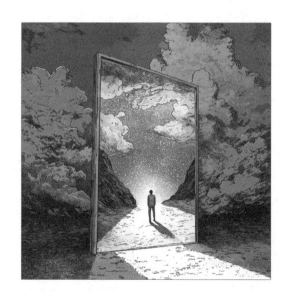

Harlene Anderson

〔美国〕贺琳·安德森 著

李嘉佳　徐彬 译

上海三联书店

谨以此书，纪念我的朋友、同事和老师哈罗德·A.古勒施恩（Harold A. Goolishian），他曾给予我启发，也曾激励许许多多的人；此书也为纪念我在挪威北部、休斯敦加尔维斯顿研究所和治疗室遇到的诸位对话伙伴，因为有他们的帮助，我才能完成本书。

目 录

第一部分
创造对话空间：理论与实践的相互结合

第二部分
构建合作语言系统、关系和过程：对话中的伙伴

第三部分
在意义中寻找意义

第四部分
拓展空间

致　谢

我第一次遇见哈利·古勒施恩是在 1970 年，不久之后我们就开始了专业上的合作，也开启了一段友谊。我们的友谊持续了大约二十年，直至 1991 年他去世。我们的工作主要是创立和建设加尔维斯顿家庭研究所（现为休斯敦加尔维斯顿研究所），使其成为提供心理治疗培训和临床治疗的机构。我们共同的兴趣之核心，是探索心理学理论与实践是建立在何种基础之上的，是挑战我们自身以及他人的观点，无论这些观点是否适合我们不断发展的经验和实践。

基本书局（Basic Books）邀请我和哈利合著一本书，内容是我们在家庭治疗理论和实践领域所做的贡献，然而哈利去世时，我们还没有开始动笔。哈利离开后的这五年来，家庭治疗领域不断发生变化，我自己的思考和实践也在不断变化。别的不说，作为一个在求知路上永不满足的激进分子，哈利一定会支持那些质疑他自己和其他人观点的行为，并且他自己也会带头参与其中，正如他一生所坚持的那样。哈利于我恩重如山，与他合作也让我受益匪浅，此等恩情，我没齿难忘。

休斯敦加尔维斯顿研究所、我研究所里的同事，以及我世界各地的同事，共同构成了我的主要知识体系。他们一直以来都是我的对话搭档，在他们的声音的影响下，我的理论和实践一路成长、传播、受到质疑，也得到了扩展。我一直在与人们交谈、建立关系，其中有的对话和联系持续了数年之久，也有过简短的闲聊和昙花一现的交集，或发生在许久以前，或发生在最近，这些经历对我来说都意义重大。在此，我还要感谢汤姆·安德森、保罗·伯尼、戴安娜·卡尔顿（Diana Carleton）、吉安弗兰科·切钦（Gianfranco Cecchin）、丹·科里森（Dan Creson）、安娜·玛格丽特·弗洛姆（Anna Margrete Flåm）、肯尼斯·格根、林恩·霍夫曼、克斯廷·霍普斯塔斯（Kerstin Hopstadius）、阿琳·卡茨、苏珊·莱文、西尔维娅·伦敦、苏珊·麦克丹尼尔（Susan McDaniel）、埃纳·奥里斯兰（Einar Øritsland）、凯伦·帕克、佩吉·佩恩、乔治·普利姆（George Pulliam）、杰米·雷瑟（Jamie Raser）、比约恩·雷格斯塔德（Bjørn Reigstad）、哈里特·罗伯茨（Harriet Roberts）、萨利安·罗斯（Sallyann Roth）、苏珊·斯梅弗（Susan Swim）、菲尔·托蒂（Phil Torti）和凯西·温加滕。以上的每一位都曾以非常特别和令人难忘的方式给予了我莫大的帮助，在我反省自身和思考其他问题时，是他们帮助我分析问题，让我肩负起责任，支持我，还为我带来了众多机遇。还有许多其他的人、同事、学生，以及最为重要的——那些我在治疗室中遇到的人，他们在研讨会上、在工作评估表中、在治疗期间或是仅仅在某次简单的对话中，对我提出问题、做出评价或产生质疑，他们或许永远不会知道这对我产生了怎样的影响，甚至可能根本不记得发生过这样的事。我自认为没有遗漏掉谁，我要对那些我未能提及，但我仍需致谢的人表示歉意。

有这么几次关键性会议，曾经成为许多思想和学术热情的葬身之所，但同样也萌生了许多新的思想和热情，林恩·霍夫曼将这几次会议称为"移动的大学"：休斯敦加尔维斯顿研究所 1982 年举办的认知论、心理治疗和精神病理学会议以及 1991 年举办的叙事心理学和心理治疗理论与实践新方向会议，休斯敦加尔维斯顿研究所座谈会、爱尔兰团队会议，以及在北安普顿举办的公众服务新型思想会议等等。其中特别值得一提的是，20 世纪 80 年代和 90 年代间，汤姆·安德森在挪威北部召开的会议。汤姆和他的同事打开挪威的大门欢迎我，为我提供了众多思考和实践的机会，让我认识了新的同事，新的朋友——谢谢你们，比约恩（Bjørn）、芬恩（Finn）、安妮·格雷特（Anne

Grethe）、英格（Inger）、英格丽（Ingrid）、伊瓦尔（Ivar）、基尔斯蒂（Kirsti）、丽芙（Liv）、马格努斯（Magnus）、安娜·玛格丽特（Anna Margrete）、奥德（Odd）、帕尔（Pål）、西塞尔（Sissel）、史蒂文（Steven）、汤姆（Tom）、图尔德（Turid），以及那些我没能提到的人。也多亏了我在挪威结识的人们，我才能有幸与瑞典和芬兰的同事一起工作。为此，我要感谢克斯汀（Kerstin）、马茨（Matz）、艾娃（Eva）和她的团队，以及雅克（Jakko）和他的团队。

我要特别感谢李·赫里克（Lee Herrick）和卡罗尔·萨姆沃斯（Carole Samworth）在编辑方面为我提供专业知识并鼓励我；感谢休斯敦大学清湖分校的研究生安妮·安德拉斯（Anne Andras）、露丝·狄龙（Ruth Dillon）和丽卡·沃尔德伦（Ricka Waldron）提供的技术援助。

最重要的是，我要感谢我生命中最为重要的合著者：我的丈夫大卫·谢恩（David Shine）；我的妹妹卡罗尔·安德森·拉米雷斯（Carol Anderson Ramirez）；以及我的父母玛乔丽（Marjorie）和哈里·安德森（Harry Anderson）。

序　言

每隔一段时间，就会有一本意义远超其本身的书问世。贺琳·安德森的《合作取向治疗：对话·语言·可能性》一书讲述了她与众位同僚所取得的非凡成就，她与这些人共事多年，其中也有她的长期合作伙伴——我们深深怀念、已故的哈罗德·古勒施恩。哈利（哈罗德的昵称）从来没有写过书，却出现在这本书中。那些为本书中的思想做出了贡献，或是受到了这些思想影响的心理治疗从业者，也跟哈利一样。安德森像是一位天赋异禀的画家，她建造了一间美丽的画廊，不仅展出了她自己的作品，更展出了整个心理治疗界的作品。

同时，这本书也是安德森自己的非凡成就。她承担起了梳理一场异常艰巨的学术运动——后现代主义理论运动——的任务，并将后现代主义理论的要素与顺应该理论发展起来的合作治疗方法联系了起来。在这项工作中，安德森发起了一场规模更大的哲学对话，这场对话主要在学术界进行，至今才开始影响到了应用领域。

西欧的传统哲学始终认为自己要优于其他所有学问，认为自身作为思想殿堂，并不像其他学问那样受制于文化因素。直到最近，这种观点才有所改变。从哲学发展而来的心理学领域也有过类似的主张。正如医学试图揭示身体疾病的因果关系一样，心理疾病的专家也声称自己知道造成心理问题的原因。后现代主义的批评家所批判的正是这种科学实证主义的传统，尤其是在心理学这样的"软科学"领域。

安德森开始这项工作还出于一个人性化的原因，即本书中她那篇题为

《"如果我的故事能有任何帮助……"》的故事，讲述了一位母亲的来信，她在信中由衷地感谢了那些努力帮助过她的家庭和她两个患厌食症的女儿的专家。安德森了解到这个家庭的情况是在瑞典的某次研讨会上，这个家庭找不到可以倾听他们的经历、重视他们的意见的专家，因此感到十分绝望。其实，本书接下来的内容，就是安德森对那位母亲的来信的回复。

本书同样也回复了我在脑海中构思已久的一封信。我自身从事家庭治疗（我现在将其归为"关系治疗"的范畴）的经历经常让我感到无可奈何。我过去经常自嘲，说我需要"无能病"的疗法。这种不满的心情最终让我想起了心理学家卡罗尔·吉利根（Carol Gilligan，1982）提出的女性"不同的声音"这一概念。我认为这种强调联系、要求"关怀伦理"的声音其实并不是独属于女性的，于是我也开始思考，一个吸引了众多女性的领域之中，这种声音如何才能成为一种有效的治疗立场。

看着安德森和古勒施恩过去十年的工作，我发现他们都非常重视与人交流。他们专注地倾听那些来找他们咨询的人说话，复述他们所表达的意思，并寻求对方的确认。他们经常当着其他家庭成员的面听对方说话，就像他们与这个人单独对话一样。他们甚少为对方诠释什么，就像他们甚少对其做出干预一样。咨询者的问题似乎就这样不复存在了。事实上，从他们这样的举动中，我所习惯的家庭疗法逐渐消失了。

安德森和古勒施恩在心理治疗领域的观点与其他人不同。他们是该领域中第一批纯粹地将治疗称作**对话**的人。他们否定了治疗师应该探寻病理的观点。最为颠覆正统的是，他们提出治疗师应当置身于"尚未知晓"（not knowing）的境界。虽然家庭治疗领域所"发现"的各色各样的系统、模式和结构早已深深地吸引了我，但是我已经开始把这些人为创造的理论看作虚构的美好童话，我以这些理论知识的实用性衡量自身，以此作为我治疗的策略，而非无条件地相信。现在，我迈出了新的一步，想要弄清楚这些理论是否真的利大于弊。

安德森在阐述她合作治疗方法的哲学背景的过程中加入了众多社会学思想家的行列，他们认为我们正在从现代主义范式转向后现代主义范式（格根，1994）。现代主义范式是基于这样一种观念：处于认知过程中的自我可以利用理性和知识来理解、支配一个客观可验的世界。这一观念可以追溯到启蒙运动时期以及笛卡儿的现代哲学思想。后现代主义范式抛弃了个体与世界的二元性，转变为社会语言学的框架，这是一次重大的转变。后现代主义认为，现实——即便是所谓的科学现实——都是在全世界共享的"语言"的织布机上反复编织出来的。

以心理学中最受欢迎的观念来看，这样的转变所带来的意义十分重大。许多概念像九柱戏倒下的木柱一样衰落了，安德森对其中的某些概念做了调查，比如：独立自我的概念；词汇与现实世界中的事物相对应的概念；对于基本特性和基本真理的信仰。在心理治疗方面，专家与非专业人员的二分法以及由此产生的等级结构受到了这一观念转变的影响，安德森将这种影响也展现了出来；"案主的声音"变得越来越重要，认为心理治疗是一种"对话中的伙伴关系"的观点开始崭露头角。

对于遵循传统理念的治疗师来说，这种治疗方法最为困难的部分是接受"治疗师应当置身于'尚未知晓'的境界"这一主张。在许多人看来，这种主张贬低了他们所掌握的专业技能，简直是无稽之谈。他们质问道："如果心理治疗只是一种对话，我们怎能从中赚钱呢？"但是，这是一个有可靠的哲学理论框架来支撑的严肃论点。社会建构理论认为现实并非独立"存在"，而是要通过集体创造意义的方式来解释现实。早在人类学领域首次出现强势的后现代主义立场之前，社会建构理论就已经存在了。人们解释现实的时候最常用到社会建构理论。与之有着相似功能的理论是诠释学，这是一门刚从历史中发掘出来的、用以诠释事物的艺术。叙事理论与社会建构理论、诠释学共同组成了三部曲。叙事理论认为，人类活动只有记录成故事才能变得清晰易懂。

回顾过去，尝试理清后现代主义是如何影响关系疗法时，我借用了三种意象来理解：涟漪、阶梯和井。刚刚接触到后现代主义的那段时期，我曾经把家庭治疗看作扔进池塘里的一块石头。当池面泛起的环形涟漪不断扩大，第一道涟漪当然是家庭，由它产生了一种新的专业心理学实践，称为家庭治疗。第二道涟漪来自对家庭所处的心理学系统的认识，由此诞生的是系统治疗。第三道涟漪表示家庭所处的社会及社会信仰的影响，由此演变出了挑战父权制的女权主义疗法以及性别社会构建理论的观点。

现在又出现了一道新的涟漪，展现了更广泛的文化群体之间的差异：第三世界与第一世界、同性恋与异性恋、原住民与殖民者等等。叙事治疗师迈克尔·怀特（Michael White，1995）重点强调了这道新的涟漪，他密切关注着某种文化或群体边缘化其他文化或群体的行为。将来会有越来越多的穷人以及非白人种族的案主来向我们咨询，鉴于这一事实，这一治疗方法能够让治疗师意识到自己在这方面目光短浅，我们对此十分感激。

但是，池塘中一环环涟漪的意象似乎意味着一个不断扩大和延伸的知识来源：因此，最具包容性的叙事理论观点可能被认为是最适用的观点。同样，认为后现代主义观点比现代主义观点更先进，也就是假定了一条更有利于最新范式的理论演变曲线。为了避免这种结构上的偏见，我接下来会继续说明阶梯这一意象。

在这种情况下，阶梯指的是一个可以让你从外部更好地看到你曾经所处位置的地方。这与人类学家格雷戈里·贝特森（Gregory Bateson）的研究中第一阶—第二阶的观点有异曲同工之处（霍夫曼，1990）。这是一个纯粹自反的概念；阶梯并不存在，就像地平线一样，它只是一个概念——或者说，人们今年登上的阶梯，明年就会成为教条。站在家庭治疗这一阶梯上，人们可以看到个体治疗的不足；站在系统治疗的阶梯上，人们开始批判家庭治疗；站在考虑性别因素的心理治疗阶梯上，人们能看到系统治疗中存在的父权主义偏见。现在，叙事疗法已经在阶级、种族和文化的三种话语之中寻到了阶梯，让治疗师看到了这些话语的压迫性本质，认识到了人们是如何受这些话语束缚的。

贺琳·安德森提出了另一种阶梯，属于认识论的阶梯。她采用集体导向的语言范式，帮助治疗师脱离传统疗法所依赖的、个体导向的现实主义范式——这并非易事。沃克·珀西（Walker Percy，1996）讽刺地将那些试图让自己有意识地运用语言框架时出现的问题描述为"就像戴着金眼镜找黄金一样"。

为什么家庭治疗变得这样有利于阶梯延伸，并导致发生转变——或者说，是因为阶梯的存在和转变的发生，才有利于家庭治疗的发展吗？这个问题让人很感兴趣。我的猜测是，这一领域的发展正需要抵抗自身已建立的理论和内容的影响，大概是因为该领域与科学创新、人文创新和哲学创新之间有着各种各样的联系，而贝特森等社会思想家让我们注意到了这些联系的存在。家庭治疗领域通过定期在这些领域之外的对话中寻找合适自身的定位，或许已经发展出了一种自反的特性。无论出于何种原因，这种特性在面对新的困境时总是会展现出来，并抛出新的观点来应对。

现在我要讲讲井的意象。对于我们来说，意识到我们作为治疗师的自我并不容易；治疗师要在治疗的过程中意识到自我就更难以实现了，因为在治疗中，治疗师的自我会在我所说的**共享潜意识**（shared unconscious）或**公共泳池**（common pool）中反复进出。几十年来，我一直在思考这一观点。我赞成这样一种概念：知识并不是个人神经系统的产物，而是从富有生命力、不断变化的意义网络中演变而来的，其中包含我们所有人的举止行为。

我将这种知识产生的活动称作**合作认知**（collaborative knowing）。在这里我要感谢约翰·肖特（John Shotter，1993b）对"第三种认知"（knowing of the third kind）的描述：这一过程既不是发生在头脑之中，也不是在现实世界之中，而是发生在肖特所称的"共同行动"（joint action）的实践与道德层面。肖特用通灵板（Ouija board）来打比方：答案无法通过预测或人为控制得出，而是由人们手下那块小木板神秘的运动轨迹得出的。我提出了另一个类比：在沙滩上挖地下通道的经历。最后的沙墙被挖通后，一群人的手在沙子底下盲目地摸索，结果碰到了其他人的手，谁没有过这种经历呢？

对我来说，这样的类比点明了"尚未知晓"观点的原因。在谈话治疗中，如果我们的手指没有接触彼此，双方就没有交流的通道。我们的领域直到现在几乎都忽视了这一通道的重要性，忽视了如何建立这样一个通道的问题；然而，安德森所描述的合作取向治疗的形式，使人们更能关注到这一交流通道。这是卡尔·罗杰斯（Carl Rogers）对于个体治疗的补充（尽管是在人文主义的理论框架内），也是安德森和古勒施恩对关系治疗的补充。

我想再谈一下安德森治疗方法的政治取向。她的治疗方法并不像怀特和艾普森（White & Epston，1990）的叙事治疗模式一样过于活跃（叙事治疗模式还因此受到了批判），在实践中，还纠正了渗透于传统治疗方法中的许多社会和文化偏见。在安德森的思想中，平等永不缺席，她认为：

> 占主导地位的话语，即文化中认定的专业话语，通常会代表边缘人群（性别、经济、民族、宗教、政治和种族的少数群体）发言和做决定，决定他们是否需要接受心理治疗，如果需要的话，应该进行何种治疗，达成何种治疗目的。有时无意有时有意地。治疗师会让案主在这个广泛背景的影响（主要是父权、专制和等级制度的影响）中遭到压制，甚至做出牺牲。

在我看来，治疗师的话语若能够抑制住控制欲，避免将深层理解强加于人，并且让双方共同达成解决方案，在本质上就是高度政治化的。这样的话语只能通过背弃自身的专业特性来让他人掌握自己的命运——也就是说，只能"放弃权力"。

我喜欢读这本书，尤其喜欢书中"漂浮的岛屿"：穿插于文中的有关自我意义、知识本质和变化之间的纯粹哲学探讨。我要特别感谢安德森对我个人专业发展的重要部分——系统隐喻（systems metaphor）表示了尊重的态度。安德森和古勒施恩将社会学家塔尔科特·帕森斯（Talcott Parsons）推广的社会系统的规范观点称为"洋葱理论"。根据这个比喻，个人、家庭和社区就像俄罗斯套娃一样套在一起，较小的系统必须调整自身来确保较大系统的稳定。不难看出，这一观点如何促进了心理病理学相关理论的诞生，有了这类理论，心理学专家就能帮助失调的患者和家庭回到正轨。

我同样感激安德森简化了临床治疗的工作。不再需要对案主冗杂的家族史进行分析，不再需要研究导致案主发病的互动模式，不再需要审视案主难以适应的各种信念，不再需要向案主问一系列问题——这个过程总让我想起牧羊犬把牲畜赶进畜栏里的画面。实际上，许多家庭治疗长期以来特有的方法论和理论上层建筑，如今都成了历史。我时常会从我所称的"家庭治疗锦囊"（Biggest Hits of Family Therapy）中找出某种技巧或观点，解释它为什么有用，并将其提供给案主；但在本书的激励之下，我会努力不要忘记自己目前也仍然在沙子底下挖着通道这一事实。

林恩·霍夫曼

前　言

生活最重要的特征之一就是对话。我们不断地与彼此对话，也与自己对话。在对话的过程中，我们会塑造和再造我们的人生经历和事件，创造和再创造我们的意义和对事物的理解，构建和重构我们的现实和自我。有的对话为我们带来更多的可能性，有的则泯灭可能性。一旦有了更多的可能性，我们就会拥有一种自我能动性，依靠自我能动性，我们就能采取必要的行动来解决那些让我们担心或者困扰的困境、难题、痛苦和挫折，也能实现我们的抱负、希望、意图和想要完成的行动。

哲学家路德维希·维特根斯坦将这种可能性及其实现描述为"改变层面"（change of aspect）——这是一种理解事物的不同方式——其中包含"改变生活"。他所提到的"改变生活"是指，"为了获取改变自己人生的勇气而做出的请求"（引自范德莫维和沃斯特曼斯，1995，p.43）。维特根斯坦的理解观，属于某种来自事物内部的实践性理解观。维特根斯坦关注人们在日常生活中互相联系、互相回应的方式，并认为我们生活在一个由事件组成的世界之中，而非由事物构成的世界。他质疑原有的观点，认为人们应该"在世界上的事物和事件之间行动"，而不是试图表述事物和事件的基本特征，或是用精确的定义来对其进行描述（范德莫维和沃斯特曼斯，1995，p.38）。我把维特根斯坦的这个观点引入我们的行为科学领域，尤其是心理治疗领域的研究之中，我开始思考，阻碍**可能性对话**（possibility conversations）的是什么，能够激发**可能性对话**的又是什么？语言是什么样的存在，语言又与对话产生什么样的关系？在治疗所处的社会环境中，治疗师如何能让共同参与治疗过程的另一个人意识到自己在日常生活中所具有的可能性？用挪威精神病学的开拓者汤姆·安德森（Tom Andersen）的话来说就是，我们如何才能以一种从未有过的方式来跟他人和自己对话？如极具创造力的作家佩吉·佩恩（Peggy Penn）和玛丽莲·法兰克福（Marilyn Frankfurt）所提议的那样，如果我们想要制作一份**参与心理治疗者文本**（participant text），来解决诸如"我想要如何与他人相处"和"我想要他们怎样与我相处"这类问题，这又该如何做到呢？又如家庭治疗领域的先驱者林恩·霍夫曼（Lynn Hoffman）所思考的那样，我们既然都十分反对权威主义，那么如何在不犯权威主义的错误的前提下，改变我们的治疗方式呢？

我认为，无论是在治疗中，在学业上，还是在商界，对话都是为了帮助人们获得勇气和能力来"围绕事物行动"，"获得一个清晰的视角"，以此实现自我能动性。这些鼓舞人心的因素和目标成为一种特殊的交流——**一种对话**，也是治疗师在建立对话空间、促进对话进程方面具备的专业知识——**一种哲学立场**（philosophical stance）。

本书阐述了我目前的工作，以及那些从我的治疗实践中产生，反过来又引导实践的思想。[①]这本书代表着一次旅程；代表着我在无数次转变之中不懈努力获得的成果；代表着我为了更加有效地理解、邂逅和帮助我在治疗中或者其他心理学背景下遇到的人而进行的探索（安德森，1990a，1990b，1993，1995；安德森和古勒施恩，1986，1988b，1992；古勒施恩和安德森，1981，1987a）。最重要的是，在本书中我描述和说明了自己如何将对话概念化，如何参与对话的方式，以及如何从对话中演变出可能性。这本书代表了我的哲学立场。

新兴的后现代主义思想开始影响我们所熟悉的心理治疗语言，我所做的

---

① 在我看来，不需要在理论、研究、临床实践、教学和组织咨询之间划清界限，这些概念与活动都建立在同样的哲学基础上，且都需要与他人合作才能得出结果。

是为了扩大这个影响的范围，推动这个影响的发展，并在其中加入新的思想，我还提出了另一种治疗哲学的观点，作为一种治疗方式，而不是治疗模式。我选用**后现代主义**一词进行概括，是因为与之相关的理论是允许自由定义，且包容各种可能性的；与此同时，我也认识到使用这个概括词（或者任何相关的名称概念，甚至是**治疗**这个词）也有着潜在的缺陷。我满怀热情地进行着这项工作，希望我不会因为热情过头而在无意之中让人们以为这些理念是经久不变的真理。我只是将自己的治疗哲学和治疗实践作为一种观点——一种话语——仅供大家参考。

我是根据自己的经历而写作的，但我在进行治疗实践时的实际状况是很难准确地描述出来的。文字记录并不能给读者亲临其境的感觉，让其体验到笔者的实践过程，这样也就无法抓住其本质。因为文字是线性的，难以传达非线性的思想和经历，这对于作者和读者来说都是一种负担。作者要做的是邀请读者进入对话，以这种方式与读者交流。正如米哈伊尔·巴赫金（Mikhail Bakhtin）所说的，作者要负责让读者在阅读时不再固守着自己的文化，这样才能使读者将自己熟悉的文化和陌生的文化联系起来，产生创造性的理解和新的意义（皮特曼，1995）。而读者要做的是与作者对话，在对话中产生意义，挖掘出原本不存在于文本的内容。毕竟读者是不可能以我的方式来体验和理解我的作品的。

为了描述我提出的合作取向治疗，我结合了历史知识、哲学论文（林恩·霍夫曼称其为"漂浮的岛屿"），以及有关心理治疗的讨论和临床案例的记录来进行写作。我发现，其他人的意见——我的案主、各位心理学专业的学者和学生——时常能够理解我所表达的含义之精髓，并给我的工作带来启发；因此，我在书中引用的是他们的原话。因为我的观点中包含了他们的观点，所以在讲述**我/我们**的故事时，我会从**我**的视角转换到**我们**的视角。

阅读本书的方式有很多种。你可以直接通读本书，或者按照任意顺序阅读发展历史和哲学内容的章节、临床治疗的章节和记叙临床治疗的章节。我鼓励读者建构自己的故事，将书中的内容与话语同自己的故事结合起来，赋予本书意义和价值。本书分为四部分，每一部分的开头都讲述了临床治疗的某个案例。第一部分中，为了不让我描写临床治疗哲学和实践的部分客观上给人呈现的是"漂浮的岛屿"的错觉，我将这部分的内容置于更为广泛的历史、专业和理论的背景之中。然后我开始讨论我的治疗方法的核心哲学框架，其中包含后现代主义的社会建构前提、诠释学前提以及叙事前提。第二部分中，我讲述了那些影响我转向后现代主义哲学思想的临床治疗经历，并探讨治疗系统、治疗过程和治疗师的身份定位是如何概念化，如何成为现实的。为了帮助读者理解这些概念，我在文中展示了案主向治疗师提出的"建议"，他们希望能够与治疗师以合作的方式进行治疗，最后，我还附上了一份带有注释的治疗面谈记录。第三部分中，我又转回了"漂浮的岛屿"这种状态，从后现代主义的视角来探讨语言、知识与自我。第四部分中，我描述了后现代主义疗法范围之外的延伸和可能性。最后，我总结了自己写作本书的心得感想——包括它给我带来的影响——并展望未来的发展。

我一直以来都坚持对自己的工作进行自我反思，接纳他人对我工作的看法。这样坚持下来，我发现自己开始自然而然地思考起他人的工作。我希望大家在阅读时能对比你我的经历，对比我与其他人的经历，在此过程中，思考自己的治疗哲学和实践。欢迎各位提出意见、问题、批评和质疑，我期待与各位成为对话伙伴。

创造对话空间：
理论与实践的相互结合

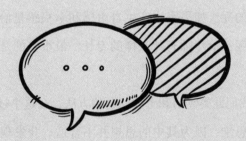

改变疗法的传统：一次具有哲学意味的实践

我的合作取向治疗是从数不清的对话"治疗"和有关"治疗"的对话中孕育出来的。数年来，我与众多案主、同事、学生进行对话，也与我自己对话，在这个过程中，我们尝试着向自己和他人描述、解释我们的经历。这些对话治疗或成功或失败，都对我现在的理念和工作产生了影响。在复盘这些对话时，我一直将语言、对话和关系视作疗法的核心。我想知道的是：成功的对话治疗和失败的对话治疗之间有什么不同？与好友共进晚餐时的对话治疗和与陌生人进行的对话治疗是否有区别？在治疗室内发生的一切是如何对一个人的日常生活产生影响的？常听到案主提到**自由感**或**幸福感**，这类"新奇的感觉"是从哪里来的呢？如果案主产生自由感和幸福感是治疗师的功劳，那么治疗师做了什么呢？治疗师有什么样的专长？最重要的是，这些是我该问的问题吗？

我寻求过研究我们此类经历和上述问题的方法，在这个过程中，我始终避免运用现代主义的思维，因为其中的思想并不合适。我发现自己时常刻意地关注**后现代**哲学思想，又或是在机缘巧合之下受到其吸引，因为后现代哲学思想能够解释我的经历，也让我豁然开朗。从广义上来看，后现代思想是我当前研究的理论支撑和可靠保障，尽管我也意识到，我的研究中存在后现代思想无法解释的内容。我的疗法已经被人们熟知，全称为**合作语言系统取向治疗**（安德森，1993，1995），在本书中我将其简称为合作取向治疗。这些术语涉及我对疗法的定义：**处于合作关系和对话之中的人们使用某种语言系统，**

参与某种语言现象——为实现某种可能性而共同进行的活动。

为了让我的疗法在心理学界立足，一些思想家——他们来自理论心理学、哲学心理学、社会心理学和女权主义心理学，以及家庭疗法临床理论各个领域——开创并走上了批判将科学权威视为知识基础这种行为的道路，并为心理咨询和可理解性树立了另外的标准。这种具有改革性质的范式挑战是可能会引起轰动的，却毫无意外地遭到了边缘化，我将这类挑战称为**后现代**——因为其中包含了当代社会建构理论、诠释学理论和叙事理论的思想。我站在家庭疗法和心理学的角度见证并参与了这次改革，尽管到目前为止，我的专业成长、专业身份，以及临床和学术的贡献，主要都体现在家庭疗法领域的发展中。

作为"加尔维斯顿小组"（Galveston group，正式名称为休斯敦加尔维斯顿研究所）的成员，我收获了许多，比如这个小组的历史背景，以及我结识的诸位同事（安德森、古勒施恩、普利亚姆和温德曼，1986；古勒施恩和安德森，1990）。总的来说，我对心理疗法的分析和批判，还有那些非传统的观点都源于这段经历，也体现了我在这段经历中受到的影响。加尔维斯顿小组是一个私人的非营利组织，进行临床实践、心理学研究和教育的活动，其根源可以追溯到早期家庭疗法的创新性研究和实践，即多重影响疗法（麦格雷戈等，1964）。该组织的临床治疗主要面向在儿童保护机构、家事法庭、妇女保护组织等社会性机构经过强迫治疗和治疗失败的案主，以及那些被认为是反社会的人（如家庭暴力者、虐待儿童的人）。我也曾有幸受邀作为客座教师和顾问访问其他地区和国家，每个地区和国家都给了我独特的体验，让我感受到了不同的背景和文化底蕴，而这些经历又反过来影响了我的实践方式和意识形态。

这些专业背景有着关键的共性：共事的同僚都极具探知欲，他们质疑熟知的范式，并探索新范式的发展前沿；所处的教学环境中，身为教师也同样能够学到新的东西；还有机会遇到来自五湖四海的人（包括个人、家庭、规模更大的系统和组织），他们有着不同的社会经济、文化和种族背景，他们展现出人生百态，求助工作上的难题。

我的后现代合作疗法以及本书内容，都是基于以下的哲学假设：

1. 人类系统是会产生语言和意义的系统。

2. 人类对现实的建构是一种社会行为，而不是独立个体的心理过程。

3. 个体的思维属于社会构成，因此，人类的自我也是一种社会关系构成。

4. 我们赋予自身和他人，以及我们生活中的经历和事件以真实性和意义，这属于个体在与他人、自己的对话和行动（以语言为媒介）中创造和体验的互动现象。

5. 语言具有生成性，语言赋予我们的生活和世界以秩序和意义，作为一种社会参与的形式发挥作用。

6. 知识具有关系性，体现在语言和我们的日常行为当中，也生成于其中。

以上假设深刻影响着每个人的行为——以及我们作为人类在此类行为中有怎样的表现——对心理疗法和治疗师来说尤为如此，这些哲学假设影响着治疗师思考人类存在、我们在他人生活中起到什么作用等问题的方式；影响着治疗师将治疗系统、治疗过程和与治疗对象的关系概念化，并参与其中的方式。人们将我的后现代主义合作哲学和实践，与现代主义的疗法和"后现代派"里的其他方法区分开来，推动某个治疗系统、治疗过程和治疗师在其中的身份发生连续性的变化，也就是说：

从	变成
由身份和结构定义的社会系统	基于社会交流的情景，并以此为基础而形成的系统
由个体、夫妻或家庭构成的系统	个体之间通过语言形成联系，从而组成系统
由治疗师主导的分级组织和过程	由治疗师假设的、能够形成合作关系和过程的哲学立场
心理学专家和外行人之间的二元关系	持有不同观点和专业知识的人之间的合作伙伴关系
治疗师知晓一切，负责发掘和收集信息数据	治疗师尚未知晓一切，处于需要被告知信息的位置
治疗师是无所不知的专家，对他人应该如何生活了如指掌	治疗师作为专家，创造对话空间，并促进对话过程
治疗的重点是自上而下的知识，以及寻找因果关系	治疗的重点是制造可能性，这要依靠过程中所有参与者的贡献和创造
治疗师知晓一切，并且对于自己知晓（或以为自己知晓）的内容有把握	治疗师并不认为自己知晓一切，并认为知识是不断演变的
治疗师基于个人拥有的知识、个人的假设和想法进行治疗，并且不将这些内容公开	治疗师公开自己的知识、假设、想法、问题和意见，将这些内容与案主分享，并进行反思
治疗师作为心理治疗中的干预者，具有心理学专业知识以及该领域全面的技能和技术	心理治疗是对话中所有参与者共有的研究过程，依赖于每个人拥有的专业知识
治疗师意在让某个人或某个系统中的成员发生转变	变化或转变通过生成对话和合作关系而发展，也是其自然结果
心理治疗将人视作内含的、核心的自我	心理治疗将人视作多维的、以语言建构的关系自我
心理治疗是由一位研究者（治疗师）针对其研究对象（案主）进行研究的活动	治疗师与案主作为协同研究者，双方共同参与创造他们所"发现"的事物

　　这些假设为什么，又是如何改变了心理治疗的文化，其中的含义是什么，我对于以上这些问题的看法组成了本书的内容。为了定位我的治疗哲学与实践，我现在来说明我对发生在心理治疗领域，特别是家庭治疗领域中的转变的观点，并对当今产生竞争的理论范式和实践模式提出批判。但在这之前，我先讲述一位母亲的故事。

"如果我的故事能有任何帮助……"

记忆中，那是一个空气清新、天空晶莹剔透的周日下午，温度零下十三摄氏度，我乘飞机抵达瑞典。亲切的瑞典东道主古斯塔夫和克斯汀亲自到机场迎接我。我们互相热情地打招呼，然后很快就谈到了第二天要参加的治疗师研讨会。大家一直滔滔不绝，只是在驱车前往酒店的途中，才出现了一段短暂的沉默。古斯塔夫有些犹豫，问我当天晚上是否愿意跟一家人见面，进行一场咨询。他们希望我们能把这次会面录像下来，作为研讨会的"教学平台"。我这个人就是这样，只要有机会进行一场好的谈话，就不会拒绝，所以我同意了。他们给那家人打了个电话，确认了时间和地点。

这时距离那家人到达还有两个小时。古斯塔夫和克斯汀一心想尽好地主之谊，便问我："你是想休息一下，还是吃点东西？"我刚刚结束十三个小时的航程，非常想打个盹，但正如家庭治疗历史学家和临床理论家林恩·霍夫曼所说的那样，我已经"准备好了"。我选择和两位当地的主人共进晚餐。我们在镇中心一条停靠在河边的船上吃饭，那条船被改造成了一家餐馆。那天是母亲节。在这个船上餐馆里，厨房里忙忙碌碌的，服务生不紧不慢，气氛非常悠闲。我们一边吃着新鲜的鱼和煮土豆，一边攀谈，话题涉及瑞典、心理健康系统以及我们每个人的工作。我也问了他们和他们的同事对研讨会有什么期望，还打听了一下准备跟我会面的那家人有什么想法。

说着说着，我突然想到，邀请古斯塔夫和克斯汀和我一起跟这家人见面可能是个不错的主意。我不知道这家人的英语水平如何，而我本人则一句瑞典语也不会，所以我就提出他们是否愿意帮我做一下翻译。而且最重要的是，他们还能在当晚的会面和第二天的研讨会之间充当一座桥梁。我想，如果他们二位能参加，那么他们就会获得第一手的经验，可以与研讨会的参与者分享，从而创造出比介绍我个人经验更丰富的"混合"想法。他们对我的邀请感到很惊讶。"那家人会怎么想？""我们的角色是什么？"他们问。虽然他们了解这家人，但古斯塔夫有自己的担心："我们不是他们的治疗师。"但是，他们对这个想法很感兴趣，最终接受了我的提议。我问他们喜欢扮演什么角色。经过讨论，他们说："如果那家人同意，我俩愿意跟你还有那家人一起待在房间里。我们只想倾听。"我又问，在谈话期间我能否向他们提问。他们欣然同意了。

在去往诊所的路上，我们一直在车里说话。我了解到，这家人包括父母和两个女儿，两个女儿的年龄分别为十六岁和十九岁。两个女儿都与厌食症斗争了两年，大女儿目前在一家成人医院住院。除了选择他们是作为研讨会的"示范"之外，对于为什么选择这个家庭，人们对我们的会面有什么期望，这些都还完全不清楚。

在接待区，那家人聚集在一起，他们都非常有礼貌，而且不苟言笑。古斯塔夫把我介绍给他们，这时我问他们，是否可以邀请我的东道主加入我们的谈话，我也跟他们说了我的理由，并告诉他们，这只是一个想法供他们讨论，而不是要求。那家人一致认可了这样的安排。我们走进访谈室，里面有七把椅子，围成一圈，我请大家选自己喜欢的位置坐下。父亲的左边坐着小女儿，右边是母亲，母亲的右边是大女儿。这对父母看起来很谦逊，而且一家人都小心翼翼的。他们告诉了我他们住在哪里，开车到诊所要一个小时，说话时声音很轻。两个女儿的声音特别低，几乎听不见。两个女孩都是金发碧眼，长得很小巧。小女儿很瘦，但是大女儿看起来明显面容憔悴，一点精神都没有。不管是谁看到她，都会感觉到她可能饮食失调，甚至有其他严重的身体问题。房间里的气氛有些沉闷，让人紧张。

他们的英语有明显的瑞典口音，而我的英语则有得克萨斯口音，混合在一起显得有些奇怪，不过这不妨碍我们互相了解。我仔细地听着他们说话，我说话的时候也尽量慢下来说清楚。我告诉他们，我对于双方见面的原因都有哪些了解，并且表示希望听到他们每个人对于今天来到这里的想法。然后，出于好奇，我问："你们认为我们应该了解你们哪些情况？你们希望我们了解哪些情况？"那位母亲很快回答："我准备了一份材料。"她从随身包里拿出几张纸，一共有两页，是电脑打印的。她把纸递给我，最上面是一行大字："**为什么家庭治疗对我们没有任何帮助？**"我承认，当时我的心里咯噔一下，我的第一个想法是："这将是我们明天临床讨论的主题？"我的第二个想法是："我想知道她写了什么？"这个想法更强烈。当时当地，我只能继续下去。思索片刻后，我问："我可以把这份材料大声读出来吗？"

"当然可以。"那位母亲回答，其他人也点头表示同意。我慢慢地朗读着纸上的内容，这些字都是用粗体和大写字母打印的。

厌食症有心理和生理两个方面的缘由，有必要针对这两个方面同时治疗。为了让我们的女儿吃好，我们得到的建议却大多数是具有误导性的，在某些情况下甚至适得其反，使情况变得比以前更糟。这些建议造成了很多的挫折、绝望、痛苦以及无可奈何，结果是，我们所进行的治疗，在很大程度上是在处理这些衍生的问题，而其他方面却被忽视了。

很多时候，孩子感到她们的意见并不重要，没有人准备听她们的意见，也没有人真正通过她们而不是通过我们（父母）来治疗。如果治疗师能更多地尝试**影响她们自己的动机**，试图**解释**这种疾病的危险——而且解释的时候不再用模糊的语言，而是用非常具体的表述，那么她们和我们的痛苦都会少很多。跟她们身上健康的部分合作，**赞美**她们，**不要羞辱**她们，也不要对她们公开表示**蔑视**。态度要严厉，我保证，她们会听进去的。**但严厉不等于残忍**，让她们的自尊心能更容易地成长。如果她们缺乏非常强烈的愿望，就无法恢复健康。

我认为，在面对我们一家人的问题时，可以采取更灵活的态度。有时候要想有效果，就得跟所有人进行谈话，但有时候只能跟一个人交谈。我深信这种灵活的治疗方法对我们来说更合适。

我们的两个女儿同时患病，这让我们家的处境比只有一个女儿患病的情况要困难两倍还多。我认为这应该让医务人员（以及治疗师）再三考虑他们的治疗方法是否真的能够帮助到我们一家。我希望治疗师的态度可以更谦逊，治疗过程可以更富创造性，更加灵活。这些医务人员给我们的感觉是，他们有一套理论，也不管是否适用，就想把我们家的情况强行套进去；同样，他们有了一种方法，就丝毫不改地将其运用到我们家的情况中，然而治疗一次次地表明，这个方法根本不适用。

简而言之，**请倾听我家孩子的意见**。跟她们交流并非难事。我们完全明白，某些时候，她们很难接近，但是请你一定不要放弃。这种尝试要过一段时间才能得到回报，最好的情况是获取她们的信任，这样你就算成功了。……她们必须跟值得信任的人交流。她们作为人类，有着自尊心、正义感、诚实的品格，也保有尊严，我指的就是那些能够明白这一点的人。

也请倾听我们（父母）的意见。当然了……那些医务人员一开始从不拒绝听取我们的意见，愿意与我们交流，但是，等我们的女儿年满十八岁之后，剩下的只有无言……我们经常觉得，这些医生只听他们想听的，而无视其他内容，也不加以评论。最多也就是因为无趣或者觉得不可能而无视了（我们说话的内容），又或者……觉得这些话是胡说八道，他们严重怀疑这些话的内容，因为说这些话的我们是不称职的，完全受女儿的操控，因而也受到厌食症的操控。但是我们比任何人都要了解我们的女儿。我们了解她们的反应和感受……我们比任何护士或医生都更清楚何时能够信任她们。

我已经努力过了。我也看到其他人努力过了。我失败了太多次。我也看到其他人都失败了。但是我至少还试着从我的失败中吸取教训，但是到现在为止我还没有见过那些医疗人员（和治疗师）做到这一点。

以上就是这两页纸的全部内容：内容完整，文字简洁。我如鲠在喉，陷入沉思："这就是明天在研讨会上我想交流的全部内容。"这位母亲在信中简洁又有力地提出了恳求，希望我们对心理治疗的传统进行分析，包括**我们与治疗对象建立什么样的关系**，我们应该如何考虑治疗对象的问题、如何与他们交谈、如何与他们互动以及如何回应他们。

我认为，来自任何一个国家的任何一位案主，都有可能表达出同样的意思。我不把这位母亲的话当作谴责，也不会用这些话来谴责别人。我认为这些话是在请我停下来进行反思。这一家人的经历与我们经历过的众多案例并无太大不同：我们的初衷是好的，但由于日程匆忙，身负众望，我们有时难以停下来去聆听案主的想法，有时也难以停下来去跟案主交流自己内心深处的话语。

房间内一时肃然，沉默蔓延开来，停顿了许久之后，我将信交还给那位母亲，感谢她愿意与我们分享这封信。我慢慢开始询问一些问题，以帮助我更透彻地理解她信中的内容。我们录像了整个面谈过程。在第二天的研讨会上，我们探讨了这位母亲话语中的含义——我们面临的挑战，以及心理治疗的希望。

研讨会结束后，我知道我与那位母亲的对话，与许多重要的对话一样，不应该也不可能就此结束。回到家，又过了很久，她的话语仍然在我心中回响，激起我内心的自我对话。我给那位母亲写了信，请求她同意我与其他治疗师分享那封信的内容和会面的录像带。她在回信中写了在我们的会面之后发生的事，并结尾道："如果我的故事对治疗师能有任何帮助的话，那对我来说将是一种极大的安慰，甚至会让我产生**希望**——我们所做的挣扎和经受的痛苦并非毫无意义。"

此时已是 20 世纪后半叶，治疗成为人们用来解决问题、促进自身发展的主要方法，这一事实给人带来了强烈又振奋人心的希望。这位母亲的经历促使我们重新**思考**我们对治疗过程的看法——也许我们应该将其归入常规、普通的日常生活经历范围内来考虑，而不是让自己**置身于外**，把治疗过程当成我们进行微观发现、分析和修复的实验室。她恳求我们重新审视作为心理治疗而产生的**人际关系**——在这个关系中，起决定性作用的因素非常关键。这位母亲的话语不仅给我们带来了答案，也对我们提出了一些问题：我们能给这段治疗关系带来什么？我们应当重视什么样的关系？我们治疗师在这种关系里的身份是什么？我们是专家吗？我们是老师吗？我们是友善的建议者吗？我们是道德的执行者吗？以及，我们到底是怎么成就这些身份的？

还有一件很重要的事：在"倾听"这位母亲的话语时，我们也不得不去审视那些影响治疗师如何对待这些话语的因素。例如，我们该如何理解某位治疗师的看法："这位母亲显然控制着整个家庭的话语权。"另一位说："这两个女儿都有饮食方面的疾病，明显是近亲结婚造成的。"又有一位说："你注意到那位父亲一直保持沉默了吗？ 这位母亲是在维护他。"还有一位表示："为什么这封信的内容那么多？"

作为一种人际关系，心理治疗既注重我们作为治疗师要扮演怎样的角色，我们在治疗关系里的身份是什么，也同样重视属于某个家庭或其他系统中的案主扮演了怎样的角色，他们在治疗关系里的身份又是什么。心理治疗是关于我们进行自我叙述、我们如何定义作为人类的自己，以及我们作为治疗师的身份认同的过程，同样也是关于案主的自我定义和身份认同的过程。

人际关系中最为重要的方面始于自我。这一点对于治疗师和案主来说，都是如此。后现代主义取向的治疗独树一帜，正是因为它对自我有着别样的定义和观点。在讨论后现代主义治疗的前提（包括其自我的概念和自我叙述的作用，以及这些前提的实际含义）之前，我们必须首先回顾向后现代主义治疗转变的起点。

第一章
洋葱和金字塔

我们选择的信仰，决定了我们自己的命运。

——维吉尔（Virgil）

如果想要了解现代心理治疗向后现代主义的范式转移，以及这个转变发生的原因，我们就必须追溯其历史发展历程。本章我将分享自己对这种转变的看法，讲述家庭治疗领域的发展及其内部演变是如何深刻影响这一转变的。我重点关注的是控制论、社会学、建构主义理论以及进化理论在家庭治疗发展过程中所起到的作用；这些理论如今因为治疗哲学向后现代主义理论转变而黯然失色，而我也同样关注它们在这个转变过程中起到了什么作用。

范式，包括治疗范式，主要是一些能够处理该范式支持者所认为的关键性问题的强力工具。每一个范式对于事物的哪些因素会被视作问题都有着自己的定义，而这些范式产生的目的就是为了解决这些问题。范式定义了问题的形式，问题的存在又支撑了范式的存在。目前，在心理学、家庭治疗和某些精神病学的领域中，有一些人正在进行学科内的自我检查，以寻求理解和研究人类行为的最佳范式。

这些学科领域，包括领域内的主体理论和实践经验，都根植于现代主义思想和实证科学方法论。心理学领域的知识，即对个体的重点研究和对人类本性的普遍认识，都是通过科学方法得到的（布莱克曼，1994；巴克斯顿，1985；洛贝克，1964）。心理学的研究对象是人类主体，人类主体被视为一种非历史性的、永恒不变的实体，可以被观察和量化（丹席格，1994）；而人类主体的本质，也就是人类本性，主要被视为一种持续存在的普遍现象。

这些心理健康专业领域当下进行的自我审视和内部挑战都围绕着科学现实主义的思想，为理解人类行为和找到解释人类行为的方法提供了理论基础。心理学已经不再只被当作一门观察和了解人类本性——个体行为和个性——的科学。现代有关心理学的争论主要集中在：心理学缺乏对情境的关注（丹席格，1988；萨斯，1992），心理学知识与实践没有关联（霍什曼德和波金霍恩，1992；波金霍恩，1991；舍恩，1983），知识的个体发展（布鲁纳，1986，1990；弗里曼，1993；格根，1982，1985，1994；基辛格，1989；雷特宁，1993），该学科对实现其科学地位的承诺（福尔克纳和威廉姆斯，1990；梅塞尔、萨斯和伍尔福克，1988；斯莱夫，1993），以及其研究受到现代科学方法论的影响（琼斯，1986；科瓦莱，1996；罗森汉恩，1973；斯卡尔，1985；斯奈德和汤姆森，1988）。精神病学的发展历史上也有过类似的争论（切斯克，1990；富尔福德，1989；克雷曼，1988a，1988b；梁和埃斯特森，1971；萨兹，1961）。想要理解这些自我批判，了解其存在的情境，最关键的是要认识到新知识是如何演变发展的，以至于成为对旧知识的挑战，以及是什么推动了这样的发展。为了达到这个目标，我提出了有关范式转换的两个观点。

范式转换

历史学家托马斯·库恩（Thomas Kuhn，1970）对于科学范式的产生和消亡的观点，以及他反对"科学最终定将发现万物的**真相**"这一思想的态度，成了研究和理解心理治疗领域发生的革命性转变的一种思维模板。在库恩看来，科学并不是一种稳定地、逐步累积地获取知识的过程，而是一系列的变革，这些变革时而紧凑、时而毫无缘由地发生，打断了和平解决问题的时期。

库恩将科学领域内的"知识范式"定义为在其自身限制范围内进行探索的思想集合。知识范式定义了哪些问题、方法和一致性/分歧点是合理的存在，赋予该学科"科学界成员"的身份，并规定了该学科科学探索的标准。一组容易理解的范式可以为这个领域做出定义，可以为管理领域内问题的提出形式制定规则，可以对可接受/不可接受的、有效/无效的解决方案做出具体说明。这样的知识范式要求，同一专业共同体应有共同的基本信念，这些信念有共同的表达，该领域内提出的问题应该是众人一致认可的，实验所得结果也应该是得到一致接受的。知识范式与科学研究本身的规则和标准之间的关系，同信仰、仪式和神话与社会和文化之间的关系类似。也就是说，要想产生新的科学概念，必须确保规则的存在。

库恩认为，所有的科学在发展中都存在一个典型的过程，在这个过程中，范式被创造出来，又被替代；在这个过程中，专业投入、专业语言和专业价值都有所转变。按照库恩的说法，这一过程一般包括四个阶段：（1）范式出现之前的研究；（2）常规科学的研究；（3）产生危机；（4）改革阶段，该阶段使得该学科在新的范式中回归常规科学的范畴。

在库恩的理论框架中，常规科学并不会创造新的知识；相反，常规科学的基本目的是实现已有范式的前景，推动自然界进入这受限于传统科学的范式提前划定的相对死板的定式之中。在这一过程中，人们时常会揭露出一些**异常现象**，这些在主流范式既定范围内的现象并不符合科学界的预期——这在逻辑上说不通。常规科学因为这些异常现象而陷入危机，随着时间的推移，现存的范式也被推翻。为科学实践服务的新基石与新共识诞生了，它们并不会逐渐充实现有的科学知识，而是带领科学走上了与先前完全不同的方向。科学革命是一个复杂、艰难又漫长的进程。

这一辩论过程中蕴含的力量（事实上还要考虑到辩论的最终结果）总是取决于支持新范式的人是否有能力说服整个专业领域，让其他人相信这个新范式可以更好地处理旧范式造成的异常现象。库恩认为，一个理论或范式首先要得到接纳，然后才会受到检验。因此，不应该以成就来评判一个新范式，而是要看其发展前景，以及该领域的学者是否相信其优于旧范式。

社会建构主义学家肯尼斯·格根（Kenneth Gergen，1994）批判了库恩针对范式转移的分析，我完全赞同格根的说法。库恩认为常规科学中实际发生的异常现象不可预测，独立于现有的知识体系之外，而格根指出，库恩的这一说法无法解释异常现象发生的原因。从社会建构主义的观点来看，科学上新的认识（或库恩所说的"事实"）不会自发出现，也不会毫无预兆地突然被研究者发掘出来，而是以"全社会共同商榷得出的意义形式"为起点，并在其中逐步演变而来的（p.14）。也就是说，正如格根所言，新的认知要先于科学发现和创造。新旧认知之间发生冲突无法避免。

格根提出，理论的转变是一个公共过程，其中各个阶段虽然有界限但依然重叠，这也可以作为范式转移的另一种解释。他认为，这些转变（或者说新知识的产生）是由社会进程和话语实践引起的在现实中的变化——"全社会商榷的意义形式的演变问题"（p.14）。这些经过共同商榷的意义构成了话语实践，话语实践组成了某种"可解性内核"（intelligibility nucleus, p.6），而反过来这个内核又维持着话语的存在。格根用语言能指的二元性来论证自己的观点，比如，男人—女人或者热—冷，他认为"恰恰是话语内核的表述自身形成的同时，其消解的可能性也随之诞生"（p.9）。换句话说，表述某物"是什么"，本质上是在表述某物"不是什么"。"不是什么"，意思是"差异"，差异产生于详细说明某物"是什么"的过程，产生于话语本身存在的差异所造成的矛盾中。[①]我想，这类研究既可能是偶然中自发衍生出来的，也可能是苦心孤诣长期研究的结果，又可能是这两者的结合。研究的结果就是格根称为"选择可解性"（alternative intelligibility）的理论（p.9）。投入话语研究、动态

---

① 差异同样会产生于我们经历事件的不同方式，也产生于我们合理阐释自身经历的不同方式。

放大话语作用的过程，为格根继而提出的概念打下了基础。他提出：

> 范式转移中存在**批判阶段**（critical phase），惯例式地否定范式会逐步击溃人们对该范式可解性主要形式所持有的信心。而在这个阶段，对范式的批判必会用到的语言成分，来自另一个可解性内核，来自那些为其带来可解性的命题之内。（pp.11–12）

格根的**转变阶段**（transformational phase）的概念能够立足，是因为其建立在"从另一个可解性内核引入语言"这一观点之上——这一点至关重要。在转变阶段，批判阶段的话语含义得到了详细解读，从而为新范式、新话语、新惯例的产生开辟了空间。格根利用上述话语实践的观点，解释了心理学元理论和方法论在反经验主义者的批判过程中发生的转变。

了解了这些理论转变的观点后，我转而开始思考家庭治疗领域当前出现的众多问题，这些问题表明家庭治疗领域需要进行理论和方法上的转变。要达成这个目的，我们必须以库恩的问题自问：旧范式把我们困在了什么样的定式当中？旧范式遇到过什么样的异常现象？除此之外，我们还必须讨论格根对于话语实践形成过程的描述。

从个体治疗到家庭治疗的转变

在库恩提出的先范式阶段（preparadigmatic period）中，家庭治疗在20世纪50年代初在北美首次出现，那时的家庭治疗只是作为一种治疗现象，那些后来成为该领域创始人的研究者在那时如同盲人摸象般，每个人都在描述自己摸到了大象的哪一部分，而未能形成统一的知识范式。家庭治疗领域的创始者举着人之个性、学科信仰的大旗，凭借针对性假设以及独特的临床经验和观点，开辟了他们的崭新道路。

造成从普遍的精神分析学—精神动力学范式转向家庭治疗范式的原因，并不是治疗师决定让**家庭**成为治疗中心。研究者发现，人们熟知的精神动力学和精神分析学的理论与实践并不能用来理解和应对难以管教的未成年人以及某些重度焦虑的精神病患者，他们对此感到十分挫败，这推动了他们转向家庭治疗。家庭首次被引入心理治疗，这样一来，治疗师可以更好地理解自己的案主，更好地理解治疗过程。治疗的重点很快就转移到了案主的家庭及其内部成员与治疗产生的关系上，包括他们与治疗结果的关系，无论最终成功与否。正如我曾经说过的：

> 临床治疗的处境和经历，加之现存的理论与技术难以改变其现状，迫使人们寻找新的理论。……领域内产生了某种问题，随即产生了认知和解决这个问题的需求，这就如同磁铁和全面催化剂一样，将各位"准家庭治疗师"聚集到一起，又提供了合作治疗发展的空间。（安德森，1994，pp.147–148）

我们说回格根的理念。他认为，将范式外部的其他可解性内核的语言引入该范式十分重要，我十分赞同他的这个观点。在这种情况下，早期的家庭治疗先驱都是跨学科工作者，比如说，他们在精神病学、心理学和社会工作领域扎根，而在心理治疗话语之外，他们还立足于各类其他领域，如人类学、化学和传播学。他们几乎所有人都既是理论家，又是实践者，他们一直努力将自己的而非他人的经历描述出来并加以解释。[①]

家庭治疗最开始时缺乏一个统一的信仰体系或知识范式，以致临床治疗师无法互相借鉴工作经验。这阻碍了多个家庭治疗领域学派的发展，影响了人

---

① 我认为家庭治疗领域和心理学领域在过去四十年里涌现的新思想的不同之处就在于此：家庭治疗领域中，提出新思想的都是实践者；然而在心理学领域，提出新思想的往往是理论家。

们表述、阐释和认知这一现象的过程，尽管这一切都可以说是在同一范式的大范畴之内。在家庭治疗师寻求认知的过程中，一部分人转而研究人们熟知的精神分析学和精神动力学对个体行为所做出的解释性概念，并将其引入家庭这个特殊的社会结构中来；还有一部分人则注意到了心理健康领域外的解释性概念，比如，来自其他社会科学、生物学、物理学、工程学和哲学等领域的概念。第二类学者的工作和研究以不同学科之间的交流和互动合作为特性，受其影响，这些人进入了格根所说的转变阶段。家庭治疗最开始只是一种孤独、激进又边缘化的理论，经历了五十年的成长之后，家庭治疗如今有了自己的专业协会和医疗许可委员会，并且已经属于库恩所说的常规科学的范畴。

对统一范式的两大影响

在转变之中很重要的一点是，家庭治疗师的思维是由两个相互交织的基本原则组织而成的：一个是进行负反馈、内稳态的控制论系统观理论，一个是秩序井然、层次分明的社会系统观理论。这两条原则共同成为思想主线，被完整纳入家庭治疗领域，组成了该领域统一的主要思想。这些原则从机械论观点出发，表述和诠释了人类系统的本质：人类系统作为一个集合，其中的每一个部分都是由结构决定发展过程。这两条原则为家庭治疗领域引入了一种情境系统范式，这一范式使家庭治疗与其他心理治疗理论区分开来。**人们在相互作用的系统中生活，体验人生百态。**而矛盾和问题作为社会现象，也是在一个相互作用的背景中发展起来的，并长久生存下去直至消亡。对比20世纪50年代和60年代更广泛使用的文化话语（特别是美国的文化话语），这一时期诞生的如此独特的范式难能可贵：第二次世界大战结束；人们重视家庭关系，过着稳定的生活；经济发展，经济水平得到提高；科学技术蓬勃发展，方法论成果丰厚；最终还诞生了计算机，这一范式的诞生完成了从个人浪漫主义思想观念向互动关系和在复杂系统中应用的技术的转变。

控制论系统隐喻

在控制论系统观与社会系统观理论的发展过程中，控制论系统隐喻的主导地位为更多人接受，其重要性越发突出。这个统一的暗喻使理论家和临床治疗师可以自由地从狭隘的线性个人理论转向更广泛的非线性概念和解决问题的技术，他们发现的这些技术可以更好地研究涉及多人的人类系统——家庭。

加利福尼亚州帕洛阿托心理研究所的格雷戈里·贝特森、唐纳德·杰克逊（Donald Jackson）、杰·哈利（Jay Haley）和约翰·维克兰（John Weakland，1956，1963）提出将人类系统学从以个体为导向的解释性概念中分离出来，这一改变意义重大，推动了家庭治疗转入新的认知领域。[①]他们对精神分裂症交流方式的研究重点在于个体当前能够观察到的处于关系情境（即家庭）中的人际行为，而并非他们过去的行为、经历过的事件、个性特点和心理上的变化过程。通过研究，他们能够超越传统的对个体行为的描述，转而描述**互动过程**（interactional processes）；同时，也从线性因果关系转向了**循环因果关系**（circular causality）。互动过程和循环因果关系这两个相互作用的概念，是将家庭治疗理论推上新的认识论地位的关键。[②]帕洛阿托小组的研究得出结论：家庭是一个内环境稳定、受规则支配、封闭的信息系统，家庭系统反馈信息至自身。他们还提出，**所有的行为都是交流**。杰克逊借鉴了贝特森早期

① 提到格雷戈里·贝特森、唐纳德·杰克逊、杰·哈利和约翰·维克兰以及他们后来的同事，往往指的是他们作为心智研究所（MRI）的成员，但心智研究所成立于1958年，文中提到的此项研究实际开始得更早（贝特森、杰克逊、哈利和维克兰，1956，1963）。

② 心智研究所的成员在家庭治疗领域中所做的早期及后期贡献极为重要，值得反复强调。他们提出的诸多振奋人心的观点和理念常常处于领先地位，得到家庭治疗领域内几乎所有人的认同，内容也有所延伸。尽管心智研究所里也有其他成员，但提到心智研究所，人们通常就会将其与贝特森、杰克逊、哈利和维克兰的早期成果联系到一起。读者如果想了解这几人的早期研究，以及家庭治疗临床实践与理论的早期发展，又或是想亲身感受他们的学术热情，那么我建议读者阅读杰克逊（1968a，1968b）和瓦特拉威克（1977）的作品。

关于学习理论的观点，认为"每一条信息（交流单位）都同时拥有内容（报告）和关系（指令）两个方面；前者传递的是事实、观点、感受和经验等信息，后者定义了信息传播者之间关系的性质"（p.8）。他们的研究还引出了"双重束缚"（double bind）和"家庭稳态"（family homeostasis）的概念（杰克逊，1957）。

帕洛阿托小组的这几位同僚在继续寻找一种**语言**来描述多层次互动的过程中，首先转向了一般的系统论，随后很快又转向了控制论。为了理解人类行为，他们采用了一种负向的（或者说负反馈的）内稳态模型，这一模型关注家庭系统（一个独立的系统）的特性，而并非个人，从而描述和理解家庭中的个体。这些特性本质上属于控制论观念，其中包含由误差或变化引起的反馈、由偏差抵消的反馈。家庭作为一种类控制论的概念和具有反馈的系统，被认为是一种自带调节器的伺服机制，能够保护系统规范，防止发生改变。该理论认为具备这些特性的系统不会发生改变。依据这个观点，想要理解案主的症状，只有将其置于整个家庭背景之中，并且借助其了解家庭背景的内容。心理疾病的症状不再意味着案主自己发生了精神紊乱，而是传达出案主背后的家庭在应对压力、改变或自然过渡节点时遇到了困难的信号——也就是说，这个家庭在进化为更复杂的系统时遇到的困难。案主症状的**意义**与家庭系统的结构有关，其功能是维持当前系统的内环境稳定：系统的状态、结构和组织形式；系统的稳定性、连续性和关系定义。[①]这种内稳态的控制论隐喻——包括其有关平衡的核心概念、负反馈机制、抵抗改变的能力、连续发生的变化、案主症状的功能性和结构上的缺陷——成了理解家庭组织的基础，无论这个家庭是健康的还是存在病情的。

虽然所有主要的家庭治疗学派明显都做出了自己的独特贡献，但是，控

① 有趣的是，贝特森的交际理论（communication theory）正与意义以及人们认知中信息交流的方式有关。

制论原理（或是那时被称作一阶控制论的理论）将它们的成就联系到一起。而且，尽管这些学派都用了不同的术语来描述范式，但这些范式之间相差不大，只是在由误差引起的反馈和由偏差抵消的反馈这一隐含主题内存在细微差异。①

这种基于控制论的新范式极大地影响了心理治疗的本质和治疗师的职能。心理治疗有了新的目标，即打破系统的内稳态，推动改变的发生。而要实现新目标，需要新的治疗技术。于是治疗师开始积极地对家庭进行干预，帮助家庭缓减压力，完成过渡，顺利进入发展阶段并做出改变。

社会系统隐喻

社会科学理论对家庭治疗和针对个人及其家庭的心理治疗范式带来了类似的影响，尽管不怎么为人所知，但同等重要。社会科学理论认为，**人类植根于日趋复杂的组织情境之中**，这些情境是由社会组成的，并由社会维持秩序，围绕着同一社会轴心运转（安德森和古勒施恩，1988b；戈德纳，1988；古勒施恩和安德森，1987a）。这个主流观点是帕森斯派（1951）社会文化系统理论的一种变化组合。在这种经验主义的客观思想中，社会文化系统（无论是宏观系统还是微观系统）是根据职能和结构组织起来的，由稳定性、秩序

---

① 比如说，在跨代理论中，人们用模糊的代际边界术语来描述范式；而用各类症状来描述介于某个无法应对关系中的压力和变化的二分体中的两个成员之间的第三者。这位第三者（或者说与该二分体处于三角关系中的人）所表现出来的症状，足以防止二分体关系发生变化，从而维持二分体的关系稳定（内稳态）。比如说，家庭结构理论侧重于存在病情的家庭的结构与病症功能之间的关系；理论家用病症行为的概念来描述跨代结盟。家庭面临压力而发生变化，为了维持当前的家庭结构，就需要症状（病理）显现出来。

还有一个例子：多元影响疗法的研究团队将病症的演变解释为跨代结盟会让个体心理更易因压力而发生异常。在病症的演变阶段，结盟就会产生，这一阶段引起的心理问题决定了病症的特点。除此之外，策略心理治疗师将交流沟通的行为假定为社会层面的组织形式，将病症的演变视为家庭成员不接受组织形式上的改变，一味牺牲自我来维持家庭稳态的方式。卡尔·惠特克（Carl Whitaker）、莱曼·韦恩（Lyman Wynne）和维吉尼亚·萨提亚（Virginia Satir）的研究成果同样能够从这一观点出发进行分析。

甚至可以认为，精神分析理论也是建立在类似于控制论的理论基础之上的。古典个人精神分析对病症的阐释，使用内稳态的术语来描述也完全可以理解，只需要从精神结构观点转向人格结构观点。比如，如果人的自我遭到削弱，无法维持本我与超我之间的平衡，就会表现出病症。因此，病症演变的目的在于维持这一平衡。

和自制能力进行定义。人们将系统看作控制论层面的概念，系统中稳定性和秩序从上而下地实施，符合层面结构和目的论的观点。在控制论中，平衡和内稳态是系统进行自我维护的关键因素。为了保持系统的平衡或内稳态，系统各组成部分与系统内部各个过程之间的关系，还有系统与其所处情境之间的关系，都必须维持系统结构和组成成分不变。

我的同事哈利·古勒施恩（1985）将上述观点形容为"洋葱理论"（onion theroy），因为在该理论中，社会系统在控制论视角下是层层包围的结构。就像洋葱的芯外有层层包裹一样，个人被家庭包裹着，而家庭之外又有更大的系统，系统之外还有社区，以此类推。在这些同心圆中，每一层结构都从属于其外层的结构，并受控于外层，从而满足其自身维持稳定和秩序的需要。在这个观点中，社会系统是客观定义的，以某种普遍形式存在，并不依赖于系统内的人或该系统的研究者。从外部强加于系统职能和结构的限制束缚着社会，并产生了社会秩序，我们将这种秩序称为文化和文明。

这种洋葱似的类控制论社会理论在家庭治疗领域所做的贡献（以及家庭治疗在一般心理治疗领域所做的贡献）是将行为情境化。与此同时，情境化的概念冒着遭受批判的风险，支撑起精神病理学的概念，从而点明社会结构和组织需要进行修复的问题，这显得相当矛盾。在这个框架中，发生任何问题都能认为是由发生偏差的上层系统导致的。也就是说，如果上层系统将存在缺陷的职能和结构强加给下层系统，那么这个系统一定没有完成社会化。除此之外，如果人际关系内嵌于职能和结构之中，以职能和结构为基础而产生，那么个人与关系之中的个人之间的二元性（如个人与家庭的关系）就一定可以维持下去。

治疗的含义是，治疗师作为一个独立的系统外部观察者，因此在层次上也高于系统。治疗师就是在这个立场之上对案主进行诊断，修复案主从属的上层系统中存在的缺陷。受到这种以边界定义系统的观点影响，心理治疗可能会在这些层层嵌套的系统之间造成摩擦，或遭到指责，因为这些系统都已经有了界定，并且呈现病理状态的系统层面可以说是跃迁到了上一个层面。个体治疗师与家庭治疗师之间、家庭治疗师与社会机构之间，以及下层系统与上层系统之间，都会产生摩擦。从这个观点来看，个体治疗与家庭治疗的区别在于病状所处的系统不同，这一点十分重要。然而，两者之间也存在相似之处，那就是都将病状置于系统之中。

大多数家庭治疗师继续重点关注呈洋葱状同心圆系统中的家庭这一环，而一部分人已经开始探索家庭的外层，文献中将家庭外的这一环称为生态系统（ecological system）、扩大的系统（larger system）、有意义的系统（meaningful system）和相关系统（relevant system）（奥尔斯瓦尔德，1968，1971；古勒施恩和安德森，1981；霍夫曼，1975；因波尔 - 库珀史密斯，1982，1983，1985；基尼，1982；塞尔维尼 - 帕拉佐莉、博斯科洛、赛钦和普拉塔，1980a）。所有支持这一外层系统的人都强调扩大治疗的人文和专业背景，特别是咨询师和其他心理治疗从业者。尽管，外层系统的概念可能会导致过分简化人类行为和心理治疗情境这一重要理论的本质，但其实仍然处于控制论和社会理论的隐喻之中。

控制论和帕森斯派社会理论倾向于加强等级制度和父权体制，我认为这一点非常值得注意——等级制度和父权体制属于不平等的现象，然而不幸的是，这两者在我们的文化中再常见不过，不管是在诸如父母和孩子、丈夫和妻子等亲密关系中，还是在诸如福利机构与客户家庭、老师与学生等较为疏远的社会关系中。这两种理论无论在哪个领域（无论是政治、经济、性别还是种族）中，都建立和发展了不平等现象、审查制度、从属关系和剥削关系，并将它们合理化，视它们为人类系统中无法避免的特征。然而这两种理论都忽视了心理治疗这一微观领域和社会政治生活这一宏观领域之间的联系。

质疑之声

质疑一阶控制论，引入二阶控制论

尽管大多数家庭治疗师都继续坚持机械控制论范式，但已经有小部分人产生了质疑。然而大部分质疑的产生并非因为对等级制度或观察者独立于系统外的观点感到不满。[①]相反，人们的质疑针对的是内稳态的原则和矛盾——内稳态注重无变化，也不解释变化。与内稳态理论的观点相反，家庭与其他生命系统一样，是无法避免成长和变化的。控制论范式认为家庭中常见的**缓慢变化**（stuckness）属于心理学病状，这一思想掩盖了其不能解决此类生命系统问题的缺陷。因此，治疗的目的就是解放这个系统，让系统重新运转起来（无论是采用哪个特定学派的技术）。短短几年内相继出现了许多具有创新性的论文，对机械控制论范式的质疑就在这些论文中浮现出来。社会学家丸山孙郎（Magoroh Marayuma）在 1963 年首次发表了他的经典论文《第二代控制论：偏差放大相互因果过程》（*The Second Cybernetics: Deviation-Amplifying Mutual Causal Processes*）。论文中强调，控制论的反馈有两种可能的类型：我们熟悉的负反馈机制（形态停滞），可以解释稳定性；正反馈机制（形态发生），可以解释变化。林恩·霍夫曼（1971）发表了《自然群体中的偏差放大过程》（*Deviation-Amplifying Processes in Natural Groups*），阿尔伯特·斯佩尔（Albert Speer，1970）发表了《家庭系统：形态停滞与形态发生》（*Family Systems: Morphostasis and Morphogenesis*）[②]。这两位早期的家庭治疗师都在文章中提出，需要使用一些脱离负反馈机制和内稳态的理论来描述处于变化

---

① 此处的重点在于控制论隐喻。几乎没有人会质疑社会系统理论，甚至不会有人承认这一理论的存在，接近帕森斯思想的社会学理论也几乎是无迹可寻（安德森和古勒施恩，1988b；戈德纳，1988）。然而，心智研究所早期的理论中，用家庭规则（family rules）的概念代替了家庭角色（family role）的概念，因为"角色"从根源和取向上来说具有"个别性"，依赖于先验的理论定义和文化定义，这两种定义独立于行为数据而存在，所以没有人考虑到家庭中的人际关系。

② 形态发生（Morphogenesis）：Morphogenesis 一词来源于希腊语词根 morphe 和 genesis，morphe 意为"形成"，genesis 意为"出现"；该理论描述的是事物如何发生变化。

中的系统，比如家庭系统和其他社会系统。

帕洛阿托小组后来进行了研究变化的概念和简明问题导向疗法（瓦特拉威克、维克兰和菲什，1974；维克兰、菲什、瓦特拉威克和博丹，1974）的创新性工作，对系统的一部分可以在自身不发生变化的前提下控制其他部分的这一观点提出了质疑。他们由此提出了另一个前提，即问题的形成和维持是以正反馈（偏差放大）而不是负反馈（内稳态）为基础的。根据这个观点，人们不该再将病理学（包括有缺陷的结构）视作问题行为发展的必要条件，也不该再认为症状具有功能性。[1]他们的观点对认识人类存在的问题和治疗师的职能有着极为重大的意义。然而，这种思想上的革命性转变仍然处在控制论范式之内。[2]

认识到控制论系统可以从负反馈和正反馈两种方式中获取信息的同时，出现了另一种有所区别的概念，这反映了科学界和哲学界出现了类似的质疑声音：科学领域的玻姆、爱因斯坦和普利高根，以及哲学领域的德里达、伽达默尔、海德格尔、胡塞尔、梅洛－庞蒂、罗蒂和维特根斯坦，这些人在各自的领域中对建立在真实存在的客观数据基础上的逻辑经验主义提出质疑，也对主客观二元论的概念提出了质疑。比如，爱因斯坦的相对论以及量子学说认为，观察行为总是会对观察对象进行塑造。观察者会影响他们的研究对象，并对其做出阐述。区别不在于事物，而在于观察者；观察者不再被视为独立于他们所观察的系统之外。在此之前，作为观察对象的系统被认为是独立于观察者之外的，而现在，人们认识到系统——或者用控制论学者海因茨·冯·福斯特（Heinz von Foerster，1982）的话来说，**观察系统**（observing systems）——是依赖于观察者而存在的。作为一种反映事物的过程，观察行为令有关客观实在性的观点遭到质疑。因此，人们认为观察行为是负载理论

---

[1]　根据这一思路，贝特森提出，治疗师所应对的并非病状，而是案主的家庭信念。
[2]　心智研究所对心理治疗中的语言使用有极大的兴趣，并做出了巨大贡献，深刻影响了这一领域的研究。

的过程，认为科学是一种社会活动，各个学科在这个活动之中制定出自己的实践准则与理论依据。

家庭治疗领域内的这些发展被称为二阶控制论（second-order cybernetics），或控制论的控制论（the cybernetics of cybernetics）。[①]同科学界与哲学界提出的质疑一样，二阶控制论重点关注处于观察者—观察对象这一环状关系中的观察者，以及观察对象所创造出来的事物。在家庭治疗领域里，帕洛阿托小组再一次取得成果，他们首次触及了客观实在性的问题，并发现客观实在性并无太大价值（瓦特拉威克、比文和杰克逊，1967）。同属帕洛阿托小组的贝特森也对他们的早期理论及其含义提出了质疑，涉及对权力的概念和理论的诸多后果。在《双重束缚》（*The Double Bind*，斯鲁兹基和兰瑟姆，1976）的序言中，贝特森深刻的反思提醒了治疗师要清晰地意识到自己能动地参与到了他们研究的现象之中，要意识到理论对他们的观察过程产生的影响。

> 无论心理治疗是出于怎样高尚的动机，"治疗"的概念本身就伴随着权力的概念。我们不知不觉地为治疗过程的形式和形态所束缚，就像希腊悲剧中的主角一样，这是无可避免的。而其他人，尤其是我们的同僚，都以为自己能够看出这个事实。这样下去，我们的接班人都将受限于我们思想的形态。（p. xii）

建构主义

建构主义思想的复兴与二阶控制论的发展有着密切联系（马图拉那和瓦雷拉，1980，1987；米德，1968；西格尔，1986；冯·福斯特，1982，1984；

[①] 林恩·霍夫曼（1985）将在二阶控制论影响下的心理治疗称为"二阶"家庭治疗。

冯·格拉瑟斯菲尔德，1984；瓦特拉威克，1976，1984）。[1]建构主义是一种关于知识的哲学理论，其诞生可以追溯到 18 世纪的历史学家詹巴蒂斯塔·维柯（Giambattista Vico）的研究，后来在纳尔逊·古德曼（Nelson Goodman）、大卫·休谟、伊曼努尔·康德、乔治·凯利（George Kelly）和让·皮亚杰（Jean Piaget）等人的研究中也有所体现。建构主义的观点质疑笛卡儿哲学观中的世界，后者认为有形的外在现实能被认知或描述。建构主义的思想同样质疑了认为知识可以代表和反映真实与现实世界的传统观点，并提出客观的外在现实是无法被认知的（马图拉那，1978；皮亚杰，1971；冯·福斯特，1984；冯·格拉瑟斯菲尔德，1984）。

从建构主义的角度来看，现实代表的是人类的功能适应性：人类作为世界的经验主体，建构现实并诠释现实。而心理建构现实，或是"创造"现实（马图拉那，1978）。在建构和观察现实的过程中，观察者其实是在创造现实。建构主义的观点强调"认知是一种具备适应性的活动……知识是概念和行为的纲领，怀有求知目的的人会觉得这个纲领无比正确"（冯·格拉瑟斯菲尔德，1984，p.24）。建构主义激进派的观点认为[2]，现实和知识是由个人建构的，是具备解释性的；我们所生活的世界是被创造出来的，而不是被发现的。即建构主义心理学先驱恩斯特·冯·格拉瑟斯菲尔德（Ernst von Glasersfeld）所说，"所有的交流和认知都是由经验主体完成的解释性建构"（p.19），且"都是由我们的经验所构成的世界的一种排列组合"（p.24）。根据瓦特拉威克（Watzlawick，1984）的看法，建构主义激进派：

　　　　并不创造或解释任何"外部"现实；认为没有内外现实之分，没有

---

① 这一思想运动的意义远远不止是一次"对本体实在（ontological reality）的象征性表征所做的研究"（冯·格拉瑟斯菲尔德，1984），尽管此次运动的发生早于文中所引文献，但正是这些质疑之声引起了众治疗师的注意。

② "激进派"这一描述仅是用来强调建构主义脱离了传统理论和知识哲学的束缚（冯·格拉瑟斯菲尔德，1984，p.20）。冯·格拉瑟斯菲尔德在 1984 年的这篇文章中对此给出了相当精彩的分析。

相对立的主客观世界。相反，该思想认为主客体并不分离而存在，无限的"现实"其实并没有源头，该思想认为世界上的一切都很明显地分离成一组组对立面，这都是由主体构建而成的。而这个悖论则开辟了通往自主性的道路。（p.330）

向建构主义的转变主要是将家庭治疗转化成一种类似于"镜头校正"的过程——矫正的是人的信念和建构。然而，在这一点上，家庭治疗仍然没有摆脱早期遗留的问题和病理概念——两者目前都被认为是存在缺陷的"镜头"。霍夫曼（1983，1985，1993）将二阶控制论和激进建构主义的概念应用于家庭治疗，称其为二阶家庭治疗（second-order family therapy）。

进化系统

霍夫曼（1981）提出了家庭治疗的"进化范式"，该范式的发展与二阶控制论和建构主义隐喻紧密关联（戴尔，1982；戴尔和古勒施恩，1979；埃尔卡伊姆，1981；塞尔维尼－帕拉佐莉、博斯科洛、赛钦和普拉塔，1978）。[1]他所称的进化理论代表一种脱离内稳态和因果关系（线性因果关系与循环因果关系）概念的连续运动。从进化系统的观点来看，系统应该是在一个间或发生变化的恒定状态中持续进化、非平衡、非线性、自我组织并自我循环的网络结构（布里格斯和皮特，1984；普利高根和史坦基，1984）。[2]因此，系统中的变化是随机、间或发生的，不可预测，并且总是会产生更高层次的复

---

[1] 参见林恩·霍夫曼《家庭疗法基本理论：系统变化的概念性框架》（*Foundations of Family Therapy: A Conceptual Framework for Systems Change*, 1981），在我看来，这本书是家庭疗法自 20 世纪 70 年代以来发展历程的最佳描述和最好诠释。

[2] 物理学家伊利亚·普利高根（Ilya Prigogene）将此类远离平衡态的系统称为"耗散结构"（dissipative structures）。这些结构必须时刻发生变化才能够维持稳态。普利高根认为，现实以及现实中的变化都具有多维度，既不是来源于金字塔状的理论基础，也不会为之提供条件。实际上，现实以及其中变化不是分层次进行的，而是以网状结构进行的，网状结构的描述也会逐渐变得更加复杂（参见布里格斯和皮特，1984，pp.167–178）。

杂性。将这些概念应用于人类所处的系统，意味着无论是心理治疗还是心理治疗师都不能单方面放大系统中的某一个变化而盖过另一个变化，也不能决定变化的发展方向（戴尔，1982；戴尔和古勒施恩，1979）。治疗师没有控制整个系统，也不能做到这一点；与之相反，治疗师是相互进化的过程中能动的一部分。如戴尔和古勒施恩（1981）所说："这种进化系统的观点强调的是过程而非结构，强调的是灵活性和变化而非稳定性。河流交汇处形成的驻波模型（standing wave pattern），是由这两条河流的流量决定的，而进化的过程与之类似，是由系统内交汇的变化程度决定的。"（p.178）过程决定着结构。

我们的加尔维斯顿小组将所有成员对进化系统的痴迷和语言的兴趣结合在一起。[1]我们转向了语言，特别是在诠释学理论和社会建构学理论中得到概念化的语言，因此我们最终得以完全摆脱了机械式的控制论、洋葱式的社会系统以及金字塔式的现实隐喻（安德森和古勒施恩，1989，1990a）。我们将人类系统定义为语言系统——存在于语言中的、流动的、不断进化的交流系统，提出了由问题决定系统（problem-determined systems）的概念（安德森、古勒施恩、普利亚姆和温德曼，1986），以及组织问题的溶解系统（problem-organizing dissolving systems）的概念（安德森和古勒施恩，1988b；古勒施恩和安德森，1987a）。

空间创造另外的空间：
新范式质疑之声

家庭治疗作为一种基本的意识形态，重点关注的是所处系统内部的相互作

---

[1] 加尔维斯顿研究所最开始对语言的研究产生兴趣是受到瓦特拉威克、比文和杰克逊三人合著的《人类沟通语用学》（*Pragmatics of Human Communication*，1967）的启发。后来又受到了马图拉那的文章《生命组织》（*The Organization of the Living*，1975）和《语言生物学：认识论现实》（*Biology of Language: Epistemology of Reality*，1978）的影响。自 20 世纪 80 年代初以来，研究所对语言的研究则是基于诠释学理论和社会建构主义理论中对语言的定义。

用，而不是一个治疗室里挤了多少个人。①这一概念上的突破至今已有半个世纪的历史，代表了一次巨大的飞跃，进入了一个重要范式转移的未知领域之中，在这个新的领域内，对人类行为产生了新的认知。家庭治疗的理论、实践和研究，以及家庭治疗从业者开展的教育，在更为广泛的现代心理治疗领域内产生的影响是不可否认的。家庭治疗为范式转移开辟了空间，推动心理治疗从以过去为导向的**为什么**（单向的因果关系视角）转变成以现在为导向的**什么**（重点在于行为、交流、语言和信仰）。大部分人都认为，新范式的主要影响是让人们认识到情境的相关概念——人类行为的情境和处于人际关系中的个体情境，家庭治疗也受其影响，家庭治疗理论和实践的发展都与传统心理健康学科的观念产生了差别。这一概念也带来了转变，人们从一开始的以内在心理角度观察人类行为，转变为在系统背景之下观察人类行为，并将重点放在发生（正常或异常）行为的互动框架或人际框架之中。这种转变为人们提供了一种描述、解释和定位问题的新方式，从而让人们注意到新的治疗方法。家庭治疗将心理治疗过程变得透明，使其从一个神圣不可侵犯的秘密活动，变成了人们可以学习、观察和分享的内容，这一点与其带来的转变同等重要。心理治疗"公共化"——这一最终贡献，可能是家庭治疗在理论和临床实践一系列无止境的转变中所产生的最为深刻的影响。②

与此同时，曾经被视为激进派的家庭治疗也逐渐成熟了起来，为其他学派所接纳和相信，领域内也开始出现了批判和质疑的声音。这种自我批判的行为与围绕家庭治疗而进行的有关其领域及主权的辩论都来自几个不同的观点。一些批判家庭治疗的人认为家庭治疗领域已经成熟，他们看不到领域内存在的分歧，寻求家庭治疗的整合和统一，希望能够兼收并蓄，完成归类（阿

① 我知道，对于家庭治疗究竟是一种意识形态，还是一种与治疗室内的人数有关的过程，一直存在着争议；同样，对于家庭治疗算是一门独立的专门学科，还是一门分支学科（比如属于心理学专业的分支），也存在着争议。在我看来，这些争议掩盖了家庭治疗的本质——一种范式转移。此类分析参见：希尔兹、韦恩、麦克丹尼尔和加文斯基（1994）；安德森（1994）；哈迪（1994）。
② 参见林恩·霍夫曼《家庭疗法基本理论：系统变化的概念性框架》。

特金森和希斯，1990；伊隆和隆德，1993；菲什，1993；赫尔德和波尔斯，1985）。然而，有人质疑主导范式本身，指出了范式的局限性、其中的悖论和矛盾（安德森和古勒施恩，1988b；安德森、古勒施恩和温德曼，1986a；阿特金森和希斯，1990；丘博，1990；戴尔，1980a，1980b，1982；古勒施恩和安德森，1987a；霍夫曼，1985，1990，1991；基尼，1983；特耶斯兰德，1990）。有人呼吁重新思考家庭治疗的研究结果（戴尔，1980b；帕瓦斯，1993；瑞德，1987）。有人批判心理治疗的社会责任意识，因为性别问题仍然没能得到关注（奥特－里奇，1986；波格拉德，1984；戈德纳，1985，1988；哈尔－马斯汀，1987；哈尔－马斯汀和马尔切克，1988；莱尔德，1989；鲁普尼兹，1988；麦金农和米勒，1987；塔格特，1985），同样遭到忽视的还有其他文化和制度等下层结构的问题（道尔蒂和博斯，1991；卡尼、伯恩和麦卡锡，1989；麦卡锡和伯恩，1988；塞巴，1985；温加滕，1995；怀特和艾普森，1990）。有人批评家庭治疗晦涩难懂、令人困惑和过于简化的本质（卡彭特，1992；戴尔，1985；戴尔和古勒施恩，1979，1981；弗拉斯卡斯，1990；戈德纳，1988；希尔兹，1986）。有人质疑在家庭治疗过程中将**家庭系统**与其他系统区分开来的作用，质疑将**家庭治疗**与其他心理治疗相区分的做法是否合适（安德森，1994；安德森和古勒施恩，1988b，1990a；安德森、古勒施恩和温德曼，1986a，1986b；埃里克森，1988；古勒施恩和安德森，1987a，1988，1990）。有人批判家庭治疗理论与实践存在的矛盾，并与持不同意见的人对峙了起来（科拉皮托，1985；笛·夏德，1991a，1991b；格兰恩，1988；斯皮德，1984）。还有人提出疑问，家庭治疗究竟是一门独立的学科还是某一门学科的附属（安德森，1994；哈迪，1994；卡斯洛，1980；希尔兹－韦恩、麦克丹尼尔和加文斯基，1994）。在我们的见证下，这些批判和质疑的声音为未来的范式改革埋下了孕育挑战和可能性的种子（安德森，1987；安德森，1994，1995；安德森和古勒施恩，1988b；帕瓦斯和理查德森，1996；弗里德曼，1993，1995；霍夫曼，1993；麦克纳米和格根，1992；佩恩和弗兰克福特，1994；怀特和艾普森，1990）。

我认为，家庭治疗不仅身处变革之中，其自身本就是在心理治疗这个总领域发生的变革中的一场变革，越来越多的学者开始在文章中批判以现代主义为基础的心理学理论、实践、研究以及整个心理学学术界（阿格蒂，1993；贝克、莫斯、兰帕德和斯坦姆，1988；丹席格，1994；弗拉克斯，1990；弗里曼，1993；格根，1982，1985，1991a，1994；霍什曼德和波金霍恩，1992；琼斯，1986；科瓦莱，1992，1996；梅塞尔、萨斯和伍尔福克，1988；尼克森，1990；波金霍恩，1988；斯卡尔，1985；舍恩，1983；肖特，1985，1990，1993a，1993b；肖特和格根，1989；史密斯、哈雷和万·兰根霍姆，1995），这个现象也证实了我的观点。心理学领域内部的这种自我批判现象，虽然与心理治疗从业者利益集团之间的争斗以及由等级制度和支配地位引发的问题脱不了干系，但总的来说还是因为对学科的理论基础产生了质疑而引起的。

在家庭治疗领域，紧跟着——一定程度上来说也是伴随着——这些批判和质疑的声音，人们对建构主义和二阶控制论的概念产生兴趣之后，还有一些"种子"正在发芽。临床经验同社会科学和人类学领域理论的发展结合在一起，部分家庭治疗师和心理治疗师因而开始认为心理治疗领域应该产生一次更为剧烈的转变：因为在那时，当代的心理治疗理论和全方位的实践已经与快速变化的世界完全脱节了。而这些新的质疑之声的不同之处在于，它来自大洋彼岸。我们的专业领域和知识界就如政治和经济领域一样正在萎缩。家庭治疗已经不再是独属于北美大陆的现象，心理学领域也不再由我们国家主导（安德森，1987，1991；埃尔卡伊姆，1981；弗莱德·施尼曼，1994；科瓦莱，1992，1996；莱平斯顿，1991；门德斯、科杜和马图拉那，1988；雷切尔特和克里斯滕森，1990；斯威亚斯，1994；塞库拉，1993；塞尔维尼－帕拉佐莉等，1978；特耶斯兰德，1990）。与早期家庭治疗面临的挑战相似的一点是，我们这些满腔热血地直面质疑之声的人，勇敢地从自己已经熟悉的领域中跳了出来，发现我们正面临着一种边缘话语，正身处未知的领域之中（安德森，1994；安德森和古勒施恩，1991a）。

家庭治疗此次面临的质疑比起早期系统面临的挑战范围更加广泛，并且影响到了大多数人认知中家庭治疗和心理治疗的存在。这种新兴的话语是什么？又是什么推动了它的产生？正是家庭关系的核心概念拓展了部分家庭治疗师的思维空间，才让他们能够脱离家庭治疗，脱离个体治疗、婚姻治疗和家庭治疗之间的差异而不受限制地进行思考（安德森，1987；安德森和古勒施恩，1988b，1991a；安德森等，1986a，1986b；古勒施恩和安德森，1987a，1990，1994；霍夫曼，1993）。而多数家庭治疗师在治疗过程中一直天真地忽视了个体的存在，或是故意将其摒弃，从而失去了对个体经历的了解，而且还将**我**（案主）与**你**（家庭系统中的其他成员）分离开来，从而对家庭成员身份之间的关系失去了把握。这简直自相矛盾。

对于我们当中的一部分人来说，尽管后现代主义中个人和关系的概念与现代主义有着巨大差异，但是，后现代主义还是将这两者的概念视为重点。后现代主义的假说主要强调的是社会或者关系的产物，或是现实的嵌入性；诸如意义、模式、诊断类别和故事等概念，都是人际关系和交流互动的副产物。很重要的一点是，对社会和关系产物的重点关注就必然需要重新思考自我或个人的概念（无论研究对象主体是单一核心还是多个自我的集合体）：自我建构、自我认同以及**我**与**你**的关联关系。

重新思考个人与自我（或个人的多个自我）的关系，个人与他人的关系，个人与其所处的历史、文化、政治背景和自然环境的关系等概念，让人们突破了多层次社会系统框架（如个人与家庭、家庭与治疗师、个人行为与集体行为，或生理与心理）内在的个体与关系的二分法。新的思考不再局限于将关系的侧重点定义为社会系统中两个或两个以上拥有亲密关系和共同经历的人，**不再局限于家庭关系**，也不再局限于系统内层层相扣的等级。这一侧重点不仅重新定义了亟待解决的领域和关系侧重点的问题，让家庭领域脱离了具有约束性的定义，更是动摇了家庭治疗自身的概念，以及家庭治疗领域以系统理论为最佳解释性模型的理念。

我认为个人和家庭并不是必然产生竞争的概念；相反，家庭治疗需要脱离这一观念的束缚，重新定义有待解释的领域和人际关系侧重点的问题。我并不是说我们可以就此丢弃家庭的概念。我真正想提出的一点是，家庭治疗一直以来对于关系的概念都过于狭隘了。在此过程中发生的范式转移——人际关系的侧重点问题，个体与关系概念的变化——深刻影响了我们如何思考人类系统以及其中展现的问题，影响了我们如何研究它们，影响了我们与它们的关系。后现代主义对我们所熟悉的心理治疗领域的文化提出了挑战，质疑我们的**研究对象**和**研究方式**——我们调查和描述的是什么，在调查和描述的过程中我们采用了何种方式。这意味着，人际关系的侧重点既不是个人心理，也不是家庭，而是处于关系之中的人。这也意味着，正如贝特森恰如其分的提醒：所有的解释性假说，包括受人推崇的众多理论，都不是必然正确的，必须不断地提出质疑。

但是，后现代主义到底是什么？它与现代主义有什么不同？后现代主义带来的挑战涉及多大的范围？后现代主义包含了哪些现代主义所没有的可能性？后现代主义最能反映我当前的治疗哲学和实践，而我最支持后现代主义的哪一特征？我将在下一章中讨论现代主义和后现代主义。我不会有失偏颇地写作。我从一组具有约束性的假设中脱离出来，转向了另一组相对广泛的假设，我只是想要说明我做出转变的原因。

第二章

更广泛的空间：从现代主义传统
向后现代主义可能性的转变

古老的家庭习俗和传统之所以能够保留下来，正是由其本质决定的。

——伍兹·贝克（Woods Baker）女士，《瑞典人的一生》（1984）

个体知识与表象性语言

我们中大多数人都是在现代主义的话语中成为治疗师的，也生活在其中，因此，在介绍我的后现代叙事理论之前，了解同时代的其他思想，了解现代主义话语中的思想，似乎是非常重要的。我将**现代主义**解释为一种西方哲学传统、一个时代、一种单向的话语，现代主义体现了文艺复兴时期人类是宇宙的中心和主宰的观点，体现了笛卡儿哲学学派的思想深深根植于社会与文化概念中的客观性、必然性、封闭性、真理、二元论和等级制度。[①]现代主义的传统是指：

> 一场起源于笛卡儿的思想运动，这场运动一直延续到 20 世纪仍未
> 结束……（以及）这场运动寻求的是认识到哲学的传统目的，也就是
> 获得一种基础的、根本的知识……也是要认识到这种知识为何物……
> 认知主体要向自己的内心寻求……认知主体的内心能为我们的"知识"

① 为了写作本章，我综合整理了现代主义叙事（或者说启蒙叙事）的特点。

的确定性提供依据……有关"外部世界"的知识。（麦迪逊，1988，p.x）

在这样的传统中，真知是"一种介导的、档案化了的知识，一种具有**教育意义**的知识，引导人们走出时间的深渊，进入永恒的光明"（斯帕诺斯，1985，p.56）。知识代表着客观的世界，独立于思想和情感而存在；知识是由主体观察到的，并由主体验证；知识是普遍存在的，并且会逐步积累。从这样的知识中，演变出包罗世界万象的概括性理论；现代主义因而成为一种单向的话语，其中"真理"支配着一切，且稳定性占有重要地位。

哲学家理查德·罗蒂（Richard Rorty，1979）认为，现代主义传统观点将知识视为表象化的存在，是"一种精确的表象合集"（p.163），在这样的思想中，人的内心如同一面反映自然界的镜子。个体是一种认知的存在，其内心就是一个计算机似的表象系统，个体的内心就相当于现实的内在精神表象。现实是固定不变的；固定的现实独立于观察者而存在，是一种演绎性的经验事实。哲学家 G.B. 麦迪逊（G. B. Madison）认为，现代主义中的"世界"：

> 是完全由其内在性质决定的，只等一个认知主体出现，然后在其内心形成"精神表象"。……只要认知主体（观察者）能够以正确的方式将自己的想法串联在一起，以此为基础，最终就会形成一个真正的"表象"，或者类似"客观"现实的概念。（p.x）

从这个角度来看，认知主体拥有自主权，主体与其所观察、描述和解释的事物相分离，无论对象是风暴这样的物理自然现象，还是群体行为这样的人类本性。所有的知识都来源于认知主体个人，并由认知主体验证。个体对知识享有特权。

现代主义认为语言是知识的媒介，即知识是通过语言传播的。语言的功能（包括词汇、标点符号、口语表达和书面表达）同知识的功能一样，都是呈现我们的世界和经历的真实表象图景，并指出何为真实。富有理性的人类用语言来传递思想和感受，或者用语言来表达（帕尔默引自海德格尔，1985，p.20）。

现代主义下的心理治疗

现代主义及其真理成为人文科学和社会科学的基石。从发展历史上来看，我们的心理治疗文化，我们在心理学、精神病学、社会工作和家庭治疗等领域的理论、实践和研究，都是基于现代主义这一权威的主导话语而产生的，并反映了其中的思想——现代主义话语将心理治疗师永久地置于高于观察对象的地位上，认为治疗师是独立自主的观察者，能够以独属于他们的方式来认知人类本性：个性与人际关系，正常行为和异常行为，以及思想、感受和情绪等。这样的知识可以帮助治疗师客观地观察、描述和解释人类行为。治疗师凭借自己享有的对知识和真理的特权，保持着一种二元论、层次化的立场。在这一立场下，他们的知识会取代案主的边缘性知识和日常生活中的非心理学专业知识。

从现代主义的角度来看，知识（包括真理）是呈金字塔状的：知识构建了一种层次结构。治疗师代表一种主流的社会和文化话语，知晓一切发生在人类身上的故事，并知晓故事的后续发展。受到专业领域和个人的理论、偏见和经验的影响，治疗师的这一知识作为一种前沿结构，提前规定了治疗师在治疗室中运用的知识，并取代接受治疗的案主的知识。治疗师变得善于观察、揭示和解构故事的"本来面目"——故事的**真相**是什么，又**本该**是怎样的。治疗师拥有的知识会对自己将来的观察结果造成影响，并对其进行验证；治疗师的知识作为"逆向参照"，作用是"以过去的经验映照未来的发展"（吉奥尔吉，1990，p.76）。

那些已经发现并普遍适用，对人类进行描述的隐喻概念，在现代主义话语中得以保留——这些隐喻是由单方面决定的，有关一般人类本性和人类个体行为的既定真理。这些真理忽略了我们生活的世界始终处于快速变化之中的社会、经济、政治和人际关系，忽略了世界内部发生的变化。正如女权主义哲学家罗琳·寇德（Lorraine Code，1988）所描述的固化思维的特性：这些真理只不过是成了教条式的"文化知识积累的产物，获取真理属于文化适应过程的一部分"（p.192）。这些真理将人类、问题和解决方法都归为同一种类的存在，因此掩盖和忽视了其中细微的差别。

根据现代主义的观点，心理治疗成为一种掌握文化真理，**由治疗师主导的主流事业**，在心理治疗领域内产生的**可能性也由治疗师决定**。这些真理决定并实现了全方位的先验性诊断、目标和治疗策略。这样的想法和行为反过来也可能证实了治疗师在心理治疗开始前产生的认知，并将其具体化，然而同时也忽略了个人或群体的独特性、丰富性和复杂性。因为治疗师在开始治疗之前就形成了自己的认知，这种单方面的话语在随后的治疗过程中，可能会使案主的话语受治疗师主导的思想和行为控制，可能会因此而完全消失。我相信，接下来，我们熟知的隐喻和叙事会开始自我限制，从而大幅度削弱治疗师的创造力和想象力；接着，这些隐喻和叙事会破坏未知新事物的潜力——当案主、治疗师和他人存在多重话语时，能够产生的可能性。我坚定不移地认为，无论是在局部的治疗师—案主这一层面，还是在普遍的个人—家庭—社会这一层面，如果让治疗师的话语成为特权，制度上的不平等现象就永远不会消失，尽管有时候治疗师只是无意地忽视或是赞同了某些普遍现象的存在，比如性别歧视、年龄歧视和种族歧视等。

现代主义话语提倡的是**以案主作为调查和观察对象的二元性和层次化的观念**，让治疗师高高在上地居于权威地位。在这个话语中，参与治疗的人——

案主与治疗师——以及每个人带入治疗行为中的事物都是独立的静态不变的实体，而并非共同进行治疗行为的合作关系。人际关系方面，或是处于关系中的个体的概念，都隐入了幕后。在治疗师这样一位熟知人类本性和人类行为的权威人士的帮助下，心理治疗的案主在对自己成为调查对象一事毫无察觉的情况下，得以从困扰自己的问题中解脱出来——治疗师就像是将案主从反派手里拯救出来的英雄。

现代主义话语中的心理治疗语言，是一种**以缺陷为基础的语言**，人们认为该语言准确地反映了行为真实和心理真实。此处再次引用罗蒂（1979）"内心—镜子"的隐喻来说明，心理治疗中的调查对象（案主）是被视为存在缺陷、有瑕疵且存在功能障碍的对象。心理诊断作为一种文化和职业规范，功能是收集、分析和排列那些正待发掘的数据。人们发现了个人与问题之间的相似性和规律性，因此将个人与问题纳入了一个建立在缺陷之上的系统，这个系统从属的范畴是由我们话语中的语言和词汇维持的。这就让人产生了一种心理学知识在全世界都适用的错觉。心理治疗领域的语言和词汇因此不再独属于个人，并且不再注意到每个个体和每种情景的独特性（格根、霍夫曼和安德森，1995）。心理治疗的语言和词汇以专业和文化的标签将人们进行分类和定位，而我们却无从得知人们的信息。挪威心理学家让·施迈德斯朗德（Jan Smedslund，1978，1990，1993）用了将近二十年的时间撰写了大量文章来讨论客观现实和社会心理学现实之间的差异，他提出了"常识心理学"的概念：简而言之，常识心理学就是那些"以某种语言进行表述，并得到该语言的所有使用者一致认同"的心理学阐释（1990，P.46）。

从现代主义的角度来看，心理治疗是一种技术：将人类视为机器，那么治疗师就是负责处理产生故障的人类机器的技师（安德森和古勒施恩，1988b，1991a）。罗蒂的"内心—镜子"隐喻提到，如果人的内心能够像镜子一样进行表象，却产生了缺陷，不能准确地反映现实，那么治疗师的任务就成了对这块"有瑕疵的镜子"进行"检查、修复和抛光"（p.12）。治疗师的职能成为在目标人类系统（如个体、婚姻或家庭）中诊断功能障碍或缺陷（如在个体行为、互动模式、信仰或经历中存在的缺陷），修复产生缺陷的系统（如个人、夫妻和家庭），并将系统恢复正常状态（如一个有别于他人的个体、一对和谐互补的夫妻，或一个正常运转的家庭）。从这个角度出发，语言是一种媒介，也是一种工具，通过语言，我们可以行使自己的职能，去发现变化、阐释变化、预测变化，并对变化造成影响。

现代主义治疗中的束缚、界限与失望

在我们所生活的世界中，尽管变化偶尔会以混乱的形式出现，但总体还是可以预测和确定的。哲学一直以来都在试图提供可以认知变化并使其变得有序的思维结构。目前，由于围绕着我们的世界似乎正在加速变化，似乎正在大幅度地趋于复杂，变化越来越难以预测和确定，形势也越发混乱。用社会科学家和创新管理顾问彼得·德鲁克（Peter Drucker，1994）的话来说就是：

"20世纪经历了如此多的社会变革，其中不乏激进的革命，这在人类有记载的历史中是前所未有的。……20世纪最后十年里的工作与劳动力、社会与政体，就其形态、发展进程、存在的问题以及结构而言，无论是质还是量，不仅与20世纪初有着极大差别，而且也不同于历史上的其他时期。……但是，就像饱受飓风摧残的大海在海底深处产生了洋流一样，社会变革恰恰为世界带来了持续的影响，这种影响将永远存在。……2000年的到来并不会为社会变革的时代画上句号——到那时甚至还没有达到变革的高潮。"（p.54）

此类社会变革及其内在的不确定性对我们的日常生活和未来图景造成了影响，变革会带来政治、经济和文化层面的变化，以及各种各样的挑战，变革要求我们产生一种新的思维方式，要求我们以另一种方式理解世界与置身于其中的自己（格根，1982，1991a，1991b）。从一种社会科学的角度来看，现代主义还无力应对和迎接这些复杂变化及其带来的挑战。

跨学科理论家和学者正在质疑元叙事，质疑必然性，质疑传统科学、文学、历史学、艺术学和人文科学领域中现代主义的研究方法和实践，他们正在探索新的概念和表述，在此过程中，后现代主义作为一种新的探索形式诞生了（伯格和卢克曼，1966；格根，1982，1985，1994；哈雷，1983；利奥塔，1984；肖特，1989，1991b，1993a，1993b；西尔维斯特，1985；维果茨基，1986）。比如在艺术领域，艺术批评家大卫·西尔维斯特（David Sylvester，1985）将现代主义与后现代主义的本质同艺术史进行了对比：

> 现代主义认为最崇高的美德是纯洁。所以现代主义中全都是些不允许人类做某事的观点。……我认为，**后现代主义的本质在于**，其对历史和审美道德采取了一种不那么绝对的观点。后现代主义摒弃了那种认为"基克拉泽斯的雕刻作品一定胜过米开朗琪罗的，因为前者的线条更为清晰"的观点。然而，后现代主义并不是新传统思想那么简单，也不会断言"要是觉得基克拉泽斯的雕刻作品与米开朗琪罗的一样伟大，那就是疯了"。后现代主义只会认为，这两者都可以成为伟大且崇高的艺术。（p.232）

无论现代主义派治疗师的理论取向如何，由其主导的心理疗法都认定了治疗师的知识和专业素养，而他们的疗法不管是在学科内还是在学科外看来都是无须质疑的。然而，出于各自不同的原因，大批社会学理论家和临床治疗师幡然醒悟，意识到在现代主义主流话语的表述和主旨的影响下，心理治疗领域的理论、实践和研究存在诸多局限，并且需要维持（安德森，1987，1991，1995a，1995b；安德森，1995；安德森和古勒施恩，1988b；阿特金森和希斯，1990；赛钦，1987；切斯克，1990；戴尔和古勒施恩，1981；笛·夏德，1985；弗拉克斯，1990；格根，1982，1985，1991a，1994；哈尔－马斯汀，1987；哈雷，1979，1983；霍夫曼，1993；克雷曼，1986，1988a，1988b；科瓦莱，1992；麦克纳米和格根，1992；尼克森，1990；佩恩和弗兰克福特，1994；波金霍恩，1983，1988；塞姆普森，1981；肖特，1993a，1993b；斯奈德，1984；瓦特拉威克，1976，1984；怀特和艾普森，1990）。治疗师的醒悟催生了新的思想共同体，这对心理治疗理论、实践、研究和教育事业都产生了巨大的影响。但是，在思考这些观点之前，我们先来看看什么是后现代主义。

后现代主义思想

以最简单的方式来解释，**后现代**的概念指的是一种批判的思想，而不是一个新的时代。现代主义的单一话语成了文学、政治和社会批判的主要基础[1]，某种非连续性的哲学取向对这一话语提出了质疑，在此过程中从现代主义的传统思想中完全脱离了出来——后现代主义正与该哲学取向密切相关。[2]在某些方面，后现代主义就像一个令人迷失方向的十字路口，相通的和相异的传统思想都于此处交汇。

---

[1] 我认同理查德·帕尔默（1985）对理论与哲学的区分。帕尔默认为，理论包含着对理论性知识的思考，与实践性知识有所区分；理论家往往保持着淡然、超然而客观的态度。哲学则是指人坚守的信念，比如价值观和立场。本章中，我在谈及心理治疗时，会展开讲述自己对理论和哲学之区分有着怎样的观点。约翰·肖特同样对理论与哲学做出了区分（1993a，1993b）。
[2] 本书内容不涉及对后现代主义思想（往往与后结构主义思想相联系）的全方位回顾（参见尼克森，1990，引自安德里亚斯·胡伊森）。

虽然后现代主义立足于当代的晚期存在主义，但其实直到20世纪70年代，后现代主义才开始得到认可。后现代话语没有一个明确的作者，也没有统一的概念，而是由众多相互关联的动态话语组成的，像一曲多重唱。后现代主义思想（通常与后现代结构主义相关联）①——一般是与米哈伊尔·巴赫金（1981）、雅克·德里达（1978）、米歇尔·福柯（1972，1980）、让－弗朗索瓦·利奥塔（1984）、理查德·罗蒂 (1979)，以及路德维希·维特根斯坦（1961）等哲学家的著作联系在一起——主要代表的是一次大范围的挑战以及一次文化转移：质疑并脱离已成型的元叙事、地位优越的话语以及常识性真理，脱离客观现实，脱离表象性的语言，脱离认为知识具有客观性并固定不变的科学原则。总的来说，后现代主义摒弃了现代主义的基本二元论，即外在的真实世界与内在的精神世界，后现代主义的特点是不确定性、不可预测性和未知。后现代主义认为变化必然发生，并接纳和欢迎变化的发生。

后现代思想的发展方向，是趋于**将知识视为一种推理性的实践**，趋于**更加适于本土、情境性和流动性有所增强的叙事**，趋于**采用多样化的方法来分析知识、真理、语言、历史、自我和权力等主体**。后现代主义强调**知识的关系性和语言的生成性**。后现代主义认为知识是由社会建构的，知识和认知者相互依存——前提是情景、文化、语言、经历和认知中存在相互联系（利奥塔，1984；麦迪逊，1988）。我们不能直接认知世界，只能通过自己的经历来认知世界。我们不停地解释自己的经历，又解释自己对经历做出的解释。这样一来，知识就会不断进化，不断增长和延伸。

法国哲学家让－弗朗索瓦·利奥塔（Jean-François Lyotard）认为，从后现代的角度来看，不存在"关乎合法性的宏大叙事"（引自弗拉瑟和尼克森，

---

① 尽管人们经常将这两种哲学立场混淆在一起，但两者的确是起源于两种不同的传统观念。后结构主义思想常与法国文学批评家雅克·德里达与社会历史学家米歇尔·福柯的思想联系在一起，并且后结构主义思想的概念通常是指话语由潜在的结构决定，这一结构由语言构成，而非事物的内部结构（格根，1995，p.39）。

1990，p.22）。人们所认为的优越的元话语，只不过是众多话语之一。同样也不存在哪种社会理论、表述或批评更为优越的说法。后现代思想，包含其所有的变体在内，只不过是一种社会批判的类型。用社会学理论家约翰·肖特的话来说就是：

> 后现代主义认知（日常生活中的一般世界）的方式要求我们首先要放弃知识的理论统一体这一"宏大叙事"的概念，要树立更具备本土特点的实践性目标。这就意味着要放弃启蒙运动思想中最为深刻的假设（以及希望）之一："真正"可感知的是一个有序的并系统化的"外部"世界，（可能）对我们所有人来说都是如此——那么，如果我们真正坚持自己的研究和观点，我们最终就能对这个世界的性质达成普遍共识。（p.34）

这一观点受到了批判，认为它将庞大的历史叙事和哲学元叙事不分好坏地一同抛弃了（尼克森，1990，p.9）。然而，不确定性、不可预测性和未知事物并不一定就与虚无主义、唯我论或者相对主义画等号。忽略真理的概念并不意味着"世上一切不复存在"；采取多元化的立场并不意味着"凡事皆可行"。与之相反，后现代主义鼓励社会进行批判；从后现代主义的观点来看，世界上所有的事物都可能面临挑战，包括后现代主义自身。我们进入后现代时期的同时，客观现实消失，得到认可的科学组织理论，这里指的是社会科学组织理论，如今在人们眼里同其他表述或虚构理论一样不尽真实（库恩，1970）。

虽然我对广义的后现代主义特征颇感兴趣，但是，当代哲学诠释学和社会建构主义的概念这两种诠释视角，早已成为我基本理念的核心。在我看来，这两种视角都是心理治疗文化发生转变的原因。

走向转变

当代哲学诠释学和社会建构主义认为，人类系统是由进行思考、解释和理解的个体组成的复杂实体。这两种思想都质疑了用传统的物理学和自然科学的解释来分析人类系统的做法，并认为这两种解释内在的"前理解"理论没有充分考虑到人类的复杂性。这两者都不意味着"具备相应方法论的系统理论框架"（赛门，1990，p.151）；反而每一种解释都提出了一个新的框架，用来批判现代主义主流概念，并准备提出新的概念来将其替代。

尽管诠释学和社会建构主义之间存在差异，但也有相似之处。这两种思想检验了我们每天习以为常的信仰和实践：我们是如何建构和理解个人与社会制度的；我们是如何参与自己正在创造、体验和描述的事物的（吉登斯，1984）。诠释学和社会建构主义有一个共同的**诠释视角**，这一视角强调构建而成，非强加的**意义**。比如，词汇的意义，我们为日常生活中的事件和经历附加的意义，包括我们的自我认同，这些都是在与他人和自我的对话和行动中创造出来的，这些意义总是可能得到各种各样的诠释。同样，对于诠释学和社会建构主义来说，"意义必将被发现……说者和听者共享语言能力的能动力量，而意义正是两者共同合作的产物"（米勒 – 沃梅尔，1989，p.14）。因此，对于所有人来说，语言都起着核心的作用，强调信仰和实践都与语言有关，并在语言中诞生，在语言中发生。诠释学和社会建构主义思想家都质疑的是：人的内心是否能够进行反思，人类是否能够揭示内心的实质，或者内心是否能够揭示事物的真相（格根，1990）。

诠释学

在最早对笛卡儿哲学理论中知识的二元论本质以及观察对象和观察者相互独立的思想提出质疑的声音里，诠释学就是其中之一。从发展历史上看，诠释学可以追溯到 17 世纪，诠释学的诞生是为了分析《圣经》文本以及后来出现的文学作品，确保能够正确解读其中含义——为了让读者发现并解读这些书面文字。在这种启蒙运动的传统里，诠释者就像古希腊神话中的神使赫尔墨斯（Hermes）一样，必须理解和诠释神谕，才能正确地"为凡人翻译、表达并解读神明的意图"（米勒－沃梅尔，1989，p.1）。这种早期的诠释学思想重点关注的对象是文本，而不是诠释文本或对文本提出疑问的人。到了 18 世纪末，主要是在 19 世纪受到哲学家弗里德里希·威廉·施莱尔马赫（Friedrich Wilhelm Schleiermacher）和威廉·狄尔泰（Wilhelm Dilthey）的巨大影响，诠释学已经打破了这种文本传统，成了一种诠释和理解人类行为的方法，作为一种"真正的哲学学科和人文社科的一般理论"登上历史舞台（米勒－沃梅尔，1989，p.ix）。[①]

20 世纪当代哲学诠释学在诸如汉斯－格奥尔格·伽达默尔、尤尔根·哈贝马斯（Jürgen Habermas）、马丁·海德格尔和保罗·利科（Paul Ricoeur）等思想家的观念中都有所体现，这一新的诠释学的诞生，意味着诠释学开始转向后现代主义（见麦迪逊，1988；帕尔默，1987）。虽然诠释学没有形成一个得到普遍认可的定义，也没有哪一个学派居于主导地位，但从广义上来说，诠释学关注的是理解和诠释：理解文本或话语的含义，理解人类情感和人类行为的含义，在理解的过程中，会受到诠释者的信仰、假设和意图的影响。诠释学"认为理解总是诠释性的……且不能处于高高在上的特殊立场"（霍伊，1986，p.399）。诠释学不是为了发掘真正的意义或正确表象，不应该与因果论混淆。如果从诠释学的角度来看，所有的理解都是诠释性的，那么人类将永远无法达成真正的理解；说话者的意图都无法完全理解，就更不必说传达给其他人了。真理是无法被揭示的；对于某个事件，不存在什么正确的叙述，也不存在什么正确的诠释。每一种叙述，每一种诠释，都只不过是真理

---

① 理查德·帕尔默（1984）更倾向于将"诠释学理论"称为"诠释哲学"（p.149）。

的某一个版本。真理是在参与者的互动以及互动的情景中建构起来的。因此，诠释、理解和寻求真理的过程是永无止境的。

伽达默尔（1975）指出了诠释者对诠释经验所做贡献的重要性：诠释者的理解的预先架构，以及伽达默尔所说的读者和文本之间（在心理治疗领域，用"参与治疗的人"代替"读者和文本"的概念）的"视域融合"（p.272），都对其意义有着重要影响（伽达默尔，p.338）。在视域融合的观点中产生了一种理解，它对于读者和文本两者的碰撞具有独特的意义，且并不归属任何一方。受到历史、文化和时代的影响，诠释也有可能发生改变。伽达默尔将这些诠释的预先架构所带来的影响称为"偏见"（prejudices）。他认为，任何诠释的行为和理解意义的行为都是没有尽头的；因此，提出问题的人本身也能接受被提问。

从诠释学的角度来看，理解是以语言、历史和文化来进行定位的；也就是说，"语言和历史既创造理解的条件，又限制理解的产生"（瓦尔特豪赛尔，1986a，p.6）。理解是循环的，因为它总会涉及对已知事物的参考；部分（局部地区）总是涉及整体（全球），反过来说，整体也总是涉及部分——海德格尔（1962）称这种思想为**诠释学循环**（hermeneutic circle）。我们当前所投身的语言实践，我们在过去提出的预认知，或者海德格尔所提出的**视界**（horizon），影响了（同样也渗透和限制了）我们的理解、意义和诠释。理解的过程就是让自身置身于他人的视野之中，反之亦然——我们彼此都向对方敞开心扉。这是一个能动的过程，发生能动的对话。[①] 在这个过程中，不存在固定不变的视野。诠释学"认为理解中出现的问题，是在理解个人或集体的意图时短暂出现的失误，这种失误可以通过延续对话和诠释过程来解决。"（沃内克，1987，p.120）

---

① 19世纪诠释学哲学家威廉·狄尔泰用"生活经验"这个词来描述自己的观念："'理解'这一行为本身就是一种阐述人生的方式；我们自身进行的理解行为构成了'生活经验'。"（狄尔泰，1984，pp.25–26）

我认为没有谁（如治疗师）可以完全理解别人（如案主），完全掌握说话者的意图和意义也是不可能的；我也不赞成社会建构主义学家肯尼斯·格根（1994）所提出的**现代主义诠释学**——人终将获知一切的信念。真正的意义是不存在的，因为对意义的追求这一过程本身就是为诠释者进行反复塑造和创造的过程，塑造和创造出的不是意义，而是某种新事物。理解并不意味着了解到某物是什么，了解到某物的存在；理解这一行为本身创造出的事物，与人们原本打算理解的事物完全不同（麦迪逊引自伽达默尔，1988，p.167）：理解就是要从不同的角度去理解。伽达默尔（1975）认为，"所有的理解，都是诠释"（p.350）。

格根（1994）批评了伽达默尔提出的主体间性和共享文化遗产的概念，批评了诠释学重点关注个体以及个体为诠释内容造成的影响。[①]诠释学的含义超越了个体，指的是处于关系之中的人与人之间的共同互动。精神病学家理查德·切斯科（Richard Chessick，1990）认为，诠释学意味着"二元关系中的意义是由语言（我倾向于**在语言中和通过使用语言**的说法）产生的，并不存在于说话者或写作者个人的头脑中，而是存在于对话本身"（p.269）。我十分认同他的观点。格根（1988a，1994）认为，诠释学和解构主义文学理论关注的是书面文本，他主张脱离书面文本，脱离作为文本的个人，以社会领域取代"文本性"和个体，让"集体性"和关系成为诠释学分析的重点（1994，pp.262-264）。格根强调"关系叙述"（1988a，p.49），强调一种"有关人类意义的关系理论"（1994，p.264），这对于社会科学中的社会建构主义话语至关重要。但是，社会建构主义究竟是什么？

---

① 格根（1994）同样也批判了伽达默尔有关主体间性和共享文化遗产的概念（pp.260-263）。

社会建构主义

在社会科学中，社会建构主义运动往往可以追溯到社会学家 P. L. 伯格（P. L. Berger）和 T. 卢克曼（T. Luckmann）（1966）的早期研究，他们在其经典著作《现实的社会建构》（*The Social Construction of Reality*）中指出了个人视角与社会进程之间的关系，从而进一步指出，知识可能存在的诠释以及知识的社会属性都具有多样性。近期社会建构主义多与社会科学领域理论家的研究联系在一起，比如杰罗姆·布鲁纳（Jerome Bruner, 1986），纳尔逊·古德曼（1978），肯尼斯·格根（1982, 1985, 1994），罗姆·哈雷（Rom Harré, 1979, 1983），约翰·肖特（1984, 1993a, 1994），唐纳德·波金霍恩（Donald Polkinghorne, 1988, 1991），西奥多·萨宾（Theodore Sarbin, 1986），克利福德·格尔茨（Clifford Geertz, 1983）以及查尔斯·泰勒（Charles Taylor, 1989）等人。他们每个人都提出了自己的见解。

社会建构主义是有关"差异"的思想。肖特（1995a）将社会建构主义派描述为：

> 他们更关心的问题是，生活在与他人的关系网络中的某个特定个体，在不同的时间里，以不同的方式，因为与他人产生关系而得到安排或者定位，这对于该特定个体来说意味着什么。我们针对某种社会集体活动表达的观点中体现了我们获得的"安排"与"定位"（有时是处于这类活动的"内部"，有时是置于活动的"外部"……），而社会建构主义的典型特征正体现于这种"安排"与"定位"之中。（p.384）

社会建构主义是社会研究的一种形式。格根（1985）被公认为社会建构主义的主要拥护者，他将社会建构表述为一种研究，这种研究：

主要关注的是人们描述、解释或以其他方式叙述自己所生活的世界（包括他们自己在内）的诠释过程。……（社会建构主义）认为有关世界的话语并不能反映世界，也不能概括世界，而是一种**公共交流**的人工产物。（p.266）

包括自我认知或自我叙述在内的知识是一种公共建构，是社会交流的产物。对格根来说，关系是知识的核心。从这一角度来看，如思想、真理或自我认同等，都是人际关系的产物。也就是说，在一个由人类和人际关系构成的社区内，一切事物都是创作产物——更准确地说，是联合创作产物。语言的意义，也就是我们赋予生活中的事物、实践、他人以及我们自身的意义，都是通过人们在社会对话、交流和社会建构的互动中使用的语言来达成的。"意义的情景基础，及其跨时代的持续对话"（格根，1994，p.66）比意义的起源更加重要。从意义为个人产物的概念脱离出来，转向意义为多重或多元产物的概念，让我的思想得到了解放，因为这一概念的变化带来了众多的可能性。但是意义产物是如何诞生的呢？格根（1994）提出的**增补**（supplementation）和肖特（1993a，1993b）提出的**共同行动**（joint action）这两个术语，给了我启发。

增　补

我们的言论和行为的协调产生意义，格根（1994）提出了"增补"的概念，用来描述这些意义产生的方式。增补是一个相互的过程，一个人对另一个人的言论和行为做出补充或回应。在二元关系中，意义的可能性是通过增补的过程而发展的。回应的内容可能是一个单词，或是延伸出来的一段对话。二元关系中的每个人都会参与一系列其他的关系——过去、现在和未来产生的关系——这些关系所处的不同情景，会影响该二元关系中增补和意义的内容。反过来说，二元关系中增补带来的影响会在其外部表现出来（或者是可能会表现出来），作为这一相互过程的延伸。因此，意义不是永恒不变的，而是随着时间推移而不断地受到影响，不断反复构建的。

共同行动

肖特（1933a）的思想与格根对于社会建构主义的分析类似，肖特将自己的叙述称为一种"修饰性回应"（rhetorical-responsive）版本。他认为，社会建构主义所有派别的共同点是"辩证地强调人类互动的偶然性和创造性——强调我们与社会现实之间彼此创造的关系"（1993b，p.13）。社会建构主义关注的重点是"人类之间持续互动的定向流动……互动的自我—他人维度"（1993b，p.12）。路德维希·维特根斯坦的后期研究，以及迈克尔·毕利希（Michael Billig），米哈伊尔·巴赫金（Mikhail Bakhtin），L. S. 维戈茨基（L. S. Vygotsky）和 V. N. 沃洛希洛夫（V. N. Volosinov）等人的思想，都对肖特产生了影响。肖特尤其注重自我—他人关系，以及人们自发地协调日常互动的方式，"说话者和听者看起来能在他们之间创造并维持……他们正在经历的关系和已经结束的关系所处的一种广泛情景，在此情境中，说话者和听者能够维持自身本性"（1993b，p.12）。肖特将"共同行动"定义为："在一个社会团体中，人们与他人共同参与的所有行动，以联合的形式，通过对话或回应，在某种程度上，既与先前已经完成的行动相关联，又与预期中的下一次行动联系在一起"（1984，pp.52-53）。肖特的"共同行动"概念与格根的"增补"概念有着相似之处。

困　惑

我经常遇到人们混淆了社会建构主义和与其关系密切的其他建构主义的情况。社会建构主义的核心在于，每一种哲学立场都反对知识反映本体实在的观点，并认为知识是一种建构。社会建构主义和建构主义都反对精神反映现实的观点，认为现实由人类建构。这两种思想都认同哲学家理查德·帕尔默（1985）的论断，即"一个人对现实的推断会使其产生对人（人类）的看法"（p.16）。尽管两者存在相似之处，但是对我来说，它们之间还是有着关键的区别。在我看来，两种思想主要的区别在于，它们分别是如何形成这种建构的，又是怎样看待这种建构的。[①]建构主义和社会建构主义产生于不同的知识传统。建构主义发展初期与发展主义者让·皮亚杰和个人建构心理学家乔治·凯利（1995）的研究成果相关联。后期的建构主义经常被称为**激进建构主义**，其思想主要与物理学家海因茨·冯·福斯特（1982，1984）、心理学家恩斯特·冯·格拉塞斯费尔德（1987）和保罗·瓦特拉威克（Paul Watzlawick，1984），以及生物学家汉姆布托·马图拉那（Humburto Maturana，1978）等人的思想有关。上述学者都是控制论的专家。激进建构主义认为，现实是人的思想的建构，强调自我的自主性，个体是意义的创造者。用冯·格拉塞斯费尔德（1984）的话来说就是，"所有的交流和理解都是体验主体的诠释性建构"（p.19）。经验个体的生物认知结构以及认知过程对于建构主义来说都至关重要，比如，内在的心理过程与外部世界经历的关系。冯·福斯特（1984）将认知过程称为"对某一现实描述的处理"（p.47）。所有的社会建构主义观点都强调，思想由个体建构。

格根提醒人们，建构主义"植根于西方个人主义的传统"（p.68），而社会建构主义脱离了个体建构的思想，并对自主性个体的概念提出质疑。个体不

---

① 更多比较与对比参见格根（1994，pp.66-69）。

再是独立的理解对象，也不再是意义的创造者。思想不能创造意义；思想就是意义。

社会建构主义强调的重点是，互动语境和公共语境创造意义——思想是具有关系性的，意义的发展是具有话语性的。这一重点就是肖特（1993b）所说的"对话中的现实"（conversational realities）。社会建构主义脱离了行为的社会情境化和简单的相对性，认为情景是一种具有多重关系的语言领域，其中行为、感受、情绪和理解都是共同的，它们出现在众多不断变化的复杂关系网络和社会进程之中，出现在局部领域和更广阔的语言领域／实践／话语之中。我也谈及自己对社会建构主义和建构主义所做的区分，因为强调社会进程和强调个体建构思想，对心理治疗理论和实践分别有着不同的意义。

我所描绘的后现代主义

我并不想让人们以为，我所描绘的后现代主义图景囊括了后现代主义的所有思想。事实不是这样的。我描绘的只不过是一幅小小的草图，只是概括和体现了我目前在研究工作中应用的后现代主义思想。我提出两条后现代主义道路，当然，它们不是完全分开的：一条路通向"已经表达了"的图景——现存的文化话语、叙事和习俗及其影响；另一条路通向"尚未表达出"的图景——对话中将会出现的新事物。到现在，正是后一种图景——当代诠释学和社会建构主义的后现代主义前提，强调知识相互关联的关系性本质，以及通过对话，自我的概念从语言上得到建构和转变——成为我中心概念的核心内容，也成为**合作语言系统取向**（collaborative language systems approach）治疗的主导思想。这些思想让我的经历变得更好理解，二者保持着一致性，并且这些思想也不可避免地塑造了我的经历。现在，我作为治疗师的思想和行动，以及我因为受到第二种图景的影响而对治疗产生的疑问，都集中于心理治疗领域，我认为心理治疗是一种发生于内部和外部的对话式交流过程。我很想知道，在这个对话过程中，变化和转变是如何发生的：知识是如何创造出来的；在对话形式的治疗过程中，新事物是如何产生的；在这个富有创造力的过程中，治疗师是如何参与其中，并与案主建立关系的。

如果你读到这里，想继续了解我的后现代主义图景中有关知识、语言和自我的主要观点，请直接跳到第三部分。如果你对我构思出合作取向治疗的过程和这一治疗方法在实践中的运用非常好奇，那么请继续阅读第二部分。

构建合作语言系统、关系和过程：
对话中的伙伴

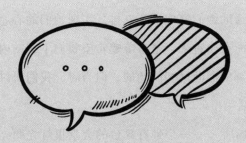

"塞布蕾娜"

在一次研讨会上的示范面谈中，我遇到了一位治疗师和她的志愿者案主。下文中，我将这位治疗师称为简，将这位案主称为塞布蕾娜。[1]在遇到她们之前，我完全不认识塞布蕾娜，不知道简为什么邀请她做志愿者，也不知道她们之后的安排是什么。在回忆和反思我们三人之间的对话时，我尽可能地使用她们的原话。希望你在阅读我记录的这次面谈，并与之产生互动的时候，能够察觉到自己内心产生的好奇、疑问和批判的想法。[2]

塞布蕾娜报到前几分钟，简和我简单地交流了几句，我一开始非常好奇：为什么简和塞布蕾娜会主动来与我面谈？她们期望此次面谈能够达成什么样的结果？为了能够帮助她们完成治疗安排，实现她们的心愿，简希望我们了解的内容有哪些？而在简看来，塞布蕾娜希望我们了解的内容又有哪些？我本可以当着塞布蕾娜的面问这些问题的，但当时，我们研讨会的主持方要求我们进行"事前谈话"。

尽管身处公共场所——一个带有舞台的会堂里灯光明亮，有两百名观众在看着她——难免会有些不自在，但简迟疑了一会儿，便开始了自己的讲述，声音几乎听不出紧张。

---

[1] 该段临床治疗叙事来自 1992 年 10 月在美国婚姻家庭治疗协会年度会议上，我在"大师访谈系列"（Master's Series）中所讲述的内容。

[2] 书面文字的一大缺点是，读者只能与自己想象中的作者互动；另一大缺点是，这种互动具有一维性。在此，我希望我的读者既能与他们想象中的我互动，同时又能与自己互动，不时反思自身。

我选择塞布蕾娜来当志愿者是因为，她渴望寻求和创造自己的人生意义，积极地用新眼光来看待一切事物。她很乐意与大家分享，也愿意到场……因为她是一名演员，所以我想她会很适应这种场合。我觉得，我们两个人都没抱着什么特殊的期待。无论在研讨会中发生什么，我们都会欣然接受，希望大家可以为我们带来新的启发，或是提供新的可能性。

简为我们介绍，塞布蕾娜二十多岁，在演艺圈工作，以前也接受过心理治疗，作为案主的经历还相当匮乏。简提到自己担忧的一件事情，那就是塞布蕾娜"与她父亲的关系"，之中可能存在"性虐待"的情况。这件事情究竟是让简还是塞布蕾娜自己感到忧虑，又或者两个人都十分担忧——简没有具体说明。简说，塞布蕾娜的父亲曾经"摸过"塞布蕾娜，与她"搂抱在一起"，甚至"有一次把舌头伸进了她的耳朵里"。接着，简刹住了这个话题，表示："当时，'性虐待'这个词我就直接脱口而出了，我对自己的失言感到很难过。"（意思是，她之前与塞布蕾娜对话的时候就提过这个词。）我问："所以，你们一直在讨论你提到的这件事？"简说她已经告诉过塞布蕾娜，可能会把她与父亲的这种关系告诉我，塞布蕾娜对此没有意见。我们正说着，塞布蕾娜就到了。那时，我还没弄清楚简和塞布蕾娜是否讨论过性虐待这件事，但从简的话听来，似乎并没有。

我们在台后的一个小房间里与塞布蕾娜会面，这个小房间是为专业录像而准备的，里面有三名录像的摄影师，灯光也比外面更加明亮。我们走进房间的时候，塞布蕾娜已经入座，她把水瓶放在了自己的脚边。她笑着向我们问好。她没有很拘谨，我对她做自我介绍并与她握手的时候，她仍然坐在那里。椅子排成稍微有点弧度的一排。我坐在塞布蕾娜的旁边，而简坐在我的另一边。塞布蕾娜态度非常友善，活力十足，说话时有打手势的习惯。

我先对塞布蕾娜愿意与我们（简、我以及众多旁观的与会者）共同参加此次研讨会表示了感谢。我告诉她，经过我和简的短暂交流，我对于此次面谈的目的有了怎样的看法：第一，人们想要了解"我是如何与案主进行交流的"；第二，我希望"在塞布蕾娜和简两人后续的**共同努力**中，**我们谈话**的内容可以有所帮助"。"我们先来聊聊我对你的了解吧，以此作为我们谈话的开始。"我说。我告诉了她简之前为我们介绍过的内容，包括简曾经在治疗中的"失言"。简之前已经把塞布蕾娜的事情和我们此次面谈的安排告诉了我，我表示，塞布蕾娜可以对这些内容做出修改或者更正。

注：想要建立对话，最重要的是为不同的观点营造空间，并接纳它们。你要表现出自己对对方要说的话很感兴趣，并尊重他们的发言。你还要向对方敞开心怀，不能有所隐瞒。为了建立此次对话，我对简和塞布蕾娜两人的安排表示了好奇，我让她们知道我对于此次安排有什么样的认识，我让塞布蕾娜知道我对她有什么样的了解，并希望她能够做出补充。在这个过程中我使用的是集体语言（collective language）："我们的安排""我们的谈话""她们两人的共同努力"。

塞布蕾娜说："我一点都不了解你。"于是我告诉她，我来自哪里，我的工作是什么，结束的时候我又问："关于我，你还有什么特别想了解的吗？"

"没有了。"她回答。

于是我接着说："我真的很想知道，你和简是怎么相遇的？你们都聊了些什么？今天来到这里，你有什么期待吗？"

塞布蕾娜回答道："那么，你想问的到底是什么？你刚刚好像问了我一连串的问题。"

"确实。我的确是问了三个非常复杂的问题。"

"你想让我回答哪一个？"她问。

"不如，我们就先聊聊你今天来到这里这件事吧。"

注：有的人可能会把塞布蕾娜的提问看作一种挑战，一场双方争夺控制权

的拉锯战，或者将她视为众多人格特征中的典例。而我只是将她提出的问题看作帮助我了解彼此如何交谈的过程，帮助我适应她的节奏的过程。

"我喜欢心理治疗的过程，觉得心理治疗很有意思。所以我很想知道，心理治疗会为我带来什么，尽管我这段时间以来，一直都在接受简的治疗。我非常尊敬她，十分敬佩她的工作，因此，如果她认为来到这里我会很开心，她认为这次面谈会非常有趣，对我帮助很大，那么我就会对她的判断坚信不疑。我觉得我很适合来到这里参加面谈，因为我是个合格的'受害者'。"

我回道："好吧，但是希望你离开这里的时候已经不再觉得自己是'受害者'了，我们所有人都不再这么认为。那么，你和简两个人一直以来聊的都是什么？"

塞布蕾娜开始讲述自己的故事。"我觉得，我第一次到简那儿的时候，想的是要改善我生活中的人际关系，而简那时对我说：'这不就是心理治疗的意义所在吗？'确切地说，我当时寻求心理治疗，是因为我在恋爱的时候遇到了亲密关系上的难题。"

"是某一段特定的亲密关系吗？"我问道。

"也是一般意义上的亲密关系。"她补充了这一句后，继续说道，"那时候，我觉得我已经有一年没接受治疗了，所以是时候再去找一位比我更懂得如何处理这类问题的人，来共同解决这个亲密关系上的难题了。毕竟我和我的朋友已经尽我们所能了。"

"你之前接受过的治疗，也是与人际关系有关的吗？还是说是别的问题？"

"是人际关系问题。"

"所以，在讨论人际关系问题的时候，你和简交流的内容都是些什么呢？"

"我的父亲，"她轻轻笑了起来，"他是个好人。"

"谁（我已经知道她来自新英格兰，那时我正准备问，是谁回到了新英格兰吗？）——"

塞布蕾娜打断了我的话："我也知道简可能在这之前已经跟你说过了我父亲的事，不过也可能没有说。"

简主动回答："我说了。"

"她告诉我的这部分内容，我刚刚没有详细地展开来说。"我指的是之前对塞布蕾娜提到，简曾经"失言"的事情。

塞布蕾娜说："是的，你还没有告诉我你已经知道了。不过我也已经猜到，简肯定会告诉你的。"

我接着就了解到，塞布蕾娜的父亲当时是在新英格兰，我还知道了塞布蕾娜的其他家庭成员都有谁。我问："所以你们（指的是塞布蕾娜和简两人）正在谈论的是一般意义上的关系，然后，你此时的恋爱关系又让你开始谈起了你的父亲？"

注：我们之间的对话让塞布蕾娜能够更加自由地讲述自己的故事，我对此十分感兴趣。这就发展成了一场三方对话，塞布蕾娜讲述自己经历的过程是由她自己主导的，简和我两人参与其中。每个案主在讲述故事时，使用的语气和节奏都不一样。在这之前我曾对塞布蕾娜父亲的问题感到好奇——他去哪儿了？——但是她在那时打断了我的提问，之后，我又跟上了她的节奏。我并不是在对某个隐藏的安排或假设提出疑问，也不是为了得到某个真相或验证某个假设。在那时，我提出问题只不过是出于好奇，能够将我自己置身于对话中，也能够帮助我理解她的故事。我没有把她的打断视为一种想要夺取控制权、逃避话题或是拒绝回答的信号。如果她想让我知道她父亲的事情，她会告诉我的；后来她在谈到自己在新英格兰的家庭和生活时，果然就主动说起了她父亲。她讲述完故事，绕了一个大圈，把我们的关注点又带回到"性虐待"这个词上。

简加入了我们的对话，问道："你不记得当时是先提到你的父亲，还是先提到你的关系障碍问题了吗？"

我问简："你当时脱口而出的是'性虐待'这个词吗？"

塞布蕾娜突然问道："难道不是我先提到'性虐待'的吗？"

简困惑道："我能记得的是，我一张嘴就把这个词说出来了，因为太明显了，那时你正在描述你父亲数年来所做的各种行为……从你还只有十几岁的时候就开始了。"

塞布蕾娜跟简记得的不一样："我以为，我那时是请你给这段经历下定义，我一直在问你：**'这件事现在是这样吗？''这件事曾经是这样吗？'**"

简没能弄清楚顺序究竟如何，于是总结道："不管怎么说，那就这样吧。"

然后我问："让我先来回顾一下——你那时考虑到了人际关系的问题，因此决定应该就这些问题进行讨论，深入思考，最后弄清楚究竟是怎么回事——鉴于这点，我想问，你在人际关系中遇到过什么样的困境、什么样的挑战，或者令你失望的事情、让你困扰的难题？"

塞布蕾娜回答："我害怕亲密和承诺，我想在一段关系里找到恰到好处的独处空间和依赖情绪。"

"你想要找到一种平衡？"我问，"人们所说的亲密和承诺往往有着许多不同的含义；那么，这两个词对你来说意味着什么？"

注：我不想假装自己知道或是理解他人想要表达的意思。我想试着理解塞布蕾娜的确切意思，理解她说的是什么，理解她想让我听到什么。

塞布蕾娜开始与我们分享她在亲密关系中的想法和遇到的困境。"你在人际关系方面的障碍存在多久了？"我问。

"至少从我二十一岁的时候就开始了。"

我向塞布蕾娜询问，其他人（比如朋友或男朋友）是如何经历和描述她对亲密和承诺的态度的。她稍微讲了讲自己正在谈的恋爱，说她的男朋友并不知道自己存在这些障碍，因为她曾"下了决心要更好地处理这段关系"，在这段关系中也表现出了不同的态度。她说，她"惊讶"于自己竟然真的可以"比想象中表现得更好"。

注：我与案主分享自己的看法，试探性地将自己的看法作为话题提供给案主，而不是作为需要回答的问题。

"你把关系处理得比自己想象中更好，那么，是什么让你做到了这一点？"

"是我的意愿。"

"坚定的意愿，是这种你们家族的特点促使你下定决心开始行动的吗？"

"是的。"

注：我在与系统中的某一个成员对话时，经常会想象其他系统成员在想什么。对于在外部进行的对话，他们会在系统内部无声地交流什么？如果其他成员不在场，我可能会问："假如你的治疗师（或者父亲、母亲、男朋友）现在在场，你觉得他（她）对于我们现在正在讨论的话题会有什么想法？"但是当时，我只是转向了简，问道："那么，塞布蕾娜说起这件事的时候，你是怎么想的？"

简回答说，她还不知道塞布蕾娜有着这样坚定的意愿，她感到很惊讶。简又补充道，她们当时还聊到了塞布蕾娜的工作。

注：于是我们又将话题转向了塞布蕾娜的工作。这在我看来并不是为了脱离或是缓和某个"敏感"话题。我要再次强调，对话不是线性的：对话会触及各种各样的内容，各类话题交叉进行，有些对话可以延伸开来，有些对话会逐渐消散直至终止，有些对话还会再次出现。对话时时刻刻都在进行，人们无法提前确定。

"所以，你的工作，是关系到你能否获得自主权、能否依赖于他人的一个关键性因素？"我问道。

"当然了！"塞布蕾娜迅速又果断地答道。

"不介意的话，能再给我们多讲讲你的工作吗？"

她告诉我们，她感到很沮丧，很恐慌；她说自己"怕得要命"，往往感到自卑，但在那时还是满怀信心地孤注一掷了。

我向她确认自己是否听到了她想让我听到的内容："你的意思是，你的工作很艰难，你感到很失落？"

注：我不想误解她的意思。

"我的意思是，我像是一件商品。"

为了避免误解，我再次确认她的意思："你觉得别人待你就像是对待一件物品，甚至不把你当人？"

"不是这个意思。"她说。

注：这时候，我对她辛苦工作和失落情绪的关注，看似暂时把我们引向了另一个话题，但实际上我只是绕回了塞布蕾娜之前提过的事情。

我绕回之前的话题，去了解那些让她感到艰难的事情。她谈到自己面对成功和失败的过程，谈到对自己工作的感受。"我是一件优质的商品，你可以为此买账。"她继续说着，在她十八岁到二十一岁期间，"事情真的是一团糟"。她说那是她人生中第一个重大转变，在那之前，所有人都以为她会留在那个新英格兰的村庄——她长大的地方。

我问："所以，你在成为别人希望你成为的人和你自己真正想成为的人之间挣扎着做抉择。我这样说对吗？"

这个话题让我们回到了关于人际关系的讨论上，她很自卑，把别人的需求，或是她想象出来的别人的需求放在第一位。她说，别人没有要求过她做这些事，但她总想着取悦他们。这就很自然地在兜了一个大圈子之后，又回到了与她父亲有关的话题。

注：在对话中，任何事情都可以讨论，也可以避开不提。我不想比较这些事情哪个更重要。如果你跟上了案主的思路，你就会被引导至你需要关心的事情上。此次会面，我知道我们谈话所处的情景是什么样的：这是一次公开的、现场直播的面谈，需要得到案主和治疗师双方足够的重视。

"稍微讲讲你的父亲是怎么影响到这一切的吧。你认为他在你人际关系方面的挣扎中扮演了什么样的角色？"我问道。

塞布蕾娜谈到了她的家庭、她的父母离婚的事情，以及她在家里的身份和地位（这些是她之前提到的"一团糟"的事情的部分内容）。她谈到了自己受到压迫和虐待的问题。她有些不自在，惊讶地喊道："哇，我竟然用了'虐待'这个词。"

我主动提议："如果你感到不舒服，就不用再谈论这个话题，也不用继续补充什么。你好像需要和简进一步聊聊……"

她也不知道自己是否愿意跟简继续这个话题。她承认，自己的问题是持续存在的，且无从预测。

注：谈不谈此事都是塞布蕾娜的选择，我本可以问她是什么让她选择谈或者不谈，她需要做出什么改变才能继续谈论此事。这样的问题会显示出我非常想要谈论这个话题。我转而又想起了一件事——塞布蕾娜的坚定意愿。认真倾听别人说话，真挚地表示出自己的兴趣，这样就能很清楚地记住对方说的话。在当前的对话或以前的对话里听到的事情，时不时会在脑中浮现。但是，这些记忆也不一定会重新浮现。

"我还是对你所说的坚定意愿很感兴趣。"我这样说。这就让我们回到了"意愿"和"变化"之间的关系上，我想知道的是，她处理人际关系的方式和工作的方式是否有着相似之处。

在我们之前的对话里，塞布蕾娜略微提及了她现在的治疗师给她带来的帮助，因此我就势询问，治疗师是怎么帮助她的。她回答我，简曾经帮她解决工作上的难题。塞布蕾娜讲了自己某次试镜的经历，那时，她不知道该怎么制作自己的简历，也不知道该怎么为试镜做准备，简直焦头烂额。她相当实事求是地还原了自己那时对简说的话："我可以给他们这样一份简历：我今年二十八岁，来自波士顿等等。但这样的内容太无聊了……根本说明不了我是谁。"简问她，她想要让对方了解什么；简提议她告诉对方**她觉得**对方应该了解她什么，而不是告诉对方他们想知道的内容。

塞布蕾娜非常自信地在椅子上坐直了身子，说道："他们应该知道我是一名优秀的女演员，应该知道我想演什么样的角色，我的戏路是怎样的，我了解这个行业，我的作品很卖座。"

她又回到了之前有关"作为一个人，而不仅仅是一件商品"的说法，并谈到"不能被年龄和来历等描述性概念所束缚"，要让自己"在试镜房内表现得更有活力"，这很重要。塞布蕾娜在人际关系中给了自己新的定位，关于这点，简补充道："不要思考他们想让你做什么，传达你自己的想法对你来说更为重要……"

我对此评价道："听起来，你和简的努力正在向你希望的方向发展。"

"她问我的问题都正中要点。"塞布蕾娜立刻回复道。

注：我没有让塞布蕾娜详细地讲述简都问了她哪些问题，因为她刚刚已经给我们举了其中一个例子。所以我想起了塞布蕾娜之前提过的关于治疗的事情，并以此询问她。她那时提到这件事的时候，我没有提前计划好之后怎么再回到这个话题上。我也没有把我想问的问题列成清单，然后一直惦记着它。我询问她的这个问题，同其他问题一样，产生于此次对话的某个时刻，同时也浮现于研讨会各位旁观者的脑海里。

"我来回顾一下你之前说过的话，关于你今天为什么来到这里。你说你对心理治疗的过程很感兴趣。你应该知道，有许多治疗师正在看着我们对话，他们对治疗过程也很感兴趣，他们很想知道在案主与治疗师的关系中会发生什么。案主来接受心理治疗，是因为他们遇到了难题或困境吗？是因为他们在寻求某种解决方案吗？你介意聊一聊自己与简进行心理治疗的经历吗？你在此之前接受过心理治疗吗？"

注：就如我在对话开始时做的一样，我又提出了好几个问题，但这次我们

似乎更加合拍了，塞布蕾娜简洁地一一做出了回答。

心理治疗的过程好像就是这样：伴随着一个问题而进行，然后逐渐深入这个问题，回溯似的寻找这个问题在哪里分支，又渗透了哪些方面。描述此类问题所用的语言，在生活中的其他方面同样适用。很难说清楚这究竟是一种什么样的语言。因为使用什么样的语言取决于治疗师和案主是什么样的人，取决于治疗师的上一位案主是什么样的人。描述是好是坏也取决于治疗师表现得如何……她当时是在哪里进行治疗……这无疑是一种合作关系。

注：塞布蕾娜再次让我想起，她之前提到自己以前接受过治疗。

我就此询问她：她会如何描述这段治疗经历？其他治疗师对她起到了怎样的帮助？在治疗中，哪些事情对她来说是没有用的？

注：她开始说起自己对于别人"入侵自己边界"的行为十分敏感。她说到人际关系中"契合"与"联系"的重要性。她还说，因为自己是那种"会问一些个人隐私问题"的病人，所以需要非常有能力的治疗师来专业地应对她的这些问题。

她说："作为一个病人，我很想在一定程度上知道，我在接受治疗过程中是在跟什么样的人打交道，我很关心这一点，这对我来说很重要，不然我无法跟对方沟通。"

她提到，作为一个非心理学专业的人，作为一个人，应当对治疗师的身份有一定的认识，并指出这一认识的意义所在。她将这种认识称为"同伴意识"。

我问塞布蕾娜，她是否有什么想问简的。她说她很好奇，如果简结婚了，她会拥有一段什么样的人际关系？然后我又问她，此时是否想要问我些什么。

注：还记得塞布蕾娜对我说的第一句话吗？"我一点都不了解你。"我认

为，正如塞布蕾娜说的那样，大多数案主都想了解治疗师是个什么样的人。我们应该给予他们这样做的权利。

"你对我的了解还不够多。你现在坐在这里，听我说话的时候，你脑中想到的是什么？你是怎么理解我说的话的？你在听我说话吗？你在我说的话中注意到了什么？你想做什么？你正在将这次面谈引导到哪个方向？你正在向所有参会者展示的是什么？你在此处掌握到了什么？"[①]

我与塞布蕾娜分享了一些我的想法后，说道："我很想知道，你和简在今天这场会面中有什么安排，我能如何帮助你们。"然后，我告诉她，作为一名治疗师，我看重的是什么。

塞布蕾娜说："治疗师就像是在和案主肩并肩跑步一样，不会说'来吧，你能做到的'（一边打手势示意人'跟上来'），也不会说'向前冲吧'（做出向前推的手势）。"

塞布蕾娜说，她认为治疗师应该"让治疗环境足够舒适，好让案主能够安心地谈论自己的事情"，并且，治疗时的情景和环境都会影响案主说话的内容和谈论的方式。

虽然我们三人的对话就此结束了，但是，因为每次对话都引出了其他话题，所以此次对话融入了我与简以及我与众参会者的对话，也会成为将来简与塞布蕾娜之间对话的组成成分，以此接续下去。

我们回到了礼堂，旁观了过程的参会者们正议论纷纷。他们的评价和提出的问题包括："这也没什么大不了的""如果我是你的上司……""案主引导了整个面谈过程""我认为你表现出的恰到好处的尊重和你的对话技巧，让你掌控了全局"，以及"你表现得太棒了"。他们对于本次面谈的感想，似乎在我是否应该谈论"性虐待"一事上出现了分歧。一些人认为塞布蕾娜在操控我不谈此事，而还有一些人认为她希望我能直面这个问题。有人认为，她问到

---

① 塞布蕾娜这里指的是，这场研讨会的面谈被归入"大师访谈系列"。

有关我本人的问题，还问到我个人对心理治疗的看法，这属于越界行为。我告诉他们，我认为案主有权问我任何问题，我也有责任回答他们。我说，如果案主想要了解我的想法，我就会告诉他们。

在回家的飞机上，我回想起那令我感到熟悉的场景：人们总会以不同的方式经历相同的场景。对话的参与者与对话的旁观者，他们对对话内容的看法有着明显的差别，这种场景我经历过不止一次。从我的角度来看，我那时想尊重简和塞布蕾娜自己的安排："我觉得，我们任何一方参与此次对话时都没有抱着什么特殊的期待。无论发生什么，我们都将接纳。也许你可以带来新的启发，或者新的可能性。"我那时还想着要尊重我们对话所处的公开环境：这是一场示范性的面谈，会被录成录像带并分发给每一个人，许多治疗师都会观摩这场对话。我想尊重并维护简和塞布蕾娜的尊严。塞布蕾娜的确引导着此次对话的走向。我是同意她进行引导的。

一周后，简在我的电话答录机上留了一则留言，引用了某位曾经旁观了那场对话的同事说的话："塞布蕾娜来参与面谈的时候并无任何心理问题；她自己提出了一个解决方法，那就是'我想要边界感，我想要与人接触，我想要对自己感到满意'。贺琳的对话方式体现了对她的尊重，让她得以将这个解决方法表述出来。"

两个月后，我收到了简的来信，她告诉我，她和塞布蕾娜会在下次面谈时回顾那盘录像带里的内容。

我已经看过了那盘录像带，与塞布蕾娜的面谈效果极佳。塞布蕾娜说，她在录像的时候对你产生了强烈的竞争意识，觉得是你故意安排了这样的位置，好让镜头拍到你的正脸，却只拍到她的后脑勺。事实上，在观看录像的时候我们明显看到，镜头很清楚地拍到了她的形象；塞布蕾娜曾以为所有人都像她的家人一样竞争性很强，我们也对这一点进行了讨论。面谈结束后，塞布蕾娜扪心自问："塞布蕾娜，你为什么要对贺琳这么苛刻？"然后又回答了自己："那是因为你对自己太苛刻了。"意识到这一点之后，她又重新审视此次面谈。我那时也没有意识到这一点：一位女演员可能更习惯于灯光和镜头的存在，但也比不是演员的人更具表现欲。

我们还讨论了另一个话题：越界的治疗师行为。观看了录像带之后讨论这个话题，令我们受益颇多。你在那时候指出了塞布蕾娜的问题，她总是在脑中不断地来来回回回想一些事情，想着在治疗中多思考一点，在日常生活里就可以少思考一点。我拿你说的这一点来询问塞布蕾娜时，她说，在与你面谈之后的几天里，她已经停止了此类行为（在脑中来回地想）。

六个月后，我又收到了简的另一封信。

我最近得以在某个婚姻和家庭治疗专业的研究生班里播放你和塞布蕾娜的这段录像。……如你所知，我当时因为塞布蕾娜（在那个时候）表现得那样不合作而感到很失望，但与她谈过之后，我开始从另一个角度来看待这个问题。……塞布蕾娜同意我把她对你产生竞争意识这件事，还有她从中学到的东西告诉班里的学生。……他们（这个班上的学生还有客座教授）认为你所做的努力对塞布蕾娜和我来说，都体现了你对我们的尊重和体贴。

第三章
奠定基础

阳光倾洒下来，我们缓缓睁开眼，眼前的道路两旁繁花似锦，极为美丽。……听到我说道路的时候，你肯定想象不到，我们会在一条尘土飞扬的高速公路上驰骋。我们往往可以找到属于自己的道路，对此我颇感欣慰。每个人都是自己的哥伦布。

有时候，我们选择走捷径，最后却发现走了很长很长的路；越过山丘，爬过山谷；穿过灌木，拨开荆棘；走过溪谷，渡过溪流；这样的旅行，既独特又有趣，尽管令人疲惫，尽管也有不便，我们还是觉得很快乐——这比乘坐伦敦最宽敞的马车要好得多……

——《墨西哥生活之范尼·卡尔德隆·德·拉·巴尔卡的来信》[①]（1894）

临床治疗经历的转变

我的临床治疗经历让我对后现代主义产生了好奇，让我沉浸其中。在反思自己临床治疗工作的过程中，我详细记录了这些经历对我的治疗哲学产生的影响，以及它们各自的特点：这些临床经历都以语言为中心，共同奠定了将人类系统视为语言系统的观点，也为临床治疗采用合作取向治疗奠定了基础（安德森，1995）。本章接下来的内容，可以说是一段"口述的历史"，讲述的

---

① 感谢艾琳娜·费尔南德斯（Elena Fernandez）在她为 1995 年 10 月于墨西哥瓜达拉哈拉举办的加尔维斯顿第六届专题研讨会准备的"墨西哥故事"演讲中，将我介绍给了范尼·卡尔德隆·德·拉·巴尔卡（Fanny Calderon de la Barca）。

是我自己临床治疗思想发生的转变，在我与案主、同事和学生于合作的情境中进行对话时，这些转变就发生了。因此，这是一段有关转变的叙事。[①]

从以修饰语言为目的向合作式探究的转变

对语言的兴趣

早期，我所关注的重点是使用案主的语言（隐喻和字面上的含义）来了解他们的价值观和世界观，了解他们使用的词汇和惯用语。[②]我这样做，是为了使用案主每天的日常用语进行交流，修饰这一日常语言，使之成为治疗的重要工具，成为影响案主叙述的编辑工具，成为一项带来合作的技巧，以实现改变。案主使用的语言中存在我们可以利用的线索，帮助我们给心理问题下定义，树立治疗目标，进行干涉治疗（不管案主能接受何种干预形式）。比如，对案主错误的信念进行修正，或者，案主在寻求解决方案时使用了错误的方式，我们要对其进行改善。我们认为，如果这些工作都能用案主的语言来进行，那么案主和治疗方式就会更加契合。这样一来，案主会更加配合治疗师的诊断和干预治疗，出现抵触心理的可能性变小，治疗成功的可能性更大。为了达到这样的目的，我们更加注重自己使用的语言，像变色龙一样适应案主的观点，顺应某个家庭的信仰。然而，因为我们总是小心翼翼地学习、研究并使用案主的语言，随着时间的推移，我们在临床治疗上也经历了多次与之相关的转变。

[①] 因为我与哈利·古勒施恩、其他同事以及我的学生之间都有着紧密的合作，所以我来回切换代词的单复数形式。
[②] 心智研究所诸位极具开创性思维的思想家给我和我的同事带来了深刻的影响，他们强调"用案主的语言进行表达"，认为这比注重"让案主学会治疗师的语言"的传统治疗方式更加重要（参见瓦特拉威克等人，1974）。

真正地完全沉浸

其实，我们在认真倾听案主讲述时，会逐渐对他们所说的内容产生兴趣，这是我们都经历过的事实。因此，我们发现自己完全沉浸在案主独特的人生故事中，并真正地想知道案主对自己人生的看法，想了解他们遇到的困境。我们变得更加注重自身与案主的经历感同身受，并努力地从他们的故事中获取信息。一开始带有目的性的对话技巧，演变成一种出于本性的好奇心，一种与他人对话、与他人建立关系的自发行为。

个人用语

我们注意到，我们不只是在学习某个家庭使用的语言，我们是在学习整个家庭系统中每一位成员的特定语言。家庭没有自己的用语，但家庭中的每位成员都有。每位家庭成员的语言都是独一无二的。他们每个人对于问题和解决方法都有自己的描述，对于家庭和心理治疗也有自己的看法。同一个家庭中的不同成员对于同一事件，有着不同的经历和不同的见解，也赋予其不同的意义，这些差异深深吸引着我们。不知道为什么，我们意识到了这些差异颇具价值，它们可能会起到很大作用，因此我们不再想着与案主协商，掩饰差异的存在，或者争取与案主达成共识（比如，在对问题的定义和预想的解决方法上达成共识），而是保持差异的多样性。

这并不意味着我认为家庭成员的信仰、价值观、目标和经历一定各不相同。家庭成员之间当然会有相似之处。信仰、价值观、目标和经历，这些因素将家庭维系在一起，并使其得以延续。但是，家庭并不是一个实体。家庭不会思考，也不会呼吸，思考和呼吸是一个人才会进行的活动。因此，我们意识到，我们不是在处理"某个"问题和"某个"家庭，也不是为了得到"某个"解决方法而进行治疗。

依次进行

我们对每个人及其不同的经历都有着浓厚的兴趣，因此在同一时间里，我们只能专心致志地与家庭中的某一个成员对话。后来发现，在我们专心地与其中某个成员对话时，另外的成员似乎都在倾听对话的内容，我们之前从未发现这一点。他们不太可能纠正对方或者打断对方说话。他们似乎就只是听着，毫不辩解。对此，我有两种解释。第一，我们在言语和行动中传达出了我们是真的对每个人要说的话都很感兴趣，我们尊重对方说的话，会给对方留出说话的时间。因此，说话者很容易就能让我们理解他们眼中的故事，或者说服我们相信他们的故事。而且，倾听者不太可能打断、纠正、否定或者补充讲话者所说的内容。第二，同一个故事，讲述的方式和听到的内容都会与真实情况有所不同。故事的内容是一样的，但是各个片段的组合方式不同，这些片段的全新组合，可以改变人们对事物的理解以及彼此之间的交际方式。

日常用语

我们在治疗室之外谈论起案主时，会通过他们自己讲述的故事来区分每个人，并将他们的故事原封不动地复述出来。比如，在为医院职工和在校学生做心理咨询时，我们会用案主的词汇和惯用语来讲述并解释案主的故事。这样做时，我们会更多地使用案主的日常用语，少用我们的专业语言和术语。原样复述案主讲给我们的故事（或是概括原故事的框架），体现了每一位案主的独特性，让案主的形象生动了起来。案主身处于某种特殊处境，他们对此有着什么样的看法，案主看待自身的方式本质上意味着什么——在了解这些内容的过程中，治疗师之间、治疗师与案主之间，关系就会变得更加紧密。我的学生们经常说，专业性描述和诠释，还有诸如"被动攻击型人格""双相情感障碍"或"暴食症"等诊断结果，都把案主塑造成一种枯燥且毫无生机的形象，但他们发现，案主似乎早已不再是这副模样了。事实上，案主的形象变得更加真实了；我们在讲述他们的故事时，使用他们的语言，使用对他们来说具有特殊意义的词汇——他们在描述自己时用到的语言和词汇，比如"骑自行车的一家人""穿得很土气／很时髦的孩子"或"餐巾女士"——会让案主的形象变得鲜活起来，我们使用的专业用语此时也不再那样单调乏味。我们开始注意到每一位案主的特殊之处，注意到他们所处的情景，注意到每个人临床状况的特殊性，也注意到每一段治疗师与案主关系的特殊性。不仅是案主会在日常用语中体现人类本性，治疗师也是如此，这一点同样重要。

干预治疗

我们关注并了解到案主的语言和意义，于是我们开始摆脱自己的某些专业知识，比如应该如何做人，比如我们依据自身作为治疗师的专业知识来判断，应该在对话中对案主进行心理干预，还是在对话之后。我们曾以为这些干预措施是新颖的、经过精心设计的，并且由治疗师为案主量身定制，然而在我们审视这些措施时，发现它们根本不是常规意义上的干预（由治疗师单方面制定干预措施，通常是在治疗室之外的地方进行，并且以治疗师所具备的专业知识为主导）。也就是说，尽管我们觉得自己所做的是"心理干预"，但其实我们做错了。我们仍称之为"心理干预"的想法和行动，都源于当次的治疗对话——这些干预措施概念的形成需要案主的参与。因此，这些干预措施与治疗中的家庭及其成员的状况要保持一致，合乎他们的逻辑，并且，是专门为他们设计出来的。曾经的心理干预治疗，是经过精心设计的，华而不实又颇具娱乐性；而后来，在许多人看来，干预治疗开始变得过分敷衍，变得大众化且乏味无趣。一些对其持批评态度的同僚称，心理干预治疗"毫无意义""一派胡言"，是一种"毫无指导意义的"治疗方法。有人将干预治疗称为"隐形疗法"。还有人将我们的案主称为"扫兴机器"。但对我们来说，我们的治疗过程比以前更加有趣了，我们对案主也有了更多的期待。

搁置预认知，关注案主的专长

　　我们越来越关注也越来越看重他人的知识，因此我们自身的知识储备也变得不是那么重要了。随着这种趋势，我们开始将自己对事物先入为主的认知公开搁置起来——我们自己的故事；我们抱有的偏见；我们对家庭应该是什么样子的、叙事结构应该是什么样子的、哪些叙事更有意义等问题的看法。我所说的"搁置"，指的是我们已经可以将自己预认知的内容摆在面前，好让我们自己和他人都意识到这些预认知的存在，并对其进行观察和反思，不再盲信，提出质疑，并做出改变。我们越是能将自己的认知搁置起来，就越是为案主腾出了空间，我们就可以更多地听取案主的话语，更多地关注案主具备的专长。

共同探索

　　我们意识到，随着我们深入了解案主的语言和意义，将自己定义为求知欲旺盛的学习者，我们就会更愿意倾听，更能接受和认可案主的话语。我们作为学习者的立场，开始自然且自发地形成一种治疗师和案主之间相互的，或者说是共同的探索过程。案主开始与我们合作，共同探索问题所在，共同发展各种可能性。心理治疗变成治疗师与案主进行对话，而不是单方面的交流。治疗师和案主，包括其他参与对话的人，你来我往地进行交流，进行讨论和观察，并互相交换想法、意见和问题。这种交流是双向的，我们开始将其看作一种对话的过程——在这一过程中，治疗师不再将语言当作工具来编辑和修改案主叙述的故事。语言和关系会产生新的故事，这些故事是由许多作者共同写就的，而治疗师只是其中之一。治疗的对话过程，以及治疗师在开启对话的过程中起到了什么样的作用，都成了我们关注的重点。于是，治疗师的专业知识及其重要性，都逐渐淡出了视线。

不确定性

对话治疗的结果和影响是无法预测的,我们意识到这一点后,将上述经历结合起来,结果使我们长期处在不确定的状态中。这种无法预测的未知感,以某种奇怪的方式让我们感受到了舒适和自由,我们开始享受并看重这种未知感。我们可以自由地在治疗过程中表示自己"尚未知晓"(安德森,1990b;安德森和古勒施恩,1992),表示自己"不必知晓"。"尚未知晓"的态度解放了我们的身份,我们无须再做"知晓一切"的专家,无须明白案主应该如何度过自己的人生,无须知道治疗中询问什么问题才正确,无须知道最佳叙事是什么样的。我们也无须成为知晓内容的专家。这种可以自由地表达自己"不知道"的态度,反过来增强了我们自身的想象力和创造力。在我的合作语言系统方法中,"尚未知晓"的态度是一个至关重要的概念,这一态度体现的是:我与他人在心理治疗思想和治疗师立场上的关键性差异。

学生话语的影响

我们能够得出这些独树一帜的结论,很大程度上是受到了学生们的启发,他们所做的评论、提出的问题和批评,迫使我们开始寻找新的方式来理解、描述和解释治疗师的工作。学生们经常评论我们对案主的正面描述,称我们的举止和态度都非常谦逊有礼。他们惊讶于我们对每一位案主都抱有期待,震惊于我们竟然是真的对那些被社会上其他人所厌弃的案主抱有好感。我们接手了那么多转诊案例,不但进入了第一阶段的治疗,并且顺利地进行了下去,这也让我们的学生感到十分惊奇。为了描述我们的治疗方法,有位学生曾经思考:"如果我在旁观治疗过程,而且不知道哪一位才是治疗师,在这种情况下,我想知道我能将双方区分出来吗?"

在反思过程中进行实践和教学：大众化的过程

这些在治疗室里的经历，以及我们与他人有关这些治疗经历的对话，为我们团队的合作和教学工作带来了影响。大多数情况下，家庭治疗团队在传统意义上是按照层级和二元结构组织起来的。打个比方，家庭治疗师身处一面单面镜之后，获得了一个"元坐标"（metaposition），人们认为治疗师在此处能够更加准确和快速地认知事物——好像治疗师是"真正处于客观角度的知者"一样。这面单面镜被认为是用来保护治疗师的，避免治疗师因功能失调的家庭系统和真实存在的缺陷而受到冲击。为了得到更为完善的认知，家庭治疗的团队还需要从纷杂的想法中寻得综合的思想或共识，这一过程是在私下进行的，对案主保密。无论某位治疗师是否参与了这场讨论，这位治疗师也只不过是组成整个团队"元认知"（metaview）的话语之一，这是通常情况下的潜在安排。家庭治疗的团队会做出决定，对治疗师和这个家庭来说最有用的是什么——最有价值的想法、假设、建议、问题或者意见是什么——然后将这些内容灌输给治疗师。这一过程会影响治疗师在后续治疗中的行动和想法。在这个过程中，反馈给案主的内容是由这个团队和治疗师提前选定的，而这些内容失去了多元观念的丰富内涵。也就是说，最开始的那些想法和团队成员讨论中的丰富内涵不复存在。案主无法了解多元观念的内容。家庭治疗团队预先选择好的观念，由治疗师转述给接受治疗的案主，而案主能够选择的，只有接受或者放弃这一观念。

我们开始意识到，我们曾经丧失了许多多元观念的丰富内容。案主开始产生求知欲，在某些时候提出要与治疗团队"面对面"地交流，以便听取每个团队成员的意见，这个时候我们就无法预先决定案主最感兴趣的内容应该是什么。一开始，我们试着把每一个想法、问题和建议都记录下来，好让治疗师把这些内容带进治疗室。这样做既浪费时间又耗费精力，所以我们决定让家庭治疗团队进入治疗室，与治疗师和案主会面。治疗团队的每位成员都可以表达自己的想法，然后回到单面镜的另一边，让这些话语摆在众人面前，好让接受治疗的案主家庭各位成员以及治疗师共同进行分析。案主家庭最关注的内容和总是被忽视的内容往往出乎我们的意料。无论如何，这都是他们的选择，与我们无关。治疗师再也不是身处单面镜之后的团队的代理者，现在，治疗师已经可以与案主家庭的各位成员一起，真心实意地与他们一同思索治疗团队给出的内容。这些家庭成员与治疗师已经获许向治疗团队寻求说明，或者对团队的某个决定提出异议。这样一来，所有的观念都开始变得更加公开透明，人们用理论和专业知识强行构筑的团队成员、治疗师与案主家庭之间的边界也遭到了瓦解。同样，案主也重获了在治疗过程中的责任，治疗开始转变为一种治疗师与案主共同负责的联合行动。

在教学时，我们经常组织两人一组的学生治疗团队。我们鼓励两位学生同时进入治疗室，因为我们发现，如果只有一人进入治疗室，另一人留在单面镜后面，后者往往会觉得自己知道更多——至少会表现得好像如此。而进入治疗室的学生往往会觉得自己遭到了轻视，感到尴尬，觉得自己很无知。我们鼓励学生在案主面前互相进行交流，分享彼此的想法，互相质疑或是提出异议。但是，如果学生觉得避开案主家庭成员进行这一过程会更自然一点，我们希望他们最后可以在案主家庭面前，为他们交流的内容做出总结。我们过去的这些做法，与汤姆·安德森及其同事提出的团队概念和实践（安德森，1987）相符，他们的研究极具创新性，又令人深思。这两种治疗方式都十分注重彼此思想的完整性，都可以接纳多元化的话语，允许治疗师公开分享自己的想法。

超出家庭和家庭治疗的范围

与这些临床治疗领域内发生的转变相符合的是，"家庭"成了一个限制性的概念。这一概念意味着，如果不考虑存在问题的特定情景以及家庭成员之间、家庭成员与我们之间有关问题的交流，我们首先应该关注的对象是谁，这样做的原因又是什么。我们开始产生这样的想法：在治疗中我们的交流对象围绕着某个问题，联合到一起形成了一整个系统，我们称之为**由问题决定的系统**（problem-determined systems，安德森、古勒施恩和温德曼，1986b），以及**归纳问题和解决问题的系统**（problem-organizing, problem-dissolving systems，安德森和古勒施恩，1988b，p.371）。讨论问题的双方分别是谁，决定了我们在治疗室和心理援助热线遇到的交流对象是谁，这与案主所处的系统中各个结构（比如父母、夫妻、兄弟姐妹或学校辅导员）的社会身份和社会地位无关。换句话说，因为家庭治疗中每次会面时的对话都会影响到下次会面的家庭成员，"问题系统"本身就存在着一种持续变化的成员关系。所以我们不愿意同时面对整个家庭，也不愿意将其视为必要的做法。我们的治疗工作大部分是由治疗师个人、家庭各成员，还有更广泛的系统中的各成员共同完成的。于是我们不再以社会职能、社会组织形式，或者在治疗室内的人的身份来区分治疗方式。

对于许多人来说，"家庭治疗"的概念在过去已经成了某种治疗一个特定社会结构的形式，它并不是与人类系统的概念及其内含问题有关的某种范式转移。"家庭"取代了"个人"，成为病理和治疗的重点关注对象。家庭治疗与个人治疗一样，对部分人来说，是一种社会调控的手段。比如，儿童保护机构和青少年法院开始强制实施家庭治疗。家庭治疗可能会模糊除家庭之外的人类组织形式（比如个人、工作团体、同龄人团体，或是更大的社会系统）所具备的广泛适用性。我们努力地了解非病理的知识和案主的专长，我们试图抛弃那些想法和某些概念的含义（比如病理的概念、正常状态的概念，以及认为"治疗师指导他人应该怎样生活"的观念），但是，事与愿违，诸如**治疗和疗法**等术语的存在让我们的努力不见成效。在设想和构思治疗方案（治疗过程与我们的立场都是一致的，无论治疗室里坐了多少人，他们分别有着怎样的职能）时，为了应对其中出现的矛盾和变化，我们舍弃了家庭治疗师的身份，或是时而自称为"咨询师"，或是将自己在治疗中的行为描述成"只不过是在与人交流罢了"。

对话伙伴

总而言之，案主自身的专长，以及治疗师在治疗方面的专长，两者结合起来，为治疗过程的所有参与者创造了新的认知，带来了新的理解、新的意义和可能性，由此，案主和治疗师成了对话伙伴的关系。我们与案主的关系变得更加和谐，治疗过程也更像是双方的合作；这样一来，治疗关系与案主所处的系统原有的二元性和层次化开始变得模糊，开始消解。治疗师与案主继续努力合作，双方肩负起了共同的治疗责任，最终也会迎来共同的治疗结果。

临床治疗的特点和意义

我们现在回到哲学前提：知识和意义是生成学习过程和社会话语的产物，心理治疗可以被视为一种特殊的社会话语，对心理治疗的最佳描述是"一种带有目的性的对话"，这种对话是为了创造一种可以促进某个过程发展的环境。在这一过程中，治疗师与案主共同创造和构建意义，从而产生新的叙事，最后，新的治疗团队诞生。新的可能性于对话中孕育发展。

如果一位治疗师将这个哲学前提带入心理治疗领域，治疗会变成什么样子？这种治疗又会有什么样的特点呢？

我在此提出实践的观点。我在心理治疗理论的学习和教学中，制定和完善了一份理论纲要，从这一纲要的角度看待治疗，将所有这些概念运用到治疗中去。所有的治疗理论都可以根据其理论前提形成的三大基本特征——治疗师的立场、治疗过程以及治疗系统——对其他理论进行描述、分析、比较和对比。比如，身处**治疗师的立场**，人们可以审视治疗师的职能和意图；在**治**

疗过程中，人们可以关注发生了什么，治疗发生转变所需的条件是什么；在治疗系统中，人们可以看到理论是如何确定治疗的目标，如何确定治疗的成员身份的。在人们回顾合作治疗方法的这些特征时，可能会想将其与自身和他人的理论进行比较和对比。

人们可以研究治疗理论如何对治疗师的立场产生影响，包括对这一立场进行界定，描述治疗师的工作内容，以及分辨每位治疗师的特点。治疗理论会影响治疗师的说话和行动方式，也会影响治疗师言语和举动背后的意图。分析治疗师的立场前，需要先回答如下问题：治疗师有什么样的意图？治疗师所具备的专长是什么？治疗师背负着什么样的责任？治疗会对治疗师产生什么影响？治疗师的立场可以是中立的吗？如何概念化和描述治疗师与案主之间的关系？治疗过程中是否请到了多名治疗师？如果确有此事，这样做的目的又是什么？人们如何看待保密工作，又如何看待自我表露？什么才是符合职业道德的做法？治疗师的责任是什么？上述种种问题，或许会与某个特定的理论密切相关。

人们可以研究治疗理论如何对治疗过程产生影响，包括定义治疗的目标，描述案主与治疗师之间的互动，解释治疗过程中发生的事情以及治疗需要多长时间。治疗过程和转变的概念深深根植于治疗理论中。这包括了理论如何将治疗目的概念化，以及为了实现治疗目的需要的条件。治疗理论应该如何回答以下问题：治疗的目的是什么？如何概念化治疗中遇到的问题，如何解决这些问题？如何概念化治疗中出现的转变？确保转变发生的条件是什么？治疗过程与转变之间有怎样的联系？谁来决定治疗目的是什么时候实现的，谁来决定转变是什么时候发生的？发生多少转变才够？治疗室内发生的事情如何转述给不在场的人？上述问题，或者是没能提及的其他问题，其中哪些是与治疗理论相关联的？有的理论对这些问题的解释相当复杂，有的理论的解释则相当简洁。

人们同样可以研究治疗理论如何对**治疗系统**产生影响，治疗理论定义了治疗师与案主的关系，划定双方的界限，选择接受治疗的对象。如何定义治疗双方的关系，如何划定双方的界限，都是治疗理论的内在需求。治疗理论决定由谁来维持治疗系统（何人于何时参与治疗），治疗的重心是什么人，或是什么事物，以及由谁来决定这些事项。或者，用汤姆·安德森的话来说就是："治疗应该是谁与谁进行交流？于何时何地，交流何事？"（安德森，1991）治疗理论又该如何回答如下问题：治疗系统是否以案主为界限？家庭治疗系统只包含案主的家庭吗？可以认为治疗师也是治疗系统中的一员吗？如果可以，治疗师在这个系统中处于什么样的立场？治疗系统中是否包括了其他人，比如核心家庭成员之外的亲属、朋友，或是其他家庭治疗专家？案主和治疗师分别所属比治疗系统范畴更大的系统，这两种系统的背景又有什么样的关系？治疗理论是否考虑到了双方各自的本地背景？该理论是否承认更广泛的社会政治背景？每种治疗理论都会或明或暗地指出哪些是与之相关的问题，哪些问题得到了解决，以及解决的方式是什么。

本书的第二部分将通过描述治疗系统、治疗师的立场以及治疗过程等概念，详细阐述治疗理论的特点和含义。为了说明治疗理论是如何转换为实践的，我将展示由多位案主提供的"治疗参考"——我将其称为"治疗参考"，而他们自己的说法是"对自己治疗经历的诠释"。该部分还附有一份带注释的治疗记录。

第四章
治疗系统是生成语言和意义的系统

结构……是相互作用过程中的偶然产物。

——埃里希·詹奇（Erich Jantsch，1975）

治疗话语及其形成的系统既存在于本地治疗背景中，也存在于更为广泛的文化、社会、政治和经济背景中，并受到这些背景的约束，治疗话语包括不同层次的专业知识（医学/非医学，博士学位/非博士学位）以及不同层次的实践领域（公立/私立，住院治疗/门诊治疗）。背景和文化产生本地治疗话语和普遍治疗话语，案主和治疗师也都在这样的背景和文化中生活和工作，然而，治疗师往往不承认，或是考虑不到这两者的存在。

过去，心理治疗一直属于社会中上层阶级的奢侈消费。然而，在过去的几十年里，越来越多的人将心理治疗作为维持社会稳定的手段，这一情况因此有所改变。治疗师以及那些建构和掌控治疗系统的人，大多数都拥有更为优越的背景，他们的价值观和人生经历体现了自身背景的特点，而案主处于与他们不同的背景中，拥有不同的价值观和人生经历。问题是由什么构成的，决定治疗的适应证或禁忌证有哪些，这些决策都受到多种因素的影响，比如社会经济环境、法院的判决，以及当前占主导地位的心理学理论。占主导地位的话语，即文化中认定的专业话语，通常会代表边缘人群（性别、经济、民族、宗教、政治和种族的少数群体）发言和做决定，决定他们是否需要接受心理治疗，如果需要的话，应该进行何种治疗，达成何种治疗目的。治疗师会让案主在这个广泛背景的影响（主要是父权、专制和等级制度的影响）中遭到压制，甚至做出牺牲，这种举动有时是有意的，有时是无心的。

本地治疗文化和治疗师进行实践所处的组织背景同样会影响治疗系统的构成。所有的援助机构系统，无论是公立的还是私立的，无论是社区精神卫生诊所、女性避难所，还是治疗师团队经营的私家诊所，都有着自己的传统和信念，这些传统和信念产生了定义治疗空间的因素，从而定义了治疗师思考和工作的职能。这些因素影响着治疗师怎么看待治疗系统中的成员，同样影响着治疗师是否可以成为治疗系统的成员，治疗师在这一系统中又处于什么立场。这些因素同样也会影响治疗的频率和时间。

合作语言系统疗法质疑了现代主义的客观性概念、二元论概念以及心理治疗领域常见的普遍叙事概念；质疑了这些概念对我们思考和参与人类系统的方式所产生的影响；质疑了我们在治疗中与之互动的人类系统的众多方面。**支持治疗师和案主建立合作关系**的治疗系统受到此思想的影响，开始逐渐舍弃等级层次，舍弃权威性和二元性，变得更加公平、民主和平等。这样一种合作取向治疗系统就像在治疗师与案主之间形成了一种**对话伙伴关系**，双方互相定义彼此的身份，共同划定界限，共同选择治疗目标。

治疗过程中谁和谁应该就发生于治疗室之外的问题进行**相关**对话，弄明白这一点对我们来说是很重要的，而这正是上述合作的信念带来的进一步影响。作为治疗师，我们必须尊重治疗系统成员的想法：治疗对话应该与**什么内容**密切相关，对话中应该提到**谁**。何人应于何时参与治疗，讨论何事，这些决定都是在一次次治疗会面、一次次对话中，由治疗双方共同合作达成的。我的合作取向治疗的显著特点就是这种有关相互关系的信念。

社会系统即为语言系统

社会行为推动构建语言中组成系统的关系网络，基于这一观点，我将人类系统概念化为语言系统（安德森和古勒施恩，1988b；安德森、古勒施恩、普利亚姆和温德曼，1986；安德森、古勒施恩和温德曼，1986b；古勒施恩和安德森，1987a）。

社会交流和社会话语产生了社会组织和社会文化系统，并给出了相应定义。人类系统是基于语言互动形成的关系系统。我们使用语言——口语、非口语的对话以及与他人、自我的互动——在此过程中共同创造意义。意义的形成是一个互动的、诠释的过程（格根，1982），比如**系统**、**家庭**和**问题**"只有在对话中发展才能'获得意义'"（肖特，1995b，p.67）。人们围绕着与自身相关的诸多问题而联合在一起，形成不同的人际关系，社会系统及其组成单位也在此中诞生了。

从这一观点来看，治疗系统是一种人际关系的语言系统，在这一系统中，人们（至少是一位案主和一位治疗师的组合）彼此制造意义。治疗系统和其他人类系统一样，并不是社会组合的产物。任何时候，治疗系统的形成和区分都是通过其交际关联性（通常认为是"问题"的关联性）完成的。这种观点认为，我们在治疗中应对的系统都是现存语言领域的产物，只存在于我们的描述中，只存在于我们的语言中。这些系统是叙事，在对话中演变发展。因此，治疗系统致力于发展语言和意义——系统自身、系统所属的结构，以及系统针对问题呈现的"化解方式"所特有的语言和意义。

相比之下，在基于社会结构的人类系统概念（如帕森斯的社会学理论）中，人类被定义为社会职能系统和社会结构系统的成员，被视为控制论下具有洋葱状分层的社会组成单位（如个人、夫妻、家庭、社区）。这一概念也与结构间断式系统（如家庭）形成对比，因为这类系统会产生问题。

语言中存在的问题

问题的定义

人们接受心理治疗的原因有许多，通常是因为他们已经达到了这样一种状态：他们作为个人，或是作为家庭或其他关系系统的成员，存在沟通障碍，缺乏自我能动性。他们失去了对话的能力，认为自己无法采取有效行动来解决问题：他们感受不到自身的能力，或者无法掌控自身。千篇一律的意义、叙事和故事让人们无法自由地处理问题；甚至，它们还使人们思想匮乏，阻碍了人们自我能动性的发展。大多数人都说自己寻求心理治疗是因为自己有"问题"。我将这个"问题"用双引号标示是因为：我不想表现得我觉得"问题"比"解决方法"更重要，这里我把"解决方法"用双引号标示也是出于类似的原因。我认为"讨论问题"和"讨论解决方法"之间并无区别，因为我并不会以有没有用来区分对话的种类。无论是"讨论问题"还是"讨论解决方法"，重点既可以是双方的对话，也可以是单方面谈话。能够区分两者的因素是讨论的方式，而不是"问题"或者"解决方法"的关注重点或内容。"讨论问题"和"讨论解决方法"这两个词我都不喜欢，因为这两者已经在治疗话语中获得了自身的意义——说实话，我更喜欢用**困境**或**人生情景**来代替"问题"这个词，而且很少使用"解决方法"这个词，因为我认为问题不是得到"解决"，而是"化解"。

在治疗过程中，一个问题可以构成话语的相关内容。一个问题以及我们赋予这个问题的意义，只不过是由社会创造的现实，通过语言中共同协调的行为来维持。这一现实可以是一个实体，可以是某个人，可以是一件事物，由语言来对其定义，有人会因其而感到困扰、担心，有人会满腹抱怨或者惊慌失措，有人想要得到改变，也有可能一直在尝试着做出改变。一个人对**问题的定义**体现了这个人选择的立场，体现了这个人赋予其中的意义，体现了这个人已经成形的叙事。我认为，对于交流和语言所处的社会环境来说，每一个诞生其中的问题都是独一无二的。

后现代主义语言系统对于问题的看法与经验主义相反，后现代主义语言系统将问题（包括诊断术语和诊断类别）视为某人或某物造成的不可客观化的实体。在由空间或社会定义的单位（如个人、家庭、工作室或社区）中，问题就会不复存在。某种问题，看起来像是一种可供确认的客观现实，但其实只是人们描述的产物，是社会建构的产物。问题不能脱离观察者给出的概念而存在。我们赋予问题的特征并不是问题本身的特征或系统的特征，而是我们强加于问题的特征——比如，我们认为某人存在人格障碍，或者我们观察个人和家庭，从而得出病理模型。而这些特征也会进行自我确认。进一步来说，这一观点认为问题——经历过问题的人做出的定义、描述和诠释——总是处于不断地变化之中：问题不是稳态的。我提醒自己，任何行为及其描述都可以进行无限次修订，这样做非常有用，我和格根（1982）都是这样认为的。

一个问题有多少定义，系统中就有多少成员围绕着这一问题而产生联系。有多少人围绕某一问题进行自我交流或与他人交流，就会产生多少有关这一问题的观察结果、描述、认知和诠释，包括有关问题成因、问题所在的观点，以及设想的解决方法（还有治疗师面对问题时的职能）。问题都是在社会交换过程中发生的，而且人们认为，每个问题都是一系列独一无二的事件或经历，而这些事件和经历只有在社会交换的情景中才有意义。每个陷入困境中的人都有他们自己的故事，讲述困境是如何演变的，困境是什么，是谁造成了困境，应该怎么做才能脱离困境，其中也包含着治疗师的观点。

与现实互搏

问题作为语言事件，或是语言立场，人们诠释和描述问题的方式往往是充满矛盾的。人们很少在问题的本质上达成共识。如果仔细观察，会发现那些看起来像共识的往往都会发生改变。其实，人们看待问题的方式与他人可能有所不同，甚至他人还可能认为这根本不是问题。人们为了维护和证明自己的观点，同时说服他人相信自己的观点是正确的，可能会尽其所能。一般情况下，人们进入治疗室后，这些复杂多样的观点和多元现实就会产生差异，导致他们陷入了我所说的**与现实互搏**（dueling realities）的状态（安德森，1986；安德森和古勒施恩，1986）。所有的治疗师都遇到过这样与现实互搏的案主：比如，认为自身没有心理问题，但认为自己的父母有心理问题的青少年；认为自己的妻子除了太唠叨之外没有任何问题的丈夫；同事眼里一丝不苟的专业人才，却是曾经在家中遭受过乱伦侵犯的女士。举个例子，在某些法律程序中，父母双方因遭指控虐待自己的孩子而被强制送去做心理治疗，而他们却否认虐待这件事。法院判决要求人们去做心理治疗时，人们往往会否认自己存在相应的心理问题。如果他们承认自己存在问题，那也不会是他人所定义的问题。那些违背自身意愿被强制送去治疗的人可能会认为，硬要说的话，参与心理治疗才是他们遇到的唯一问题。我时常感到困惑：有多少人参与心理治疗是为了解决他人存在的问题；来自案主的多元现实在治疗中无处共存，导致治疗难题，这种情况的发生又有多频繁（安德森，1986；安德森和古勒施恩，1986）。

我倾向于从多元现实的角度来思考问题、讨论问题，而不是将问题概念化为独立的现实。治疗师无法了解问题的"本质"，因为治疗师了解到的每件事或每段经历都只是故事中的某个方面，只是这一故事的某段复述，只是复杂真相的一部分，并非全部。治疗师在某一时刻、某一特定情景中，只能了解到问题的其中一面，无法触碰永恒的真相。打个比方，一个人在家里面对朋友、在学校里对辅导员或是在治疗中面对治疗师，在不同的情况下，叙述的内容会有或大或小的差别，这取决于诸多因素：叙述的语境，叙述者的经历，讲述者与倾听者的组合，以及对话的迫切程度等。

诊断学研究

无论是在心理治疗领域，还是在更为广泛的文化中，诊断都意味着研究对象和研究方法都建立于稳定的假设之上，就如那些生物医学领域的假设一样。作为一种医学术语，诊断的作用是收集数据，分析数据，对有待探究的数据进行排序。如果人们注意到多例心理问题的诊断呈现出相似之处和数据冗余，那么人们就会将这些问题纳入精神障碍分类系统，比如《精神障碍诊断与统计手册》（第四版，DSM-IV）。这体现的是普遍的理论假设，即在某种与特定种类的问题相关的典型模式中，该问题一定存在。正因为临床治疗师持有这种"侦探似的"逻辑，才要训练他们去寻找问题，认知问题，并做出诊断。从更广泛的意义上来说，这一思维框架建立在这样一种假设之上：语言是具有表象性的，可以准确地描述现实——可被观察到的现实。

一种观点认为治疗师是独立的个体，"相当被动地接受和整合有用的信息"（琼斯，1986，p.42），依据诊断图收集和整理数据。而我已经不再认同这一观点。在我看来，不需要刻意寻找问题的成因，不需要诊断问题，不需要给问题贴标签，不需要修复问题，不需要解决或处理问题。这样应对问题的方式都是建立于二元论世界观之上的，这种观点认为，具有可证实特点的问题是存在的，这属于一种客观现实。这些方式还会让人们进入一种**行为确认**（behavioral confirmation）的过程，在这一过程中，一个人与他人有关的信念，会影响到他人的行为，进而让这一信念变为事实（格根，1982；琼斯，1986；斯奈德，1984）。正如冯·福斯特（1984）所说，"相信即所见"，因为对我们来说，我们相信的事物和我们正在寻找的事物往往更容易被我们发现。我还想补充一句，**相信即所闻**，理由同上。因此，我们的意义图景——我们的偏见、价值观、理论、经验等等——会限制我们和案主的思想和行动，从而降低我们的能动性。比如，经常有案主在进行心理治疗之前就对自己的问题有了"诊断结果"。一位男士称自己雇用的助理顾问建议他接受个人治疗，因为他有"强迫症",还说,"如果我不解决这个问题,我的妻子就会离开我"。一位女士称自己刚刚遭遇了抢劫,需要通过心理治疗来判断她是否"处理得当",是否"太过于依赖别人"。这两个例子中案主的说法,无论是有理论依据还是基于大量的经验得出的结论,都会引发治疗师的思考和预认知,这样一来就会影响治疗师的选择:是否要接手这一病例;应该以什么样的方式来面对案主、了解案主。案主的这些假设(在某些程度上来说,总是会遇到这种情况)会引导我们治疗师去看、去听,去接近案主和案主的问题,同时蒙蔽了我们,让我们看不到除了这些假设以外的其他可能。比如说,如果听到上述两位案主的**自我诊断**,治疗师就很容易将他们归于个体治疗的范畴。

如果心理问题只不过是由参与对话的人们口头定义,那么传统的诊断过程和分类就没有什么意义了。认为不管哪种问题(如精神失调、酗酒、性虐待)都是治疗中的单一变量,这些多元综合症状都有着单一解释,我要说这种想法是错误的。正如哈利·古勒施恩和我在文中所写的(安德森和古勒施恩,1988b):"这是我们的信念……我们相信,到最后,我们也只能得出'自己'对问题的描述和诠释。也就是说,治疗师最后会根据自己对案主行为的观察和自己的经验而做出诊断。"(p.389)

我希望,人们不要只考虑到人类系统,以及个体、家庭和群体拓扑结构中存在的问题,不要只关注心理疾病的分类。事件具有复杂性、独特性和丰富性,参与事件的人同样具有这些特点,而这种现代主义普遍化的思想将这些特点通通抹去了。比如,经常有人问我:"对于虐待儿童这一问题,你是怎么处理的?"或者"你是怎么解决饮食失调问题的?"这些话中隐含着提问者这样的一种思想:所有的心理问题都存在共性。思维上的转变可能会与治疗师产生冲突,因为治疗师认为治疗的目标是由社会理论定义的系统(个人、夫妻、家庭、群体),并且治疗可以修复上级系统的缺陷(已知的病理特征)。治疗师一旦接受过专业培训,经历过专业实践,能够身处嵌套系统进行思考,能够利用心理学这台"显微镜"检测出缺陷，也能够遵循根除病理的方法——比如，治疗师能够"看出"哪些成年子女存在酗酒问题，存在依赖型人格障碍，具有边缘型人格，或是来自功能失调的家庭，也能够"解决"虐待儿童的问题，"治好"精神分裂症和无分化自我群体——治疗师具备这样的专业能力和知识，就很难去想象或看到其他的可能了。比如，诊断系统让治疗师和案主双方都感受到了合理性，获得了信心，产生了一切尽在掌握中的感觉（格根、霍夫曼和安德森，1995）：换句话说，诊断系统服务于自身的社会建构目的。一个掌握了治疗师的全部技术和相应专业知识的人会意识到，引入合作取向治疗给人们所熟知的疗法带来的不确定性和挑战，让人心生不安。

我认同舍恩（1983）的观点，他所提出的**设置问题的过程**（problem setting process），即"在这一过程中，我们共同**命名**我们即将进行的事项，共同**构建**这一事项所处的情景"（p.40）。这一过程在治疗中起着关键性作用，然而常常遭到忽视。设置问题的过程为我们指引方向，决定了我们是否能够解决面临的问题；也就是说，我们可以将存在问题的情景看作一个我们可以解决或无法解决的问题，反过来也是一样。合作取向治疗旨在创造空间，推动进程，让无法解决的问题情景或叙事变得可行，变得充满可能性。根据我的经验，一旦发生这种情况，问题就会开始化解。

问题系统与关系系统

相互之间保持同步并有所重叠的多元关系系统

关系系统是所有人都会参与的系统，它们保持着同步，互相之间存在重叠的部分，我们在这样的系统中工作和生活。我认为这些关系系统呈水平状，其中，公共成员关系和跨界成员关系都是由相关对话决定的。我的这一观点，与认为关系系统呈分层状的观点形成了矛盾，后者认为关系系统的结构就像一个较小的系统（如家庭或夫妻）嵌于另一个较大的系统（如儿童保护机构或女性避难所）之中。有的系统可能会造成诸多类似的现实，有的可能会拥有互相矛盾的叙述，有的可能会依赖彼此而存在，还有的可能会相互独立。所有的系统都有着不同的进程，我们对系统的期望往往存在差异，而这些系统对我们的期望也是如此。作为治疗师，我们会意识到自身处于多个关系系统之中，有的系统经久不衰，有的只是昙花一现。这些系统涉及我们的临床治疗和培训领域，涉及更为广泛的心理学组织，涉及我们的个人生活。

我的同僚都是想学习如何成为治疗师，或是成为更优秀的治疗师的人，因此，我经常有机会以不同的职能暂时参与他们的治疗过程，他们也有机会参与我的治疗。尽管我们参与他人治疗所担任的职能通常被称为"咨询师"，但是我现在会将处于这个位置的人称为**来访治疗师**（visiting therapist）（安德森和斯梅弗，1993，1995）。来访治疗师就是一位来访者，是主治治疗师的客人。

"新的灵感"和"观察"

在一次家庭研究小组的研讨会上，一位小组成员请哈利做一次**就诊面谈**，对象是这位成员曾经在某社区精神健康门诊见过的一家人。我当时的职责是推动与会者进行讨论。接下来，我会分享此次面谈的相关信息，介绍这个家庭的情况，这部分的内容包括相互之间保持同步并有所重叠的多元关系系统中产生的问题，也涉及多位来访治疗师。

我请那位治疗师告诉哈利、我和他的诸位同事，他有什么样的期待，以及在他看来，这一家人对于此次面谈有怎样的期待。之后，我又请他告诉我们，对于这一家人的情况以及他与这家人的治疗进展，他认为我们应该了解的内容。那位治疗师说，他自身有两种期待：首先，他希望能够从此次面谈中得到有关这一案例的"新的灵感"；其次，他想要"观察"我和哈利的临床工作；最后，他决定要与这家人和哈利同处于治疗室内。

那位治疗师是这样描述**这个家庭**的：家庭成员包括一位父亲；一个患有精神分裂症的十九岁儿子，最近刚从精神病院出院；一个十八岁的儿子；一个二十多岁的女儿，以及她三岁的女儿。所有的家庭成员都住在这位父亲的房子里。那位治疗师说，治疗过程"基本顺利"。唯一的问题在于这一家人，尤其是那位案主的姐姐，"不承认案主取得的进展"，姐姐甚至对自己的弟弟和治疗师都"充满敌意"，"要求加快治疗进度"。那位治疗师称，这位姐姐对弟弟的关注和对治疗的批评都显得她"固执又刻薄"。她甚至曾经向诊所主任投诉过。

那位治疗师将他认为我们应该了解的有关这家人的信息以及他们的治疗进度告诉了我们后，我邀请了他的同事（他们之后会跟我一样，在单面镜后参与此次面谈）分享自己的看法。他们对先前介绍的临床治疗情况极其感兴趣，纷纷发表自己的评论、批评和建议，他们希望能够帮助此次作为咨询治疗师的哈利之后的面谈。面谈小组还包括诊所的主任，即那位治疗师的上级领导。

那位治疗师邀请了**这一家**的所有人来参加咨询面谈，因为他认为这家人能够支撑和鼓励那位患有精神分裂症的男孩进行治疗，对治疗进程来说至关重要。这位年轻人，同他的弟弟、姐姐和外甥女一起抵达了面谈地点。我们在单面镜之后隐约听到了他们说，父亲"正在停车"。然而我们其实不太确定我们听到的是什么，因为一直到面谈开始了大约一个小时后，那位父亲才姗姗来迟。哈利对此并没有评判什么，也没有私下解读那位父亲迟到的行为有什么含义。哈利巧妙而自然地将父亲引入对话，就像一位熟练的厨师，将蛋清融入原有的混合物中，既没有破坏原有的混合物，也没有破坏蛋清自身的完整性。

父亲到场前，这几位兄弟姐妹在对话中谈到了他们多年前去世的母亲，以及母亲时常出现的暴力行为，这对她的女儿造成了影响。他们还说，他们本来还有一个姐妹，据说她与案主有着类似的问题；两年前，她跳火车自杀了。这两位已故的亲人都是这一问题系统中的重要成员。除此之外，他们还聊到，全家人都非常重视案主的外甥女——这个三岁的小女孩，这种感情能够很好地帮助这家人理解他们身上发生的问题。

这一家人的关系系统相互重叠，处于不断的变化之中，有时呈现连续的状态，那时，我们在咨询过程中看到的是哪些系统，参与的是哪些系统，这些系统中的成员又都有谁？其中，关系系统包括住在一起的这一家人之间的关系，这一家人与他们的治疗师的关系，那位治疗师和他的上级（诊所主任）的关系，研究小组各位同事之间的关系，当然，还有我们与这个研究小组之间的关系。每一个系统都在处理与其相关的诸多问题和进程。

那一天的最后，这些关系系统中有些相互交叉的部分就此化解了。研究小组仍在热烈地交流，但已经不再讨论跟这家人有关的问题了。那位治疗师继续与这一家人以不同的组合进行着对话。那位治疗师与诊所主任也不再对话，因为他们都认为没有必要再继续与对方讨论这一家人。那天之后，哈利与那位治疗师还曾互相通信，开会时遇到对方也会再谈起这一家人的状况。

诚然，有的人可能会觉得，我在此处表述的道理都太过浅显。但是，治疗师和心理学教师只有真正遇到麻烦时才会想起这些道理，这种情况时有发生，实在令人惊讶。他们接着就会责怪一个又一个的系统阻碍了他们，让他们前功尽弃。这种态度符合"洋葱理论"的诠释，该理论认为，造成问题的是上级系统。不幸的是，越来越多的人开始认为家庭就是造成问题的系统之一。

定义家庭：一种关系系统

在我看来，所谓的家庭是不存在的。世界上没有家庭；在某些与世隔绝的社会小圈子里，家庭的概念也是不存在的。我认为，家庭是基于对话而产生的现实。因此，有多少个家庭，就有多少个关系系统的成员，这其中包括了定义该系统的治疗师。这样说并不意味着我不重视家庭。无论从狭义还是从广义上来说，家庭对每一个人来说都很重要——我们自身的生存和身份认同都需要家庭。家庭是我们赖以生存的温馨环境。我想强调的是，家庭成员对于家庭有着自己独特的体验、描述和解释，这涉及他们在家庭中的身份，以及自己成为家庭成员的原因。

比如，在某个特定家庭中，母亲对家庭的看法与父亲的不一样，与治疗师对他们家庭的看法也不一样。这种观点并不意味着，治疗师在走进治疗室面对一个家庭时，不会把对方当作一家人来看待。恰恰相反，这位治疗师会注意到这是一家人，并依据自身具备的专业理论和经验以及个人想法与实践经历的指引，与这个家庭共处，并对他们造成影响。家庭的概念复杂多样，这一观念自然会引发这样一个问题：治疗师要面对的是哪一个家庭？是某位母亲的家庭，某位父亲的家庭，介绍人的家庭，还是治疗师自己的家庭？

我认为，思考**家庭**这一概念，就如同思考拓扑结构和分类结构一样，令人感到困惑不解。家庭这一概念意味着，如果不考虑存在问题的特定情景以及家庭成员之间、家庭成员与我们之间有关问题的交流，我们应该首先关注的对象是谁，这样做的原因又是什么。**家庭治疗**在精神健康专业领域内开始变得流行，它造成了一种错觉，让人们以为可以使用具有针对性的疗法对某个家庭进行治疗。这种流行疗法也引发了治疗主权的争夺——谁才最有资格对家庭进行诊断和治疗，谁才最适合培训家庭治疗师。我认为这些争论毫无意义。

家庭和**家庭治疗**已经为人们点明了一种针对特殊社会结构的疗法，但没有指出人类系统及其存在的问题在概念上出现的范式转移。这一概念可能会使得关系系统疗法不那么适用于除家庭以外的人类关系，比如个体、工作人群、同龄人群，以及更广泛的社会系统。

如今，**家庭**要想拥有一个社会文化意识层面上的单一含义，几乎是不可能的。因为不同的家庭有不同的规模、外观和类型，有的家庭通过血缘关系联系，而有的不是（古勒施恩和吉维尔，1981），"家庭"这一术语需要多种不同的、不断演变的定义。无论是从狭义的家庭角度来看，还是从广义的文化角度来看，家庭都有许多独特的形式。从历史上看，**家庭**在精神健康领域里一直都是指由一位母亲、一位父亲、一个或多个孩子组成的传统单位。这就是心理学研究和家庭治疗中所说的家庭系统。后来，这些学科开始逐渐认同那些经过修正的传统家庭概念——包括单亲家庭、重组家庭、三代同堂家庭——并且，最终也认同了并非由血缘关系或婚姻关系联系在一起的家庭——包括由同事组成的家庭、由同性伴侣组成的家庭、由朋友组成的家庭——似乎所有的"家庭变体"都可以得到认知和定义了。家庭的概念仍在改变，数量奇多且不断增长的各种家庭单位也包含其中。心理学理论的基础是组织、职能和结构的社会学理论，而心理学理论没能跟上，也没能考虑到这些变化的发展。这十分令人遗憾。此外，所有这些定义都与无数的刻板印象、理想化传言、偏见、污名化言论，以及价值观紧密联系在一起，这对案主和治疗师都产生了影响，造成了约束，他们不能将家庭看作个体的集合，无法意识到每个个体在名为家庭的关系系统中都有着自己的定义。

从后现代主义的角度来看，无论是对个体还是对自称为家庭的群体进行心理治疗，我们总是在应对那些**由社会建构的、复杂多样且处于不断变化中的描述和诠释**。一方面，治疗师在面对所有种类的家庭时，他们心中会记得，家庭的潜在概念本身就是一种社会建构；但是，另一方面，从关系语言系统的角度来看，治疗师面对的是**复杂多样的关系自我，这些关系自我恰好组成了一个家庭的形式**。这样的观点将个体的概念带回了心理治疗。然而，重点并不在于传统意义上的个体，而在于**关系中的个体**，他们使用语言，在语言中协调自身思想和行为。也就是说，不能将家庭视为由独立个体组成的群体，家庭是由处于关系和对话中的流动个体组成的。

基于社会建构产生的治疗差异逐渐消失，个体治疗、婚姻治疗和家庭治疗之间的差异变得无关紧要，这些心理治疗领域出现的迹象既是意义非凡的，又充满了争议。现代主义和后现代主义疗法之间，以及部分后现代主义疗法之间的差异浮现。在我的合作取向治疗中，这些都是非常重要的差异。那么，我们在治疗领域中遇到的这些不同的系统是否也存在差异？

问题区分系统

问题产生于语言，得益于语言。**语言**，或者说交流，在问题产生的领域内营造了一个社会系统：问题创造系统。[①]问题决定系统。哈利·古勒施恩和我曾经将这些互通的人们、这些社会学单位，称为**由问题决定、组织并"化解"问题的系统**，或者**问题系统**（安德森和古勒施恩，1988a；安德森、古勒施恩、普利亚姆和温德曼，1986；古勒施恩和安德森，1987a，1987b）。人们使用语言将在生活中遇到的某些事物定义为问题，而问题系统就是围绕着这些事物而组织起来的。我们认为，问题系统就是一种社会行动系统。问题系统同问题一样，存在于语言之中。治疗中涉及的任何系统及其成员都是因问题而聚集在一起的。因此，互相交流的人们组成了治疗系统，他们的聚集是由一个共同的纽带决定的，也就是问题。

与当代社会学理论家不同，我们认为个人、夫妻、家庭以及更为广泛的系统，并不会制造问题。系统的成员并不以社会职能或社会组织形式（比如个人、夫妻或家庭）来区分。治疗系统可能存在这样的界限，也可能没有。治疗系统可以包括某个家庭中的某个成员、某个家庭中的部分成员、某个家庭

---

① 林恩·霍夫曼（1990，1993）同样思考过这一问题，他认为："不是系统带来问题，而是问题组成系统。"（1990，pp.5–6；1993，p.40）

的全部成员，或者这个家庭之外的人——个体之间可能彼此熟悉，也可能相对陌生。这一系统可能会将那些对问题抱有强烈观点，并试图解决这些问题的人以任何形式聚集到一起。

问题系统只是一种关系系统。可以认为，在这一系统中，自己的行为或他人的行为都会威胁到"建构叙事（自我叙事和叙事性叙述）之间脆弱的相互依赖性"（p.209）。这一概念是格根（1994）提出的。只是，出于种种原因，这一脆弱的平衡被打破了。如今，有关于特定的人或生活中的特定事件的多样叙事并不能产生系统所需的可能性或资源。

关系语言系统的观点否定客观的、感知现实的二元论，让治疗师成为问题系统的成员。虽然传统的系统理论通常包含治疗系统中的治疗师，但是，在这些理论观点中，治疗师的立场比案主的更为优越，更为专业，而这一立场为治疗等级层次的形成做了铺垫。然而，反对二元论让治疗师得以从等级观念中解放。治疗师与系统中的其他成员一样，都只不过是在系统中占据一席之地。治疗师作为专家，并不脱离系统而存在。

治疗师与问题系统中任一成员对话时，与负责转诊的工作人员进行对话时，或者是有案主打电话来做治疗预约时，系统就会接纳新的成员。有时，治疗师在实际参与对话之前，自身就已经成了系统的一部分；系统中的人对于与问题相关的治疗和治疗师有着自己的信念、想法和期望，他们在对话中决定何时开始治疗，决定应该选择哪位治疗师，而治疗师虽然可能不会参与这些对话，但是他们会受到其中这些人先入为主的观念的影响。

"不像过去的她"

此种关系存在这样的案例：一个人，作为配偶、亲人或朋友，可能会建议关系中的另一方去看心理医生。一位男士焦虑地对自己的家庭医生说，他很担心自己的妻子，他称妻子变得"抑郁"，"疏远他"，而且"不像过去的她"。这位丈夫认为自己的妻子应该去找一位治疗师，所以他们的家庭医生就为他们请了一位。丈夫告诉妻子，他已经跟家庭医生谈过此事，有位治疗师愿意为她治疗。这位妻子按照预约去就诊，然而她告诉治疗师，自己本不愿意来，只不过是为了让她丈夫安心。她提醒治疗师，无论她丈夫是怎样说的，她都没有抑郁，也不需要心理治疗。她的丈夫发现了她从未有过的行为，并认为这是抑郁的表现，然而关于这些行为，她有另外一种说法：她认为这是因为她参加了某个社区活动团体，对她造成了影响。可以想象，她对治疗师曾有过一定的期望，而治疗师只能通过她丈夫的观察和他们的家庭医生来了解她。

在我看来，这个小故事点明了社会建构的多样关系自我的概念。每个人代表的不是单一的个体，而是一张复杂的关系网络。故事中这位女士的不同叙事，都是关系的叙事。治疗师可能会接触到所有此类叙事，也包括这位女士对于治疗师的叙事。这位女士与其他经别人介绍而来的案主一样，可能很自然地认为治疗师已经对她有了一定了解。在这种情况下，她可能会得出结论，认为治疗师已经从她的丈夫和家庭医生那里了解了情况，也明白了她来的原因。案主相信治疗师已经对他们有所了解，这种想法反过来会影响他们自我表达的方式。因此，我认为，对于治疗师来说，我们的行事方式要**异于案主期望的那样**，这很重要。治疗师想要向这位女士表明自己的态度：很愿意从她的角度来了解她的情况，而不是通过他人。

治疗系统中的成员关系

在这种合作取向治疗中，把治疗看作一部戏剧，而其中的"演员"（治疗的对象），无论是在治疗开始时，还是在治疗过程中的任何时候，都是不会以理论模式、社会职能，或是诸如个人、夫妻、家庭以及更广泛的系统为基准而进行"表演"的。这样的社会职能和结构不会打破治疗的交流网络和对话交流。治疗系统也不是由系统外部持**客观**立场的观察者（如治疗师或转诊介绍人）来定义的。**治疗系统的参与者于系统内部为治疗系统定义。**作为关系系统的成员的身份认同围绕某个问题凝聚在一起，一个人是否会积极参与治疗，体现在这个人的身份认同中。接下来我将举例阐明参与治疗的人是如何主导决定的。

"他现在必须听到这些！"

一位女士心急如焚地给我打电话，预约婚姻治疗，"越快越好"。她万分焦虑地告诉我："这次也许真的会变成离婚治疗了，我们的婚姻完蛋了。"她说自己的丈夫是"一个电脑宅男，成天坐在电脑前。（他）甚至都意识不到我的存在，更不用说有什么需求了。"她补充道，她的丈夫没有察觉到两人的婚姻"有多糟糕"，她担心等他意识到这一点后，会变得"极度沮丧"，"有可能会自杀"。

我同意了与这对夫妻见面，但是又试探性地问，她觉得先单独跟我见一面会不会对她有所帮助。我对她解释，因为她丈夫对此事可能会做出的反应是那样微妙又至关重要，也许我应该提前多了解一些情况和她担心的事情。这位女士坚定道："不行。"她觉得应该是两个人一起来见我，她的丈夫虽然不太情愿，但还是同意了。"他现在必须听到这些！"

于是我定下了与他们两人的会面。鉴于已知信息，我一开始设想的是，这一治疗问题系统将由我、这位女士和她的丈夫共同构成。我并没有依据社会职能和社会结构来安排治疗方式——比如婚姻治疗或是夫妻治疗。我是这样看待此次治疗的：这两个人认为某件事是他们遇到的问题，而我正在与他们两人会面。根据那位妻子最初给出的问题定义，他们夫妻之间很可能就以下观点产生分歧：这一问题究竟是什么；这一问题应该置于什么地位；如果治疗过程中发生了什么状况，那该怎么办。

在这个案例中，那位女士与我的对话决定了首次会面的成员组成。在我的观点中，没有什么固定的、事先的程序可以决定第一次会面应该邀请哪些成员；我尊重那位女士的意见，两个人应该一起来参加治疗。我没有想过给那位丈夫打电话以确认他的意见；我相信那位女士的话，相信他必须跟她一起来，一定会跟她一起来。

朋　友

我总是想弄清楚，我的案主一直以来都在与谁对话。答案是，他们过去和现在，都与朋友保持着对话。朋友往往密切关注我们遇到的问题，也总是帮助我们解决问题。朋友是我们的对话伙伴：他们倾听我们说话；他们关心我们；他们给我们建议；他们有时理解我们，有时又与我们产生分歧。我们为什么不多多利用身边的这一资源呢？我们时常会忘记或是忽视案主的朋友，可能是因为我们在心理治疗工作中养成了这种习惯，或者是因为我们的职业观念要求我们注重保密和界限等问题。有些人对于案主的人生来说意义非凡，他们会与案主对话，他们于案主、于我，都是极为重要的资源；在治疗对话中涉及这些人，在我看来，才是最正常的做法。

对我来说，邀请案主的朋友加入治疗进程，无论是偶然的一次，还是需要朋友全程参与，都是很普遍的做法。下面我将分享一则小故事，其中讲述了邀请朋友加入治疗的经历，有的是早已计划好的，有的是顺其自然的。我只收录了故事中与此话题相关的部分。

"那么，你觉得……？"

凯伦是一位年轻的单身职业女性，不到三十岁。她打电话给我，说她和她的母亲爱丽丝，"从来没有好好相处过"，她已经决定"必须做点什么"，因为"我对母亲的愤怒，她对我的消极态度，这一切都正在毁掉我"。凯伦告诉我，她的母亲已经同意了与她一起接受治疗。这次对话的重点在于，凯伦的**家庭**是由她和母亲两个人组成的。凯伦是独生女，她的父亲在她四岁时不幸离世。爱丽丝在那之后未曾再婚，而出于种种原因，凯伦父亲的家庭和母亲的家庭都疏远了她们两人。

我与凯伦和爱丽丝见了几次面。她们两人都表现得十分沮丧和痛苦，都极为迫切地想要改善她们的关系。情况有些复杂，她们一边说，一边伤心落泪。她们从不同的角度来谈论她们遇到的问题，包括她们目前的冲突，她们过去的关系如何，她们认为是什么导致了冲突，她们各自有什么样的期望，希望彼此的关系能改善成什么样子等等。她们互相指责对方胡编乱造，让故事与其本来面目大相径庭。当然，她们两人对问题的本质都有各自的看法；每个人都认为对方有错，对方不理解自己，甚至不愿意试着去理解。两人都因此感到绝望和无力，马上声称对方"需要进行个体治疗"，在她们的关系可能会进一步恶化之前解决"她自己的问题"。我们对这一观点进行了讨论，我同意与她们分别会面。我跟她们分别都见了两次面。

凯伦来参加第二次单独会面时，她的室友杰基陪着她一起。凯伦在接待室里介绍了我和杰基认识，然后凯伦和我走进了我的办公室。与凯伦第一次单独会面时，我就知道了她经常与杰基聊起自己母亲爱丽丝的事，而爱丽丝也经常与杰基说起凯伦。我对凯伦提起此事，并问："那么，你觉得我们今天是否可以让杰基加入我们的对话？"她欣然接受这一想法，因为她觉得她的母亲"在这里表现得很正常"，而且"当着你的面对我的态度就不一样了"。她认为杰基可以告诉我她母亲的真实面目，说"只是听她母亲说话的那种腔调就能让人相信我所说的话都是真的"。

同时，我与爱丽丝会面时，我了解到她有个好朋友名叫卡尔，她经常与卡尔聊起，自己担心凯伦，担心她们母女之间的关系。她告诉我，她觉得她的朋友帮了她很多，因为"卡尔真的很'了解'凯伦"，而且也曾经"目击"凯伦的行为。凯伦早就告诉过爱丽丝，我已经与杰基见过面，所以在我问爱丽丝是否同意让我见见卡尔时，她一点都不惊讶。她认为卡尔的观点会对治疗有所帮助吗？她希望卡尔在场吗？她认为卡尔会同意前来吗？爱丽丝思考过后，给我打电话说，卡尔已经同意参加我们的会面，但是他也不确定自己是否能帮得上忙。

在这几次单独会面后，凯伦、爱丽丝和我继续进行群体面谈。将我们在治疗室内的对话范围延伸出去，让案主的朋友也参与进来，这有助于将案主的独白转变为对话。这些新的对话形式制造了新的空间，让这对母女产生了新的理解，为她们带来了新的意义，也让她们看到了改善母女关系的新希望。这个有关案主朋友的案例同样表明，治疗对话以及治疗成员都具有变化性和流动性。

治疗成员具有变化性和流动性

治疗系统是围绕问题而组织起来的，这些系统以及相应的问题跟其他人类系统以及其中存在的问题一样，都会发生变化，进而重新进行诠释，这一过程发生得极为频繁又迅速，就像我们组织意义和社会交流所围绕的其他叙事一样。治疗系统如同诸多问题一样，都是公开的、流动的，不断发生变化，而且只存在于变幻莫测的话语和语言中。社会结构是可以提前预测的，是专制的，形态固定，处于静态，而治疗系统及其成员与之不同。治疗系统的成员取决于，在特定时间内谁会与对话过程产生联系。对话发生改变，人们加入对话或脱离对话，都会让成员发生改变。治疗系统的成员还会随着问题定义的改变而改变，随着人们关注和提醒的内容的改变而改变，随着叙事的改变而改变。

这一点必须牢记。比如，无论是谁在治疗最开始时进行对话，都不能决定后续还有谁会继续参与对话。因为系统成员关系是由一个又一个的对话决定的，是由参与对话的人决定的，因此，对话发生改变，成员也会发生改变。接下来的讲述会为各位展示这些情况下发生的成员变化，有时这些变化十分出乎意料，这当然也不是治疗师或案主单方面能够决定的。

"你可以只跟我一个人面谈吗？"

一天下午，一位女士给我打电话，说她是经一位治疗师介绍过来的。那位治疗师是她女儿的朋友。她实事求是地讲述了她的故事：她已经结婚三十二年了，丈夫是个酒鬼，在两人的婚姻生活里他没怎么清醒过，他的酗酒问题已经对他们的婚姻和孩子们造成了严重的影响。她想让我知道，尽管她的丈夫坚决否认自己有酗酒问题，但是孩子们都认为他就是个十足的酒鬼。除此之外，她还说，虽然她认为他们夫妻真的很需要婚姻治疗，但她丈夫并不相信心理治疗，之前也拒绝过咨询治疗师。她参加匿名戒酒者协会（Al Anon）家庭援助小组已经三年了，这对她帮助很大，但她还需要更多的帮助。她想要做些不同的努力来改变她的人生，但她不知道该怎么做。她考虑到自身情况，也知道她的丈夫不可能同意参与治疗，于是问我："你可以只跟我一个人面谈吗？"她还想知道，我认为自己是否能帮得上忙。

我如实告知，我希望自己能帮得上忙，但是她的情况听起来非常复杂，我需要更进一步了解她担心的那些事。我无法做出任何保证。我们约好了，她跟我讲述自己的故事，然后我们可以一起思考，一起决定下一步应该怎么做。在这次对话中，我了解到这一问题系统的成员可能至少包括：这位女士、可能不会到场的丈夫、孩子们、这位女士女儿的朋友，当然，还有我自己。

我那时没有决定是与这对夫妻共同进行婚姻治疗，还是与这位女士单独进行个体治疗，还是说，我应该与这个问题系统中的其他成员也见个面，或者聊一聊。我没有为此次面谈制订具体计划，比如说，如果我见到这位女士，我会更多地了解她丈夫的事情，然后就可以用某种方式引导他加入婚姻治疗——我没有考虑过这种计划。我当时想的只是第一次预约的事，其中的成员关系已经在我和女士的对话中决定下来了。

第二天早上，那位丈夫就给我打了电话，这让我非常惊讶。他说，他让他的妻子也来听我们的通话。他生气地大声说，他知道他妻子在我这里做了治疗预约，他知道她会与我面谈，然后告诉我他是一个多么"糟心的浑蛋丈夫"，是个"酒鬼"。他说："我知道你会相信她说的每一句话。"

他继续道："不管她告诉你了什么，说我是酒鬼完全就是胡说八道。我不是酒鬼，我从来都不是，也永远不可能是酒鬼。"他还在继续说，告诉我他有"一份非常重要的工作"，他"从来没有旷过一天班"，也"没有午餐时就喝马提尼"。他说，问题在于他的妻子，她"正处于人生变化的阶段"。然后他表示，他想要告诉我"他的看法"，并且还强调，他希望我"能听完，记住我们两个人的说法"。他的妻子听了后说："行，你来吧。"

这些对话显示，治疗中的成员关系是可以发生变化的，即便是在马上要进行第一次面谈的情况下。我与夫妻两人共同聊了一小会儿，之后我们达成共识，认为在接下来的时间里我应该与这位丈夫单独对话。与他聊过之后，我请他的妻子回来继续讨论我们是否应该再进行一次会面，如果再次会面，应该叫谁来参加。这是一个特殊的案例，在接下来的治疗里，大多数面谈都是我与这位妻子单独进行的，我偶尔会接触到她的丈夫，因为他会开车送妻子来赴约，然后自己在车里等待。有一次，他们刚刚吵完一架，而我对此有点好奇，于是问她是否介意我去请她丈夫进入治疗室。她没意见，但是她怀疑他不会来，因为他"跟条疯狗一样"。所以我走向她丈夫的车子，请他进来。他同意了。

我们都知道不能通过参加第一次面谈的成员来预测整个治疗系统的成员关

系。每一次面谈都会决定下一次面谈的参与者。每一次治疗对话都会为下一次对话做铺垫，影响下一次对话。参与对话的人互相决定谁应该参加下一次面谈，下一次面谈应该在什么时候。治疗系统以这种形式运转，不存在事先预定好的成员关系（就像这对夫妻的案例），也不会事先定好会面的时间（比如每周二早上九点这种时间）。这大概是治疗系统的一个显著特征。我接下来要讲述的案例，更进一步地展示了每次对话是如何影响下次对话的成员的。

"我们很担心"

一位母亲打电话告诉我，她儿子的少年调查官推荐他们一家人来接受家庭治疗。她觉得他们一家不需要治疗：她和丈夫一门心思都在儿子身上。他们觉得儿子正在因为一些事情而困扰，而他们和少年调查官都没能让他把这些事情说出来。

她说："我们很担心，因为他总是一个人待在自己的房间里，或者在我们房子后面的树林里。"这位母亲继续道："他本质上是个好孩子。如果只是了解他在困扰什么，跟他聊聊，我觉得他不会抗拒你的。"她还告诉我，她儿子最近遇到了几件事：没能加入篮球队，被女朋友甩了等等。这都让他十分沮丧。

我理解这位母亲担心自己儿子近期的表现，对她说，这显然是因为有什么事情正困扰着他。由于这对父母和少年调查官都没能让这个男孩跟他们聊这些事情，我想我最好还是先只跟这对父母见一面。这样一来，我就可以更进一步了解这个男孩的情况，了解这对父母在担心什么，这样做不仅能够试着与男孩建立联系，最重要的是能够防止他筑起更坚固的心防。这位母亲觉得我的想法很合理，她相信自己的丈夫也会同意的。然而，如果这位母亲或是父亲坚持要求我去与这个男孩见面，我也会同意的；因为与男孩父母的预约只不过是**第一次**预约罢了，治疗成员还有改变的余地。第一次面谈的对话，以及其中涉及的成员，会决定下一次预约的治疗成员。

我没有立刻就决定要进行家庭治疗，也没有考虑这一问题系统是否包括男孩的家庭成员以及他的少年调查官。这位母亲告诉我，她不太明白为什么这位调查官让他们来接受家庭治疗。我请这位母亲稍微跟我讲讲她儿子与那位少年调查官交流联系的情况。对话结束时，这位母亲和我都决定要打电话给那位调查官聊一聊。

与那位调查官的对话中，我了解到，这个男孩还没有受到什么指控，这次介绍他们来接受治疗是为了"防患于未然"。这位调查官认为，这对父母需要更密切地关注自家儿子。调查官表示，他不愿意进一步掺和这个男孩或者这对父母的事情。所以，他即将脱离这个问题系统；如果他继续参与治疗，我可能会考虑将他看作系统的一员。即便到了那个时候，我也不会自动把这位调查官纳入治疗过程，也不确定我将来还会不会跟他在电话里交流。在治疗过程中是否要与介绍人或其他合适的专业人士（以及案主的家庭成员）进行电话交流，这一决定要看此问题系统的成员有什么想法，要看他们认为谁可以就这一问题进行相应的、有意义的交流，而这一决定在治疗开始之前（如本案例），甚至在治疗过程中，都可以改变。

问题系统，还是解决方法系统

我的同僚以及批评家们经常问我一个问题：为什么要说**问题**系统，而不是**解决方法**系统？**问题**在感知方面的负面含义中隐含着这一问题的答案。人们在将问题具象化的过程中，或是沉浸于所谓的问题讨论时，常常会感知到恐惧或令人心悸的危险，这一点同样隐含于问题的含义中。然而，在我们的治疗文化里，**问题**只有一个固定的含义，问题的概念意味着其需要得到解决方法。而**解决方法**的含义就是修复问题。我认为治疗师，或者心理治疗，既不能**解决**问题，也无法修复任何东西。根据我的经验，这种情况不会发生；实际上，在治疗过程中，探索问题可以让问题得到"化解"，而不是"解决"。问题无法被解决，而应在语言中化解。在我看来，重要的因素不是人们在谈论某事的内容（比如问题或解决方法的内容），而是谈论过程。

这种"化解问题"的概念，与维特根斯坦的观点类似，他认为某种哲学的目的，与其产生的、有待应对的问题有所关联。肖特（1994）恰如其分地诠释了维特根斯坦的这一观点：

> 哲学家处理问题的方式就像治疗疾病：在这一过程中，治疗的目的与其说是"解决"问题，不如说是"化解"问题，让这些问题"完全消失……（为了给予）哲学以平静，让哲学不再受那些由问题产生的问题的折磨"。（肖特引自维特根斯坦，1994，p.11）

问题化解，治疗系统、问题系统也自然随之化解。即，围绕问题而聚集起来的系统都随之消散。继而诞生了一个新的系统，新的结构。新系统的成员可能相同，也可能不同。如果问题系统包括了家庭，这并不意味着家庭也会随之化解，而只是问题系统得到了化解。尽管问题系统与家庭可能包含了相同的成员，但这两者并非同义概念。比如说，这个家庭可能仍然是由四位成员构成的，但是因为成员之间的关系不同，叙事不同，或者意义不同，问题系统也会不同。

后现代主义的文献中极少谈论"问题"的概念，后现代主义的重点是人们讨论内容的意义。比如，肖特（1993a）提出，人们认为某一情景存在问题，或是不存在问题，这种观念上的差异体现的是一种**存在方式**（way of being）的差异。这一问题"不是关于要**做**什么，而是关于要**成为**什么"（p.118）；换句话说，"一个人应当如何在围绕自身的人际关系中找到自己的'位置''立场'或'定位'"（p.122）。肖特指的是我们应该如何通过语言在我们自己的故事中转移到新的"立场"，如何得出新的自我叙事，甚至自传（p.130）。我们视治疗系统为语言系统，其中，系统成员是由各成员共同决定的，具有流动性；而不是将治疗系统视为社会系统，其中成员由治疗师的理论来决定，是事先安排好的、固定不变的。这种思想让案主和治疗师双方都能摆脱约束，获得更为广泛的空间。现在，我们就要转而讲述发生在这些广泛空间里的事情。

第五章
一种哲学立场：治疗师的立场、专长和责任

要想帮助别人，需要亲自上阵。

——卡尔·罗杰斯

　　大多数治疗理论都认为治疗师是客观中立的、具备专业能力的专家，他们熟知病理，知道什么是正常状态，可以像读书一样读懂一个人的内心世界。知识和专业能力影响着治疗师的诊断、治疗策略以及目标。治疗师的兴趣和职责是通过影响和了解变化所呈现的样子而带来变化。这些理论隐含着心理学专家与外行人之间的关系，隐含着一种假设：人们可以互相改变，或者至少可以影响对方，导致对方开始改变。这种关系本质上体现了案主与治疗师之间的不平等。受到后现代主义意识形态影响的治疗理论（比如合作语言系统疗法）为治疗师提供了可供选择的立场，其中的意义极为深刻。这些选择是什么呢？面对案主时，治疗师是如何定位的？在与案主的关系里，治疗师又是如何定位的？治疗师有什么样的意图？治疗师的职能、专长和责任分别是什么？

　　在我的疗法中，治疗师的主要兴趣和意图是建立一个对话的空间——通过对话，为案主获得自我能动性、自由和可能性创造机会。这些机会对于案主及其所处的情景来说极为珍贵，而案主所处的情景，是由案主自己参与构建，并亲手加以改善的。对话中产生的新叙事代表着治疗过程中发生的转变，而且转变即为新叙事发展的内在结果。换句话说，变化随着对话的进行而

发生。[①]

这种有关变化或转变的观点对我们造成了影响，并要求我们以一种新的方式来定位自己，以此来面对我们的案主。这种新的定位就是我所说的**哲学立场**——我们与人类同胞建立关系，哲学立场指的就是我们在关系中的**存在方式**，包括我们如何看待对方、如何与对方交流、如何与对方互动、如何回应对方（安德森，1995）。这一立场反映了一种态度和基调，奠定了我与案主建立的关系，奠定了治疗过程，奠定了我在对话中定位自己的方式。对于每一段人际关系和每一段话语来说，这种立场都是独一无二的，这种立场可靠、自然、自发产生又持久存在。它将案主和治疗师双方的**成员**都带回治疗室内。这种立场让我们从思考自身作为治疗师的职能和作用，转变为考虑我们与治疗对象的**关系**。哲学立场使治疗师在治疗中的立场、专业能力和责任能够与他人区分开来。

我决定将治疗师的立场称为**哲学立场**，是因为治疗师的立场代表和支撑着一种观察和体验世界——我自身的职业生活和个人生活所在的世界——的方式。我们持有的价值观和偏见，即我们自己的人生哲学，会影响我们在与他人的关系中定位自己的方式，以及我们设想自己所处的立场。这是一种隐喻性质的定位，结合了我们的社会属性和个人属性，成为"我们个人故事话语建构的一部分，让我们的行为变得可以理解，成为相对明确的社会行为"（赫尔曼斯，1995，p.376）。治疗师自身成为获取存在方式的一种资源。

这一哲学立场的特点和实践观念是什么？这一立场如何在治疗领域揭示自身的存在？这一立场如何让一位治疗师参与共同言语行为？这一立场如何促进生成性过程发展，以及推动以联系、合作和建构为特点的治疗进程？

[①]　我不太想用"改变"（change）这个词，因为这个词在心理治疗的话语中显得太直白、太具个人特色。比如：某人改变另一个人。我更喜欢用"具有转变能力的"（transformative）这个词，因为这一表达更能体现双方始终处于互动之中——尽管我自己在习惯上两种表达都会使用。

哲学立场的特点

对话伙伴：案主与治疗师共享的专业能力，或案主与治疗师共同创造的关系

合作取向治疗的关注重点在于某种关系系统和过程，案主与治疗师在这种系统和过程中成为伙伴关系，双方进行讲述、探询、诠释，让叙事得以成形。在这种疗法中，案主与治疗师的专长结合起来，融为一体。但是，双方分别提供了什么样的专长呢？

案主提供的是内容领域的专长：在讲述自己的人生经历，讲述让自己参与治疗关系的契机时，案主自己就是专家。案主在讲述自己的故事时，可以体会并认识到自己的话语、自己拥有的能力和权威。治疗师提供的是过程领域的专长：治疗师与案主共同开启并参与对话过程，在这一过程中双方使用第一人称讲述故事，治疗师是这一过程的专家。这就好像治疗师和案主的身份进行了互换：**案主成了老师**[1]。治疗师的立场更接近于"我来这里，是为了了解你，向你学习"。就如某位年轻的案主曾经对她的治疗师"学生"说过的那样——当时，那位治疗师的治疗进行得不太顺利，总是犯错，被误解，自己也没有意识到这件事——"等你像弗洛伊德一样出名了，你一定要告诉其他人，我曾经当过你的老师"。

创造对话空间，推动对话进程

在合作的过程中，那些尚未出口的叙事不断地转变和浮现出来，这些叙事是由许多作者共同完成的，而治疗师只不过是其中之一。治疗师参与创造叙事的过程，其身份更像是一位"顾问作者"，推动进程，于外部进行探询，而

---

[1]　这一观点由我和我的同事阿琳·卡茨（Arlene Katz）合作得出。

并非一位干预主义者，要在参与过程中起到关键性作用。①具有推动性的立场促进过程的发展，让所有话语活跃起来，发挥作用。这种治疗师立场的核心，是治疗师能够保持真诚和诚挚，愿意接受案主的故事，邀请案主讲述他们的故事，并表示出自己的尊重，认真倾听，让自己沉浸于案主的故事中。治疗师想让对话中的每一个人都能感受到：自己的观点与其他人的同等重要。这是一种**多方倾向**（multipartiality）②的立场，在这一立场中，治疗师会同时接纳所有人的观点。这样做有违治疗师的中立状态，这种观点认为治疗师应该努力保持中立，不偏袒任何一方。根据我的经验，这样的中立状态往往会导致我们的治疗对象对我们的倾向产生好奇和怀疑，有时候会因为我们选择倾向于哪一方或是相信谁的观点而感到胸有成竹。发生这种情况时，人们很容易会为了吸引治疗师倾向于自己这一方而开始全力竞争。

不属于合作取向的治疗师的身份

经常有人问我："在什么情况下，人们会被动地失去'专家'的身份？"以及"治疗师作为一个'外部的探询者'就足够了吗？"这样的问题都是基于现代主义科学的探询和有效性概念而提出的，在这种观念中，检验真理，获得知识都是最基本的原则。在我看来，这种问题是为了让人们明白"不属于治疗师的身份"，这一点很重要。

治疗师不是叙事的编辑者。如果治疗师是一位内容专家——治疗师了解所有人的故事，知道应该怎样讲述或是构成这些故事，并一遍遍地复述和重构——治疗师暗中扮演了叙事专家的角色，要做的是对案主的故事进行编辑，即引导和修改。一般情况下，治疗师的任务是让案主讲述自己的故事（如果案主有故事可讲），治疗师的目的在于分析案主叙事中提到的困境，从而让这

---

① 过去我曾经用过"合著者"这一概念，但是现在看来已经不合适了。新的叙事同样会受到治疗室之外的人际关系与事件的影响，而治疗师只不过是参与创作的众多作者之一。

② 感谢我的同事凯西·温加滕（Kathy Weingarten）提出了这一术语。

一叙事发生变化。治疗师可能会这么做：通过修改、重组和塑造案主的故事，好让这个故事从治疗师自己的角度来看更有利于治疗。或者说，治疗师可能会对案主的叙事语言提出解构性观点，从而让现有的解决方法得到改善，或者得出新的解决方法。在我看来，这类试图修改案主的叙事的行为，属于对叙事进行编辑，也就是修改、纠正或者润色的过程。治疗师要做的不是解构、复制或者重构案主的故事，而是要推动案主讲述和复述故事的过程，并参与其中。

治疗师一旦开始对叙事进行编辑，就会产生滑坡谬误，治疗注定走向失败。要想站在叙事编辑的立场，必须有编辑的专长和技术。这种立场有一定的风险：其中暗含着一种观念，认为治疗师在讲述故事方面比案主更加专业，更有可信度。它假设治疗师可以像读一本书那样轻易读懂案主。这就使得治疗师如同一位考古学领域的叙事者，认为世界上存在这样一种故事，它具有某种想象中的宝贵价值，有待人们将其发掘出来，复述出来。有一种观点认为，世界上所有人的故事都是普遍适用的，已经没有新的故事可以听了。如果坚持叙事编辑的立场，就有可能被这一观点误导。还有可能会导致将案主第一人称叙事中的语言和隐喻转变为专业的技术性语言，以及这一语言假设的有关人类本性的信念。

必须小心。如果我们相信自己是某个互动圈子中的一员，我们必须依照这个信念行事。叙事编辑的立场，及其可能会导致的后果，本质都是没能将案主看作治疗中意义循环的一部分，让意义建构的过程在一个普遍的领域中进行，而不是一个更具针对性的领域。这一立场无法应对某些情况特殊的案主，比如，一位单亲黑人母亲，她的儿子把枪对准了他的同学。治疗师若是选择了叙事编辑的立场，治疗中就没有这位母亲的容身之处；她不存在于这个叙事之中，这不是她的故事。这位母亲本就觉得没有人理解她的处境，没有人会帮助她，她因此感到害怕，而这样一来，她的担心就变成了事实。更为重要的是，叙事编辑是一个主导性的身份，持有这一身份的治疗师于案主而言，是处于一个具有等级性和二元性的立场。而一种固有的风险是会边缘化这位母亲第一人称叙述的故事，而倾向于占主导地位的社会话语。即便是那些声称反对某些主流社会话语的治疗师，如果他们认为自己的反叙事话语（比如社会不公正、性别不平等、殖民制度化）更适合案主的故事，他们也会边缘化案主，这是不经意间的行为，也十分矛盾。

治疗师并非一张白纸或一面空白屏幕。与我们那些对话伙伴一样，我们也会由于自身的知识、先前的经历，以及自身的偏见，对治疗领域有一些先入为主的认识（伽达默尔，1975，1988；海德格尔，1962）。然而，我们应该试着不带偏见地进行治疗，比如，我们不能提前为案主制订化解问题的方法。相反，我们应该相信，问题的化解方法会随着对话的进行而得出。

治疗师不是判断差异存在的谈判者或裁判。[①]治疗师既不会想要面对差异，也不会指出差异所在。治疗的目的并不是将所有人的观点综合到一起，或是让所有人达成共识。与之相反，治疗师欢迎多样化的观点。

治疗师不是侦探，不会探索真相，也不会去判断哪个更真实，哪个更虚假。治疗师不寻找隐藏的现实、意图和意义。治疗师不是一个单向的、占主导地位的探询者，不是定义问题的专家，不是解决问题的专家，也不是判断异常还是正常状态的权威。治疗师不描述、不解释也不诠释行为。治疗师只是一位对话的伙伴。

治疗师既不是治疗的干预者，也并不被动。我想强调的是，心理治疗并不是一种机械的、预先从干涉主义角度得到认知的存在方式。正如伽达默尔所说，治疗师由案主引导，只不过是"一个循环的互动系统中的一部分"（伽达默尔，1975，p.361），而且只是一个相互影响的系统的一部分，并不是这个系

---

① 我不常用"谈判"（negotiate）这个词，我更喜欢的词是"面对"（encounter）——"面对多样的现实"。在我看来，"谈判"代表着一种对抗式的立场，因为谈判是为了解决互相冲突的差异，比如讲价、争吵、仲裁、求情和调解等场景。

统的掌控者。比如，治疗师不会为了控制对话而制订议程，或是将对话的方向推向某个特定的内容或结果，而对话方向发生的变化也与治疗师无关。治疗师的目的不在于掌控或干预对话。治疗师的目的是推动对话发展，在对话中为新意义、新叙事、新行为、新感受和新情绪的诞生创造最佳机会。治疗师的目的在于促进内部对话（与自己或想象中的人在心里对话）和外部对话（把话说出口，与他人进行对话）的发生。治疗师不是干涉主义者，没有等级层次的立场，这并不等于治疗师处于被动和无知的状态。这也不意味着治疗过程中发生什么都无所谓，同样不意味着治疗师就是随波逐流，没有一点影响力。处于这样的立场之中，治疗师具有能动性，但不会指导别人怎么行动。治疗师总是会影响案主，反之亦然，案主也总是在影响治疗师。

"存在方式" VS "行为系统"

这一观点认为，在心理治疗中，治疗师可以发展和使用个人风格。于是，每位治疗师都会以自己的方式将治疗哲学和相关立场转换为治疗关系，对于治疗师的个性和他们本身具有的一切特点来说，这种治疗关系是独属于他们本人的，使用起来十分自然。每位治疗师所做的转换都高度个人化，在每一种治疗情境（治疗涉及的诸多个体，治疗对话的相关内容，以及治疗对话发生的情景）中都显得极为独特。换句话说，治疗师的话语和行为，会因案主而异，因面谈阶段而异，这对于治疗师和治疗情景都是独特的。这种"因时制宜"的做法需要具备弹性。这种做法需要治疗师有能力，灵活处事，并且愿意让自己的思维和行为发生转变，以顺应治疗情景的需求。林恩·霍夫曼（1994年10月，我们私下交流时）曾经提到，可以将哲学立场体现的适应性和易变性看作其"蓄势待发"的状态。

治疗师的话语、行为和想法每时每刻都在受到影响，因此无法提前产生认知，这经常让人感到不安，因为在西方世界，我们已经习惯了像按照处方行动一样的行为，习惯了那种确定性。我们习惯了在治疗中确认和寻找治疗师预先设置的治疗结构。如果我们不能发现自己想看到的东西，我们就很难想象治疗师正在做什么，或者将要做什么。这也就部分解释了，为什么治疗师在使用合作取向治疗时，其他人观察治疗过程，只能看到他们期望看到的内容，其他的一概无法发现。但我并不是想说，就算长时间观察，某位或某些治疗师也发现不了他们的相同之处和治疗模式。研究表明，我们往往倾向于观察我们相信的事物，更容易发现我们正在寻找的事物（琼斯，1986；罗森汉恩，1973；斯卡尔，1985）。这一观点同样适用于这项研究本身。

为了向我的学生和来访的同事阐明这一哲学立场的概念，我经常让他们与那些治疗方式受到合作取向立场影响的治疗师一起待一段时间。尽管治疗师的实践都会受到相同假设的影响，但是治疗师之间仍然存在差异，治疗情景之间也存在差异——我想让他们体会到这一点。我想让他们珍惜那些每一种治疗情景都必不可少的特殊资源；我想让他们理解，他们可以在治疗中展现个性和风格（不需要，也不应该模仿我或者他人），他们可以成为最具想象力、最具创造力的自我。如果我们试着去复制他人的治疗风格，就是缩小了自己思考和行动的范围，限制了自己的创造力和选择——从而也限制了他人的创造力和选择。

一位客人

我视自己为一位客人，尽管只是临时地拜访案主一小段时间，参与他们人生的一小部分，他们与他人之间的对话持续不断，且始终在变化，而我则在这些对话中往来。我想成为能够被接受的客人。精神病学家苏·钱斯（Sue Chance，1987）在谈及说"再见"的方式时，同样将她与病人的关系比作参加晚宴的客人和主人。

我反复地出现又离开，并不意味着我会成为病人生活的中心。我只是一位参加晚宴的客人。我到场，是因为我收到了邀请。我要保持礼节。也许我会教给他们一些礼仪。也许我会分享一些食谱。也许我会自带一些他们从未尝过的菜肴。但是，我并不住在他们家里。那是他们居住的地方。

对于我的朋友来说也是一样。我理应以礼待人。我要说再见的时候，希望自己能够考虑周到，再出口道别。我希望他们可以明白我是多么感激他们的邀请，多么喜欢他们的陪伴。我希望我能为他们留下些什么。我知道我已经从他们那里得到了馈赠。（p.21）

她继续谈论这一话题，谈到那些对人们产生影响的对话，那些留在她心中的对话，那些案主从治疗室带走的对话。

我也有过自己的晚宴客人。我能看出哪些客人不够真诚，也能看出哪些客人十分粗鲁。最终，我都忘记了他们曾经来过。那些态度友好的客人留在了我的记忆之中。我会回忆起与他们的对话，我会回忆起与他们同桌而坐的愉悦心情。有时，我看着他们坐过的椅子，几乎能够看到他们的身影。我可以确定，他们就在那里。我还记得自己满是遗憾地望着他们远去的背影，我知道离去是万物之本性，他们也该离开了。（p.21）

我曾经听到案主说过类似的话。一位名叫拉尔斯的案主回忆起他与哈利·古勒施恩的对话，说："我与他见面时，他时不时就会说出这个比喻。"另一位名叫爱丽丝的案主，她在高中和大学时接受过治疗，多年以后偶然遇到了她的治疗师哈利·古勒施恩，她这样描述了与哈利重逢的经历和他们之间的对话：

我还在上高中时，每周都需要跟你聊天。我太害怕去上大学了，所以我上不了。如果我只能每个月回家的时候见你一次，我该怎么办呢？我都无法想象那种场景。你知道我那时是怎么做的。我将你的形象印在脑海里，我去哪里，你就去了哪里。每当我需要跟你聊天的时候，我就会问自己："古勒施恩医生会说什么？"或者"古勒施恩医生会问我什么？"然后我脑中的那个你就会告诉我答案。大学毕业之后我搬去了美国东部，脑海中的你也跟着我走了。某天我意识到，我已经不需要带着你到处走了，因为我真的已经不再需要通过跟你聊天来稳定情绪了。我可以跟我自己聊天。但是每隔一段时间，我需要你的时候，我就会邀请你进入我的脑海，像邀请一位老朋友吃饭一样。

治疗师的改变：有风险的"学习者"立场

采取这一哲学立场的治疗师，参与此种对话的过程中，也可能会导致自身发生改变。在治疗过程中，治疗师与案主互相影响，对话自然导致改变，治疗师与案主一样，无法抗拒这种变化。认为我们参与一个可以引起转变的过程时还能保持自身不变，这种假设是不符合逻辑的。正如我的一位学生所说："我已经想通了。如果我不能改变自己对某件事的想法，我又该怎么让我的案主改变想法呢？"这意味着我们可能会改变对某个问题、某个人或者某种情景的想法。这意味着我们可能会改变自己的行为。但是，我们应该更加清醒地认识到，这也意味着我们的实践伦理，我们根深蒂固的道德准则，还有我们无比重视的价值观，都将呈现出来，变得更加容易受到挑战，更加容易改变。我认为这一立场在一定程度上解放了我们的创造力，推动我们在终身学习和个人成长的道路上越走越远。如果我们可以将研究和学习看作日常行为的一部分，并付诸实践，我们就能够在这条道路上发挥自己的主动性。

把研究和学习作为日常行为的一部分

后现代主义作为一种意识形态批判，也是一种哲学立场；处于这一立场中，我必须而且能够始终意识到问题所在，对问题保持开放的态度，并反思我掌握的知识，或者是我以为自己掌握了的知识。这种意识、开放性和反思结合在一起，让研究和学习成为日常行为的一部分，在这一研究和学习的过程中，我的身份也会发生转变：既是一位专业治疗师，又是我日常生活中的自己。我学习的方式和内容都是具有流动性和互动性的，是社会建构的过程。这一过程涉及我与自己、案主、同事、学生以及他人之间共同反思的大量对话。这些反思成了生成性学习过程的一部分，比起仅仅了解案主的故事来说，比起治疗经验自身来说，都涉及更为广泛的范围。我们成为治疗师，将自己定义为治疗师，并作为治疗师继续成长，这是一个过程。而这又将我们带回了"以自我为历程"的完整循环之中，我觉得这很有意思。

舍恩（1983）在《从业者的反思：专业人员如何在行动中思考》（*The Reflective Practitioner: How Professionals Think in Action*）一文中，针对作为日常行为的专业知识和研究提出了一个重要观点。他提出质疑，认为有的专业人员并不在实践中进行反思，不反思自己的思想和行为。

> 许多心理治疗从业者视自己为技术专家，受到这种想法的制约，他们无法在自己的实践过程中看到任何值得反思的事物。他们太熟练于选择性忽视，熟练于将无用的东西分类处理，熟练于掌控情景，并使用这些技巧来维持自己的实践知识。对于他们来说，不确定性是威胁；承认不确定性，就意味着自身的软弱。（p.69）

在这种情况下，技术优先于人本身。

舍恩认为，机构官僚体系和职业官僚体系授权技术专长和知识，并加以稳固；他设想，专业人员应该有自主权，是独立存在的（pp.326-338）。我认同舍恩的观点。专业人士因此失去了创新、合作以及适应环境变化的机会。舍恩呼吁专业人员要认识到，自身的专长与意义环境密切相关，他们的行为对于不同的人来说，可能具有不同的意义（p.295）。为了避免技术成为主导，实践遭到孤立，为了规避我称之为"自动驾驶"（automatic pilot）的专长产生，舍恩认为，我们应该"在行动中认知"（knowing-in-action，p.49）或是"在行动中反思"（reflection-in-action，p.126）——我们不能仅仅反思行动，还要反思我们在行动中的反思。反思，以及反思在行动中的反思，有关联系，有关合作，也有关建构；在我看来，这些反思代表了一种后现代主义的认知形式。反思是一种持久性的自我教育过程，治疗实践在此过程中，用舍恩（1983）的话来说，自身就是一种"新生之源"（source of renewal，p.299），对于治疗师来说也是如此。我认为，这一源头（伴随着"尚未知晓"的态度）在不同的专业人员之间，是一种关键性差异，比如有的治疗师对工作感到厌倦，精疲力尽，而有的治疗师仍能保持热情。

在这里很有必要提及汤姆·安德森（1995a，1996），他将自己的反思性团队实践扩展为临床治疗的评估工作，完美地示范了研究属于日常行为一部分的理念。有了安德森的支持和建议，几个治疗团队和临床治疗师开始邀请他们的案主和同一社区的同事来帮助自己，不仅对他们的治疗实践做出评估，并且也作为共同研究者参与其中。他们的案主与同事参与制订评估方法，包括治疗中会问到的问题。比如，他们会询问自己的案主和同事："你们觉得我们在治疗时应该问你们什么问题？"以及"什么样的信息会对你们有所帮助？"（谢尔贝格、爱德华森、尼梅拉和奥博格，1995；谢尔贝格等人，1996）。

他们发现，这种既合作又包容的研究方式，增强了治疗师之间，以及案主与治疗师之间的关系。这种合作疗法将治疗师推上了学术研究的前沿，让他们开始质疑由学术"外行"进行研究的传统，这一影响极为重要，意义深远。

"内行"所做的评估和研究，为实践者创造了学习机会，对他们未来的实践有所帮助。这是一种前瞻性的对话过程，如格根所说，它"推动了对话的发展"；这也是一种合作性的对话过程，如肖特所说，它创造了一种"让人们产生归属感的对话"。

公开化

公开化的概念与反思（以及分享某人的日常工作）相联系，即我会更愿意揭示和公开分享我个人的内心对话和独白：我的思想、偏见、好奇、怀疑、问题、意见以及忧虑。这样的做法，让我能够接纳反馈、评估和批评。因此，我对所有同事和案主都敞开心扉，更多地展示自己。我选择使用**公开**，而不是**透明**这个有时与女权主义批判有关的词语，是因为我认为我们彼此之间是无法看穿对方的。实际上，我们只能看到对方选择展示出的样子。

这种公开化的立场，与专业人员日常的一面或秘密的一面存在矛盾。根据舍恩（1983）的说法，那种"身负众望地承担专家身份"的专业人员：

> 如今，时不时就有人期望他能够揭露自身的不确定性。平常的时候，人们期望他可以保持自己专长的隐私和神秘，然而现在，人们开始期望他可以公开进行反思，反思自己的实践知识，反思自身……并将独属于他的知识公之于众，让所有人共同探询。（pp.297–299）

反思的过程有助于治疗师多重话语和思维的形成。治疗师同案主一样，可以产生不同的想法，有的想法可以相互兼容，有的则互相矛盾。荷兰心理学家赫尔曼斯（Hermans，1995）对自我的对话本性很感兴趣，他将其比作费奥多尔·陀思妥耶夫斯基小说中的"复调声音"（polyphonic voice）。①陀思妥

---

① 赫尔曼斯的观点与第十章讨论的陀思妥耶夫斯基书中人物的观点相似。

耶夫斯基在自己的书中，也只不过是众多角色之一："陀思妥耶夫斯基书中的不同角色，并不是服从于作者本身意图的'听话的奴隶'，他们可以与作者平起平坐，可以不同意作者的观点，甚至可以反抗作者的意图"（p.337）。

在案主于我们面前呈现的复杂困境中自然会诞生诸多观念，有时这些观念还会相互矛盾；反思，并向案主展示自己的内心，让我和案主都能更加灵活地应对这些观念。这些观念允许我拥有强烈的意见，并坚持主张，也让我可以参与有争议的情境，而不必造成两极分化或僵化。而我在这里所说的一切，都能作为应对困境的权宜之计。

从后现代主义的角度来看，专业人员指：

> 对于现实有自己的观点，同时进行反思；认为应该与对话中的另一方（比如治疗中的案主）的观点持对立的立场，同时也要尽力理解对方。他们宣扬这些观点，并依此行事。（舍恩，1983，p.350）

公开化意味着，不仅要公开专业方面的信息，也要公开属于个人的信息。尽管我不会像其他治疗师那样，对于让他人了解我感到犹豫或是抗拒，但是我要声明，我所说的公开化，并不是指分享个人隐私或亲密关系，这可能属于"自我披露"或"越界"的行为。我们的案主自然会对我们感到好奇；为什么不会好奇呢？还记得塞布蕾娜说的那句"我一点都不了解你"吗？还有，后来她说她想知道，"她（指的是她的治疗师，简）结婚了吗？她与丈夫的关系是怎样的？"这是她在那次面谈时最后问的问题。

我曾经面谈过的另一位案主，她与我聊过她与三位不同的治疗师打交道的经历。她说："你应该相信你的治疗师，而你却对他们一无所知，不觉得这样很可笑吗？就好像你总是要赤身裸体地站在一个一直衣冠楚楚的人面前。哪怕只是稍微了解一点关于治疗师的事情都是好的。"

基于这种观点，在每次治疗结束时，我都会给在场的案主或其他人向我提问的机会。有这样一个典型的案例，我对一位案主说："我已经问了你很多问题，现在我想知道，你有没有什么想问我的？"

他回道："我有点好奇，你在得克萨斯州是做什么的？"

我向他介绍了我的部分工作，然后说，我很有兴趣进一步了解像他这样的人，以及他们经历过的种种挣扎。最后，我问了一句："可以吗？"

他说："有意思。"

"你还有什么想知道的吗？"我问。

他简单回应道："我觉得可以。我就当这是一个机会，能让我更了解自己，让我看到身边都发生了什么。"

为了按照案主的需要定位自己，更进一步地公开化和反思，用舍恩（1983）的话来说就是，"专业的从业者为了扩大和加深自己在行动中反思的能力，必须发掘和重构人际行为理论，这是他们带入自己专业领域的生活的理论"（p.353）。我还想加上一句："也是他们带回自己日常生活的理论。"有些理论不会将这一实质反映出来，而是将其作为一种内在矛盾。比如，人们可能会认为，开放、公开的反思不是依据经验得出的，人们可能会认为这种反思违反了保密原则，是越界，不符合职业道德，或者太过相对。更重要的是，这些反思可能会威胁到认知和专长的舒适区和确定性，从而威胁到理论本身的存在。

共同责任与问责

责任与问责是文化理想，是文化价值观。我们希望人们可以承担责任，对自己和他人负责。然而，有时我们创造的情景和关系，不适合也不支持我们承担责任。相反，我们会创造可以让我们逃避责任的情景和关系。我们接受的培训是让我们参与**不平等**的对话。我们接受的培训是为案主免除责任。我们接受的培训让我们成为知晓他人应该如何生活，知晓什么样的叙事才是好叙事，或者知晓什么样的变化才最有效的等知识的专家。

从我的经验来看，某位治疗师邀请案主与之合作时，责任就会变成双方共同的责任。人们经常误解那些选择合作治疗的治疗师，认为他们天真地放弃了身为治疗师的责任，但事实并非如此。治疗师选择这一反思性的哲学立场时，案主与治疗师之间的二元关系与等级关系就会被打破，双方开始共同承担责任和问责。事实上，我发现，在共同的责任和问责中，治疗师会变得更加负责，更加主动地承担对案主的责任。

一些社会建构主义学者遇到了道德责任的问题。肖特（1974，1975，1990，1995a）提出并呼吁人们更多地共同承担责任和问责。他希望"可以将心理学重构为一门关于行动（以及能动性）的科学，而不是研究行为（和方法）的自然科学"（1995a，p.385）。①肖特（1995）提出的底线是，"人们只有以某种方式对他人负起责任，他们自己独特的、特殊的'内心体验'（inner experiences）才能在这个世界上发挥作用"（p.386）。同样，分析哲学家阿拉斯代尔·麦金泰尔（Alasdair MacIntyre）指出，社会建构主义的道德责任是将人们的生活从众专家的控制中解放出来，并：

> 将他们自己生活形式中的责任，交还到那些彼此联系的人们手中——此时，人们的任务是确定在哪些时刻和情景中，他们可能会作为合乎伦理的存在面对彼此。（引自肖特，1995a，p.387）

还有一些人提出了同样的质疑。心理学家马克·弗里曼（Mark Freeman，1995）认为，"对许多心理学家来说，自由和责任的问题甚至都不值得注意。一般来说，心理学这门学科的各种假设都不会考虑到这两者"（P.357）。他将

---

① 肖特高度关注心理治疗师在"存在道义缺陷的军事工程"（用他的话来说）中扮演的角色，他做出了回应，指责心理学领域惯于借其运作机制来逃避责任，不愿为那些（在他看来）招人厌恶的政治性提议承担问责。

道德责任区分为"对我们自己的行为负责"（p.358）和"对他人负责，尤其是对那些权利遭到压制，或是正在承受不必要的痛苦的人负责"（p.358）。一些女权主义哲学家和心理学家，以及女性研究的理论家（寇德，1988；玛丽·格根，1995；休斯，1988）认为，自我是具有关系性的，并且也强调了责任的概念：玛丽·格根（Mary Gergen，1995）提醒人们，"这种向关系自我的转变并没有消除道德选择和行为的话语……（但是）表明，需要通过多元主义的视角来修正那些构成道德行为的因素"（p.366）；罗琳·寇德（1988）呼吁人们负责地进行认知；朱迪丝·约旦（Judith Jordan，1991）主张责任具有相互性。

肯尼斯·格根和传播学研究者希拉·麦克纳米（Sheila McNamee，1994）认为，研究关系责任既不是为了改变某个有缺陷的人，也不是为了解决冲突。相反，研究关系责任是为了扩大对话中已经承认的相关话语（"关系现实"）的范围。增强责任心，承担更多的责任，有助于治疗师变得更加公开化，更加开放，更愿意助人为乐。

"但是，你才是专家"

治疗师常常担心的是，案主想要的是确定性，他们付钱给专家是为了寻求答案，并且他们不愿意接受持合作取向的哲学立场以及邀请他们加入合作的治疗师。根据我的经验，这种情况根本不需要担心。我发现，对于案主来说，要加入这种合作文化不算什么难事。如肖特所说的"归属感"表明的那样，案主会欣然接受合作，他们也想这么做。正如瑞典那两位患厌食症的女孩的母亲坚定地提出的那样，案主往往会恳求治疗师与他们合作："但是我们比任何人都要了解我们的女儿。我们了解她们的反应和感受……我们比任何（怀有偏见的）护士或者医生都更清楚何时能够信任她们。"

不幸的是，等治疗进行到某一程度时，案主（比如这一家的成员）与治疗师接触，会觉得自己对治疗师的了解已经胜过对他们自己和其他成员的了解，他们知道治疗师的认知什么时候会产生不合理的描述和疗法。然后，治疗师就会开始将案主眼中看到的变为现实。这其实是非常糟糕的。也就是说，打个比方，其他人在倾听某人说话、对待某人时心存疑虑，他们很有可能在接下来的时间里始终以这种目光看待这个人的所有行为，或许这个人就会真的开始以他们怀疑的方式行事。比如说，一位治疗师认为某位父亲猥亵了他的女儿，并试图证实此事，而另一位治疗师只是想与这位父亲对话，这两位治疗师对待这位父亲的方式会有相当大的差别。

怀疑案主是否愿意、是否有能力参与合作，治疗师产生这种想法其实更多的是因为自身对治疗的期待，面对不确定性，治疗师比案主更加不安。我没有忽略掉这一事实——时不时会有案主对治疗师说："告诉我，我该怎么做？"当然，有的案主的确会这样说。听到案主这样说时，我会尊重他们的心愿，认真对待这个问题。但是，我既不知道怎么回答他们，也不会无视他们的请求，以期他们可以盲目地信任我。每一个请求我都会回应，而我所做的回应都取决于这一请求所处的对话情景。

故意而为

要记住，哲学立场体现了一种总体的存在方式的一部分，案主一旦开始与治疗师接触，就能够感觉到这一立场的存在。案主与治疗师最初产生联系时，合作的舞台就已搭建好，且必须在双方建立关系的过程中得到重视。哲学立场既不是技术，也不是理论。如果从认知角度来思考，可能就会意识到，这一立场不可操纵，不具备战略性，也不是人为制定的。我选择这一立场，从表现上来看，并不是故意而为的；但是，我确实是顺应自己的意愿做出了这一选择。[①]我决定要变得坦诚开放，懂得欣赏、尊重他人，富有魅力，又充满好奇——我们身处一种与案主共享的、合作又平等的治疗关系，这些性格特点对我们来说都十分重要。我故意做出这种选择，是因为我重视这一立场。

我认为，这样的哲学立场可以帮助我加入与案主的合作关系，开启与案主的对话。因为这种立场作为一种存在方式，让我能够在众多不同的环境（在上课，或是在组织咨询事宜）中，不考虑环境中的人（是我的研究生，还是领导）是什么身份，不考虑接下来的安排（是学习，还是团建）是什么，不考虑遇到的困境是什么类型（是棘手的案例，还是上下级之间的冲突），而只是专心工作。

哲学立场实际上看起来是什么样的？这一概念是如何影响和形成一种合作性的治疗过程和治疗系统的？作为过程专家，治疗师需要做什么？首先，我会通过审视治疗过程，来回答这些实际问题；然后，我会介绍来自案主和一些虚构角色的声音和话语，进而阐明我的观点，提出建议。

---

① 我的人生经历决定了（determine）我对用语的选择。比如，在表述心理治疗和心理问题的话语中，我往往觉得"决定"这个词有消极意义，有种"任性而为"的意味 [实际上"故意"（intentional）这个词也有这种意味]。然而，在本书中，我用"故意"这个词，是为了表明我们都是具有自主意愿的存在 [具体来说，我在此使用"故意"表示"决心以某种方式行动"的意思，这也是《韦伯斯特新大学词典》（*Webster's New Collegiate Dictionary*，1972）中给出的定义]。

第六章

治疗是一种对话式交流

将我们从那些"内行"的专制主张中解放出来的……正是对话。

——G. B. 麦迪逊

如若试图让对话与单一逻辑共舞，对话思维或将面临崩坏。

——斯坦·布莱顿（Stein Braten）

对话式交流的转变性

我发现自己既身处治疗对话之中，也身处与治疗有关的对话之中，长期以来，我一直想要理解和建立一个背景，来体现这两种对话的性质与本性。我认为，对话是构建意义过程中最重要的工具，但是，我过去的经历告诉我，不是所有的对话都会产生新的意义。我一直在想：可以产生新意义的对话有什么特别之处？我给学生们提出了这样一个难题，让他们思考自己在生活中的经历：与他人对话时，帮助对方以不同的眼光看待自身情景，在他人心中埋下新的念头，或是给予他们自由感或希望，这些经历，与那些没能帮助到他人的经历有什么不同？

从后现代主义的视角来看，一切人类行为都是顺应自身意愿而产生的，位于社会历史现实之中，我们通过语言了解人类行为，语言让人类行为能够反复进行和发生改变。我们并不只是被动地顺从精神与生理的内在需求，也不仅仅是反映情景或反馈外界约束的简单结果。无论是单一化还是多元化的人类系统，都不是具体的机械结构。我们在与他人持续的对话互动过程中，有意地塑造自我，建构我们周围的环境。意义和现实的这种持续性演变，建立在对话和象征性互动的基础之上。所有的社会行为，都可以看作一种个人行为系统的产物：在这个系统中，个人通过诠释过程和建构叙事来协调（即适应和联系）自身的行为与他人的行为。我们的人生因彼此而丰富多彩。

从后现代主义的诠释和叙事角度来看，对话是一种语言现象：一种生成意义的过程。这一过程的转变性[1]取决于交流的对话性，取决于对话在新的、不同的意义情景中与我们的生活日常重建联系的能力。意义独属于且适用于这一情景以及情境中的我们，意义在对话中得到发展。也就是说，人们反复讲述已经熟悉的故事，在重新叙述的过程和内容中产生了变化。人们反复讲述，不仅创造了新的故事，更让与这些故事有关的人发生了变化，即叙事自我发生了变化。

治疗的特点，就在于案主与治疗师在表面（把话说出口）和内心（无声地）进行的交流／对话。我把治疗过程称为**对话式交流**。对话式交流是一种生成过程，人们在其中创造并共同构建新的意义——认识事物的不同方式，了解或影响某人生活经验的不同方式。治疗对话（与治疗室之外的对话互相联系、互相影响）及其中产生的新意义，进而带来了自我能动性，以及化解问题的方法。

治疗对话与变化

案主担心或忧虑自己的生活，这在他们的故事中有所体现，而心理治疗依靠的就是找到新的方式，围绕他们故事中的担心和忧虑进行对话。治疗的目的不是发掘知识或信息，而是创造新的意义，达成相互理解。案主与治疗师

---

[1] 学生在专注于学习合作取向治疗时，常用"力量"（power）这个词来描述他们在个人生活和专业成长中的自我转变。

共同探索过去的、已经讲过的故事，共同创造将来的、尚待成形的故事；在我看来，通过共同探索和创造，将案主建构完成的人生经历和自传呈现出来，这才是成功的治疗（安德森和古勒施恩，1988b，1990a；古勒施恩和安德森，1987a）。这些由案主和治疗师共同创造的个人叙事，有关身份认同，不断发生演变，催生了新的意义方向、新的故事、新的对话，从而带来了新的未来。为了实现这一未来，对话必须允许案主的**叙事自我发生转变**。用肖特（1994）的话来说就是：

> 治疗在于让我们获得一种语言，使用这一语言，我们可以对自己做出解释。……这种"治疗"永远不会结束，我们过去经历的种种总是存在更深的"联系"，而未来的发展将会为我们揭开过去的谜团。但是，人们需要表现出想要"进入"未来——而不是"脱离"已经无法改变的过去——然后"重塑"过去的模样。人们顺应这一需求而回忆过去，这无论是对于个体的心理治疗，还是对于修复维特根斯坦所指出的我们这个时代的通病，都至关重要。在维特根斯坦看来，我们这个时代的通病一方面在于我们不会感到好奇，……我们无法发现那些存在于平平无奇的日常生活中奇怪、独特、新奇、神秘又不同寻常的事物。（pp.11–12）

在这样一种治疗对话中，在这样一种会自然导致变化的诠释性过程中，案主与治疗师双方都容易发生改变。案主与治疗师都可能会发生自我的转变。换句话说，治疗师不可能保持不变。正如罗琳·寇德（1988）提出的："真实的对话既非礼貌客气的交谈，也非意见分歧的冲突，治疗双方都在其中发生了变化。"（p.188）

那么，对话式交流到底是什么呢？转变的本质是什么？这种治疗对话与那些无法演变出新事物的对话，有什么区别？个人作为叙事自我，在故事中是如何发生改变的？与他人或与自己进行的对话式交流是什么形式？给人感觉如何？与朋友之间的对话，和与治疗师之间的对话，两者有区别吗？如果有，是什么样的区别？塞布蕾娜与简的对话起到了很大的作用，这是为什么呢？首先，我们先来讨论对话的普遍概念：对话是什么？

对　话

对话不仅仅是简单的说话。对话完全可以被认为是我们存在的本质。罗姆·哈雷说过："首要的人类现实，就是人处于对话之中。"（1983，p.58）肖特（1993a）同样也提出：

> 人生就其本质而言，就是对话。活着就意味着要与人对话：提出问题，倾听他人，做出回应，表示同意等等。那些否认这一观点的人，往轻里说，他们将来可能会恼羞成怒。（p.62）

对话不可能有单一定义，因为对话本身并不作为事物而存在（塞尔，1992）。对话每时每刻都在进行和发展，且特定于对话语境、参与对话的人以及对话环境。然而，我确实发现了所有对话的基本特点：

1. 所有对话者都会带着自己的思维框架加入对话，这一框架来自他们的日常生活，其中包括自我认同等。

2. 每段对话处于某一语境之中，比如本地语境（更为直接的人际语境）或共同语境（文化、社会、历史语境）。

3. 每段对话都与无数过去和未来的对话紧密联系，并且都将成为这两者的一部分，受它们影响，也将继续影响它们——不存在独立的对话。

4. 每段对话都有自己的目的、期望和意图，来自所有参与对话的人。

5. 对话者之间，每一次口头外部对话，都会涉及对话者内心的无声对话。

尽管这些特点已经适用于好几种类型的对话，但是为了了解日常对话，尤其是治疗对话中发生转变的可能性，我发现，仅区分两种不同的对话就足够了：一种是会产生新意义的对话，另一种是没有新意义产生的对话。我称第一种为对话式交流，第二种为独白式交流。首先，我说的对话式交流是什么意思？对话式交流的本质是什么？

对话式交流：共同探询

在心理治疗以及其他情景中，**对话式交流以共同探询**（shared inquiry）为特点：双方进行合作，不间断地做出回应、互动；交流并讨论双方的观点、意见、偏见、记忆、观察到的事物、感受、情绪等等。参与对话的人在共同探询中处于一种流动模式，这一模式以双方的交流为特点，在交流过程中，双方**共同参与**，彼此交流，既表达又倾听（安德森和古勒施恩，1988b；古勒施恩和安德森，1987a）这一特点表明，在对话中，人们不是**对**他人说话，而是**与**他人交谈。人们遵循这种对话原则，不会认为自己已经完全明白对方在说什么，想表达什么意思，或者想要什么；相反，每个人都会努力地了解对方所说的内容，试着用语言与对方讨论其中的意义，以此来理解对方。对话者为了理解他们目前遇到的问题，实现他人与自己的目的，而致力于真诚地与对方交流观点，这时语言就会变得生动起来（伽达默尔，1975）。对话过程的本质就是通过共同探询寻求理解，产生意义；合作语言系统疗法的本质也是如此。共同探询有如下特点：对话空间；共同探索，共同发展；对话内部产生理解；内心的对话；扩展未能说出的内容，并将其表达出来；对话情景；
对话中的归属感；以及双方的共同意愿。

对话空间

对话空间（dialogical space）是一种在对话者之间、对话者内心存在的隐
喻性空间，这一空间能够创造共同探询的机会（安德森和古勒施恩，1988b；
古勒施恩和安德森，1987a）。对话空间指的是，某个人的思想中包含着多种
思想、信仰和观点的空间；而在**独白空间**（monological space，见布莱顿，
1987，1988）中，观点或观点的合集都处于静态，且排斥其他观点。生成过
程促进观点和行动流动和变化，对话空间或对话情景对这一生成过程的发展
来说至关重要。这跟爱尔兰家庭治疗师麦卡锡和伯恩（McCarthy & Byrne，
1988）用爱尔兰神话"世外之地"（Fifth Province）来做的比喻一样——"世
外之地"是一个想象出来的地方，如果爱尔兰国内的居民"陷入冲突与竞争
交织的大网之中，无可奈何"，他们就会来到这个"世外之地"，对他们所在
的情景进行"处置"（麦卡锡和伯恩，1988，p.189）。[1] 在这里，他们所说的
处置指的就是对话或者交流。塞尔（1992）以一个不那么有诗意但也是隐喻
的方式，同样强调了对话空间于结构中的相关性："每段言语行为，都创造了
一种**可能性空间**（space of possibilities，强调为笔者所加），为的是得到合适
的言语行为作为**回复**。"（p.8）对话式交流／治疗可以产生的空间／情景，范围
要大于案主日常遇到的空间／情景。这就要求治疗师要有能力创造和维持一个
对话空间，用肖特（1995b）的话来说就是，让他人"能够在无尽的可能性中
自由地漫游"（p.68）。如果没有对话空间，人们在讲述一个已知的故事时，就

① 麦卡锡和伯恩（1988）引用赫德曼（Hederman）与卡尼（Kearney）的话："这里，即便是最平常的事物，
都会得到人们的另眼相待。必须存在这样一个中立的地区，让事物能够脱离党派之争，不受偏见束缚，
从而显出自己的真实面目。……这一'世外之地'，这一地区，这一中心，并不意味着政治意义或地
理意义上的立场，而更像是脱离实际立场存在的。"

无法为叙事和叙事自我提供转变的机会。

共同探索，共同发展

治疗对话是一种共同探询的过程，是为了理解彼此，发展共同的意义，解决难题——这一目的将案主和治疗师聚集到一起，占据了案主的全部精力。案主与治疗师**共同探询**的过程，遵循的是**共同的困惑**（mutual puzzling）这一原则，体现在他们探索熟知事物（比如，案主试图向治疗师说明的——自己的故事、对问题的看法、有关解决方法的想法）、发展未知事物（比如，意义、现实和叙事）的过程。

治疗师对案主的了解引发共同探询。当治疗师以真诚、善解人意又包容的态度来了解案主所讲述的经历时，双方就以对话中的相关内容为引导，开始了共同探询的过程。当治疗师开始了解案主时，案主也开始产生好奇，于是治疗师会邀请案主一同探询他们面对的问题。治疗师开始了解并理解案主的故事——了解案主的观点、经历和愿望——以前，治疗师了解案主的模式是按照治疗师提问—案主回答—治疗师倾听的顺序进行的，如今逐渐转变为一种以共同探询为特点的对话过程。随着共同探询的深入，原本固定不变、僵化，或者说单一的结构也开始改变。案主与治疗师在这一探索和创造的过程中，讲述故事、探询问题、诠释问题并塑造叙事，双方形成一种**对话伙伴关系**，一种共同关系。治疗变成一种合作过程，如肖特（1994）所描述的那样，案主在与治疗师共同努力理解和诠释的过程中，其自身也属于对话的一部分，并参与其中。

共同探询的必要性体现在其推动理解进程，它反映了案主个人的、第一人称的叙事理解，也受到这一叙事理解的影响。案主的叙事内容引导治疗进程，而并非我的理论描述和解释来引导。治疗对话中产生的事物，必须源于对话，由参与对话的人共同塑造并决定，而与外部理论无关。这就是合作。对于案主用第一人称讲述的自己的日常生活和人生经历，作为治疗师，我的职责就是与案主一起参与这段叙事。我和古勒施恩（安德森，1990；安德森和古勒施恩，1988b，1992）曾在文章中写过这种对话形式，而肖特（1993a）将其描述为：

> 他们想要为某种对话形式开辟一种"空间"，案主第一人称的话语在这一空间中得以让他人听到，案主在这个空间里可以表达他们自己是"谁"，可以以某种方式交流——他们对自己的看法是怎样的，是如何在独属于他们自己的麻烦人生中生活的。（肖特，1993a，p.118）

布莱顿（1984）同样也提出了一种对话形式，即所有的对话者都可以为彼此的创造力和主体间性意识创造空间。[①]治疗师只是"循环互动系统的一部分"（伽达默尔，1975，p.361），只是"意义循环"的一部分（伽达默尔，1988）。在对话过程中，治疗师会带着自己的偏见或先入为主的理解开始进行诠释（海德格尔，1962）。[②]也就是说，治疗师和案主在对话中提到的内容以及他们彼此的互动，都会影响产生于对话的意义。新意义的产生，依赖于：治疗师对于在治疗中将要听到的内容仍然感到新奇（治疗师持"尚未知晓"的态度），治疗师有能力同时进行内心与口头的对话。伽达默尔（1988）指出：

---

① 我赞同一位瑞典哲学专业学生于南丽娜·雷特宁（Ullanliina Lehtinen）在重新阐述维特根斯坦有关主体性的看法时的说法，她将其称为"主体性谬误"（subjectivistic fallacy）：将主观性（个人经历）与主观主义（认识论现实）混为一谈，或是混淆两者的概念，这是错误的（1993，p.44）。她还提到，她认为尽管"内心体验"对于其主体来说是高度隐私的，但是内心体验作为一种社会建构，应该开放地面对质疑。格根（1994）谈及主体间性概念时提到：人们可以接触到他人的主观性。传统上我们是以个人层面为起点来分析人类理解和社会学意义的，格根对这一传统提出了质疑，并建议我们应该以人际关系为起点进行分析（pp.258-263）。
② 更多有关意义循环或解释学循环的内容，详见瓦尔特豪赛尔（1986b，p.23）和沃内克（1987，pp.83-87）。

人试图理解一篇文章是为了让自己从中得到信息。这就是为什么一个接受过诠释学思想熏陶的人，一定会在最初就对这一文本中所含的新内容有所感知。但是，这种感知既与事物的"中立性"无关，也与个人自我的消亡无关，而是有意识地将自己的偏见与文本内容同化，以此让文本可以毫无保留地展现新内容，能够以其自身的真理来对抗人们的偏见。（p.238）[①]

对话内部产生理解

所有在对话中产生的理解总会受到对话语境的限制，并且必然总是独特于此语境（加芬克尔，1967；肖特，1993a）。必须在对话自身的发展中理解，也只有参与对话的人可以理解（加芬克尔，1967），而对话之外的观察者无从理解。同样，大卫·霍伊（David Hoy，1986）在谈及诠释学的理解时提出，"在理解层面上，立场不分上下"（p.399）。比如，治疗师（或上级领导、顾问、治疗团队成员）经常会说到"元坐标"，指的是一个高于治疗或位于治疗之外的具有特权的立场（比如，坐在单面镜之后）。我们的立场不能高于某一事件、某一治疗对话。我们只不过是参与其中，也就是说，我们从不同的立场、不同的角度，以不同的预认知来观察对话、倾听对话或是在对话中交谈。每种立场都是众多的可能性之一。在对话中，每个人都有着自己独特的观点和经历，出于各种原因，对话者彼此之间的观点和经历可能会有所不同。

[①] 格根（1988a）对"将人视为文本"这一观念表示怀疑："文本中的隐喻将我们置于一个既无法阅读、无法与他人亲近，也不能产生自我认知的立场中。"（p.43）我同意他的说法。而格根进一步提出，伽达默尔的这一观点与"将人视为文本"的观点，都没能将重点放在阅读文本的读者及其对应的存在之上。我同样赞同格根的这一说法。他继续解释道：

从外在表现（external manifestation）到意图或动机的内部区域（inner region），有效推断是如何产生的，对于这一问题，人们无法找到合理的解释；而且，人们也几乎找不到办法来说明文本是如何不受读者的理解前结构的吸收的。因此，"将人视为文本"的隐喻往往会得出这样的结论：有效的沟通、正确的诠释以及真正的亲密关系，都是人类无法企及的。（p.49）

他提出了另一种解释，一种与之相关的解释："不把诠释过程看作单独的个人试图定位他人的内部区域的行为，而是将其视为一种相互协作的过程。"（p.49）

这也就部分解释了，为什么在治疗室内的治疗师与在单面镜后观察的治疗师，其治疗经历往往有所差异。这也可以解释，为什么在同一次治疗面谈中，儿童福利机构的工作者、家长以及治疗师之间的经历会如此不同；也可以解释为什么一位母亲有关与女儿的男朋友一起吃饭的回忆，可能与女儿或她男朋友的回忆有着天壤之别。

尽管传统心理治疗理论并不认同，但是，人类是具有诠释能力的生物。理解是一种**诠释性的过程**，是一种叙事，其目的正体现了德语单词"deutung"（意为阐释）的含义：抓住更深层次的意思或含义。诠释的过程中，人们在把握更深层次的意思或含义时，意义就被附加到了对方所讲述的故事之中。肖特（1984，1993a）将对话的性质称为"共同行动"，人们在共同行动中，"协调自己的行动和他人的行动，对他人的行为、他们个人想要实现的目的以及他们得到的最终结果做出回应"（肖特，1993a，p.39）。共同行动有这样的一个含义：

> 话语的成因并不全部来自说话者本人。某一实际环境中，哪怕只说一句话，也是一种共同行动：说话的那一刻，这句话既会受到过去他人遗留的影响，也会受到现在他人带来的影响，并且，他们的影响可能也会体现在这句话之中。（肖特，1995b，pp.66–67）

我们可以了解一个人的经历，但我们永远无法完全理解这段经历对于这个人来说意味着什么。我们只能通过思考对方所说的话，得到大致的理解。我们的理解并不完全、完整地等同于对方的想法。人们（比如案主）只会承认，他们认为其他人（比如治疗师）只是在一定程度上理解他们。如果我们连大致的理解都无法得到，一部分的原因是我们可能没能提出**恰当**的问题，没能做出**恰当**的回应，或者没能处于**恰当**的情景中进行这场本地的对话交流。然而，**恰当**并非指的是正确，而是适合或一致。完全理解对方是不可能的，这主要是因为，在反复讲述个人经历的互动过程中，讲述者的故事（比如案主的故事）包含着讲述者的经历和理解，而这一故事会发生改变，听众的故事（比如治疗师的故事）也会发生改变。在尝试理解对方的过程中，产生了新的内容。

人种志学者哈罗德·加芬克尔（Harold Garfinkel，1967）坚信，任何对话中的参与者都只愿意理解在直接对话交流自身所在的本地情景中，经协商得出的意义，而拒绝理解对话中的其他内容。加芬克尔认为，理解和意义总是要经过艰难的协商才能得出。对话者通过交流，互相提供了诸多机会，又利用这一机会创造出共享的、符合本地情景的理解。而在这之前，任何对话中谈论的内容，一定总是模糊不清的。从这一观点来看，理解总是不断发展的，总是依赖对话本身而存在。理解不断变化，意味着新的意义也随之发展。

哲学教授布里斯·瓦尔特豪赛尔（Brice Wachterhauser，1986a），参考伽达默尔的理论，指出：

> 在**真实的**、**开放的**对话过程中，即对话者真正致力于理解问题，而不只是为了赢过对方"得分"，不是为了"防守"自己的立场。比如，在这一过程中，可能浮现出许多观点、隐喻和思维框架，其中指出了看待对话主题的新角度，也可能会创造出新的概念性词汇，从而推动对话进入新的领域。（p.33）

意义是在我们的对话过程中产生的，因此我们无法预测对话的结果。我们也许可以预测出对话可能在什么时候结束，但是我们无法保证其准确性。"在一段真实的对话中，对话中出现的意义会促使每位对话者理解那些无法预见或本来无意了解的内容。"（瓦尔特豪赛尔，1986b，p.227）对话的**逻辑**往往包含只有在该语境才可能出现的意义。这就是对话的奇妙之处。

内心的对话

对话发生在语言之中。我们交谈时，同时也在主动准备和组织我们的回复。我们正在用话语来表达思想。俄罗斯心理学家列夫·维果茨基[①]（Lev Vygotsky，1986）在他《思想与语言》（*Thought and Language*）一书中，从思想与语言的互动性出发，阐述了思想转换为语言的过程。理解事物，赋予事物意义，将思想表达出来，这不是一个线性的过程，而是通过对话与他人一点一点联系起来的过程。维果茨基将这种思维过程的社会建构称为"内部言语"：

> 思想与语言的关系不是一件事物，而是一个过程，一种连续的反复运动：从思想到语言，又从语言到思想。在这一过程中，思想与语言的关系会发生变化，在功能意义上，可以视这些变化为推动思想和语言发展的因素。思想不仅通过话语来表达，而且存在于话语中。每一种思想都往往将某个事物与另一个事物联系在一起，在事物之间建立起一种关系。每一种思想都处于运动之中，在发展壮大，都具有某种功能，都能解决问题。（p.218）

维果茨基进一步提出："然而，这种思想与话语之间的联系既非预先形成，也非永恒不变。这一联系产生于发展的过程，自身也处于演变之中。"（p.255）

因此，人们整理叙事片段，将它们以不同的方式组合到一起，从而对过去产生了不同的理解，尽管这种情况可能发生，但是新叙事并不仅仅来源于此。我们在与案主的交流中产生新的叙事，但这并不是治疗师机灵地临时发挥（比

[①] 维果茨基很早就对发展和心理学领域的传统观点提出了批评。他和他的同事的兴趣在于用文化历史法（cultural-historical）来研究人类发展史，特别是研究人类互动的符号学方式——语言的获得和使用。

如，从理论或其他规范性概念出发而进行的）叙事所造成的结果。正如维果茨基所说，新的叙事处于演变之中。

扩展未能说出的内容，并将其表达出来

作为治疗师，我们常常将生活中的事件看作事物。我们的理论引诱我们相信，事件都有其对应的故事，是我们可以发掘、认知和理解的一部分。可以说，我们在认为自己明白故事的要点是什么的时候，就让自己与那些未说出的话隔绝开来，无法与之接触。比如，在本书第四部分《"平息的海啸"》一节中，我们会看到黎·安（Lee Ann）的经历，她自以为了解卡萝（Carol），结果导致双方都失去了机会。肖特引用安伯托·艾柯（Umberto Eco，1984）《玫瑰之名》（*The Name of the Rose*）中的一句话，颇为戏剧化地评价了黎·安与卡萝的这一结局："事情本不该这样，我却在无意中任之如此发展。"（肖特，1993a，p.135）

哲学家汉斯·利普斯（Hans Lipps）认为，任何语言都包含着一种"尚未表达的内容的循环"（引自瓦尔特豪赛尔，1986a，p.34）；伽达默尔将其称为"未能说出的内容的无限性"（pp.424–425）。没有哪个交流叙述（话语、惯用语、句子）是完整的、清晰的、表意明确的。所有的交流都包括未表达出来的意义和可能存在的新的诠释。所有的交流行为都会无限地产生新的表达和意义。因此，所有的话语的主题和内容，以及治疗，都能够接受意义发生演变。

在治疗中，**还未说出的内容**与**将要说出的内容**（尚未表达的内容的循环）都来自案主内心个人的想法和对话。正如维果茨基（1986）提出的内部言语的概念，以及将思想转换为话语的过程的概念，这些概念中既包含没有明确成形的思想，又包含还未表达出的思想。这是一种完全存在于语言和叙事的创新性和创造性中的资源，与心理结构无关（比如潜意识），与生理结构无关

（比如大脑），也与社会结构无关（比如家庭）。相反，这种改变的能力在于人们彼此之间使用语言的能力，在这一语言进程中，人们创造并发展对他们来说有意义的现实，通过这种现实，人们不断地重新组织他们共同的生活，发展自我描述，以得到"新的而有力的自我叙述，而不是无效的自我叙述"（肖特，1991a）。

从这个观点来看，心理治疗（作为共同探询）是一种过程，还未说出的内容与将要说出的内容在这一过程中得以形成，得以表达出来，得以扩展——一种通过对话、新的意义、主题、叙事和历史而发展的过程——这一过程可能会产生新的自我描述。然而，在表达那些还未说出的内容与将要说出的内容时，在反复叙述时，仍然存在着无限的可能性，尽管不够明显。肖特（1993a）提醒道：

> 人们讲述的故事可能会告诉我们，在特定的情境中，我们应该做什么才能让我们的行动符合特定的秩序。但是，这些故事可能只会为我们展示一部分的可能性，很容易对我们隐瞒这些可能性的内容。（p.147）

对话情景

我认为，肖特有关对话情景与归属感的概念为我们提供了一种思考生成式交流或对话式交流的方法，并将这两者与限制性交流和单一性交流区分开来。这些概念受到了巴赫金（Bakhtin，1986，1990）的影响，巴赫金提出，人类是**通过对话和回应联系在一起**的，同时也与某个**无形的第三方**（invisible third party）联系在一起："每段对话仿佛都是在这种背景下发生的：对话中存在某个无形的第三方，其视角高于其他所有对话者，第三方也会对这段对话做出回应，表达自己的理解。"（巴赫金，1986，p.126）

肖特（1995b）提出了他的**社会**"对话情景"概念（p.52），认为对话中的人们"不是通过内心的心理表征，而是通过**反应和回应**"来互相理解（p.49）。也就是说，我们"通过**对话**或**回应**，以某种形式与先前已经完成的行为，与未来可能会进行的行为联系在一起"（p.53）。根据巴赫金的理论（1986），任何话语都"总是会有一个接收者"（p.126）（接收者可能是说话者自己，也可能是他人），但是每段话语也都面对某一特殊的、无形中存在的第三方（他人，或者他物）可能会给出的响应。就好像是"由对话或交流自身创造的另一种声音，于对话伙伴双方之间的对话情景中产生"（肖特，1995b，p.50）。这"塑造对话形式的三方"（自我、他人、他物）（p.54）构成了社会对话情景，其"接纳或允许"我们的行为（p.53）。肖特认为，"影响我们行为的因素，不可能完全来自我们自身，不会来自这一情景中的任何其他个人，也不仅仅来自排除了所有参与者的对话情景本身"（p.53）。

正如塞尔（1992）所说："在本地对话或交流中，每段言语行为都会为了获得合适的言语行为**回复**而创造一个**可能性空间**。"（p.8）于这一空间出现的事物，每时每刻都会出现（肖特，1995b），并且无法预测。如加芬克尔（1967）所说，意义是"有倾向性的"，且无法提前确定。加芬克尔强调的是，我们能且**只能**随着我们对话的进行而发现意义。

肖特（1995b）将**随之进行**的对话交流的本质称为**反应性倾听**（responsive listening）："我们并不是根据内心的计划行事，而是做出回应，'进入'某个情景，按照情景的'要求'行事。"（p.62）他指的是以主动理解代替被动理解，"一个人的言行必须得到他人（或这个人自己）某种形式的解释、理解，或是回应，（这时对话中就会产生）隔阂（和）边界"，需要我们对其进行弥补（肖特，1993a，p.33）。寻找和建立联系的努力不是一个人能够独自完成的，需要彼此共同完成，新的意义正是在这一过程中产生（pp.61-62）。格根

（1994）以同样的方式，将对话过程的本质概念化为**增补**（supplementation）
（pp.264–271）。①

对话中的归属感

与肖特（1993a）一样，我认为人们**得到回应**可以产生一种归属感和关联感，这对于对话来说至关重要：

> 因为一个民族的个体成员只有在周围其他人都准备好认真回应他们的言行时，才能在这一民族的"现实"中获得"归属感"；即，只要其他人认为他们适合参与这个民族"创造"现实的过程，就不会以某种方式将他们排除在外。因为只有这样，他们才会感觉到，身处的现实既属于他人，也属于他们自己。（p.39）

案主特蕾莎反思以前的治疗经历，反思自己对当前治疗曾经抱有的期望，我相信，她在这时所说的话，正好体现了这种归属感。她说，自己最近意识到，办法总比困难多，并且想要她和她的治疗师醒悟过来这一点。在一次治疗评估的面谈中，她在回答"你有没有曾觉得我们将想法强加于你？"这一问题时，说道：

---

① 在格根（1994）看来，增补意味着以沟通的方式回应他人的话语，并依照他人话语做出自我调节（p.265）。他认为，言语自身并没有意义。"言语似乎只会因其在人类互动的领域中起到的作用而产生意义。"格根正是将人类互动的这一领域称为增补，他认为增补的作用在于：

既创造意义，又限制意义……只有借助增补能指的方式，能指行为才能具有获得意义的能力，也只有在能指行为与增补的关系之中，意义才能得到定位。（p.265）

增补是一种内部进行的、双方相互作用的流动性过程，因为"增补的作用是决定行为的意义，而行为则创造并限制增补的可能性"（p.266）；在这一过程中，每个行为和每个增补始终都受制于改变，正如行为与增补之间的关系一样。行为影响增补，增补反过来也影响行为，行为接着影响增补……如此反复，最终产生无数的意义，"人们终生都将与可能出现的（理解与）误解相伴，而且习以为常"（p.270）。参见第二章。

没有。甚至恰恰相反，你会与我分享你自己的经历，但是从来不会暗示事情应该如何发展。在更传统的治疗里（指的是她的其他治疗经历），我有过这种感觉，治疗师告诉我，我的想法是错误的，我必须认识到这一点。但是在这里，我会想要继续前进，创造一些新的东西。

在传统疗法中，这种做法是不可以的，你得按照治疗师的说法行事。传统治疗里，只有治疗师选择的那一条路可走。但是在这里，你会跟我一起选择道路……在你的治疗里，是挑战，是能量，是"我们是一个团队"，也是"我们同在"（就像你说过的那样，"我们"一起完成治疗）……（特蕾莎继续讲述她新获得的能动性）五年里，我全神贯注（在我自己的问题里），我曾以为在那之后，我就再也没有前进的能力了。现在我意识到，我还能够前进，我从未失去过前进的能力。我可以重新得到这一自我肯定的空间，我可以自我成长，我可以与自己和解。

托马斯（我将在第七章里再次介绍这位案主）那时对我讲述他的经历，那些治疗师和医生都不理解他，他对我说他的感受，他很悲伤，很孤独。对比之下，他觉得自己现在遇到的治疗团队富有人情味，给了他很多帮助，他感到很欣慰。我认为在这段治疗过程和治疗关系中，他产生了归属感。用他的话来说就是：

我大概是第一次感觉到，除了我自己的几个朋友之外，还有这些人能相信我。我没有产生任何的负面情绪，这些相信我的人的肢体语言或面部表情也没有表现出"这不是真的"的痕迹。他们允许我说自己想说的话，也会倾听我说的话。这一过程用了很长的时间。

我的学生们同样对归属感和缺乏归属感发表了看法：

那种氛围在呼唤我："抓住机会，放手一搏吧。"

我不知道我能否问出口，能否得到答案。

我来到这个研讨会，想当一个听众，想悄悄旁观，了解那些其他人已经知道了的内容。我发现，在这里，我不可能只是作为听众……我在课上从不谈论自己的看法……但是在这里，我仿佛受到邀请……我想谈谈自己的看法。

肖特提醒道，在这样的对话之中，"并不意味着我们会与周围事物完全融为一体，理所当然地感到和谐"（1993a，p.39），而我非常认同他的观点。进行对话式交流并不以达成一致为前提。相反，对话需要留出空间，好让人们已有的观点、未解的模糊观点以及积极的态度三者共存。并且，对话还需要留出空间，以得到不同的产物和观点。为了实现这一点，"我们必须为彼此提供机会，共同为达成一致的意义而努力"（肖特，1993a，p.27）。一旦这样的机会出现，我们就能拥有归属感，而这一点，不需要经过谁的同意。

共同意愿：有目的地进行对话

我认为，从广义上来说，所有的人类行为都涉及自身意愿，对话也一样。我们都受意愿驱使，我们不会毫无目的地行事。所有的人类行为都"指向我们之外的事物，或与之相关"（肖特，1995b，p.51）。人们会说，"我的打算是……"，"我这样做的原因是……"，或者"我的目的是……"。然而，我们的意愿并非独立存在的。从社会建构主义的思想来看，目的和意愿，就像意义和原因一样，都不是中立的，它们彼此相关。这些因素都是由社会建构的，不能脱离语境。因此，人们提出了共同意愿的概念（哈雷，1983；塞尔，1992；肖特，1993a）。塞尔（1992）从意愿的角度出发讨论话语：

关于对话，我们要知道的一件事就是，对话中包含共同意愿。对话是集体行为的一种范式。……共有的集体行为现象是一种真实的社会现象，是许多社会行为的基础。我们无法看到这一事实，是因为传统分析法蒙蔽了我们，传统分析法严格地将意愿视为个人的问题。（pp.21–22）

肖特（1993a）认为，共同行动"具有一种**意向性**"（p.39）。他将这一性质描述为从个人意愿（往往与心理活动相关）到共同意愿的转变，在此过程中，人们对肖特所称的"真实意愿"（practical intentionality）做出回应，或是付诸行动，而不是出于这一意愿才行动。（肖特，1995b，p.60）

那么，治疗对话的目的或意图又是什么呢？共同意愿会如何发展？治疗师如果想参与到对话中来，那么就需要发现案主每一举动的意义和意图所在，了解案主的想法，或是案主的叙述，并通过对话共同诠释其中所含的意义，而不是自以为事先已经了解了案主的行为、想法和叙述。然而，治疗师的意愿与对话的目的和意愿保持一致且相关，这一点非常重要。但是，这一目的并不是事先决定好的，而是建立在持续存在且经过共同讨论的基础上。根据我的理解，确保意愿（共同意愿）持续存在且经过共同讨论，其中的重要性是治疗对话的显著特征之一。

从对话到独白，再从独白到对话

独白中，说话者不会给彼此加入对话的机会。独白不向他人开放。"以单一观点为主导，现实遭到封闭。"（古勒施恩和安德森，1987a，p.532）与对话相比，独白缺少共同探询的空间，独白关系中只存在单一观点的空间，不可能产生新的事物（安德森，1986）。本书之外，我曾说独白是**对话的破裂**，也讨论过在什么样的条件下（比如原因和时间），对话会瓦解为独白（安德森，1986）。

在提出独白和对话的这一差别时，我主要参考的是挪威社会学家斯坦·布莱顿的观点（1987）[1]：

> 独白式的思维和交流，可能会通过垄断单一观点来定义某个领域；对话式的思维和交流与之截然不同，对话者持有的观点具有互补自主性，因此为创造性和思想意识留出了空间。（p.10）

正如布莱顿（1988）指出的，独白可能是"我们倾向于在心理上达成一致，简化内心，封闭内心"导致的（p.3）。他进一步称，社会化让我们更容易顺从于"定义了该领域的人，因为这个人的存在，该领域的知识得以发展，因此，人们都认为这个人能够对该领域的问题给出可靠的答案"（布莱顿，1988，p.4）。占主导地位的往往胜于其他，但是由主导地位定义的专长，其公平性得不到保证。

同样，受到巴赫金独白概念的启发，肖特（1993a）提出"独白论"："在极端情况下，否认自身之外存在另一个拥有同等权利和责任的意识，即另一个拥有同等权利的**我**（你）。"（p.62）[2]肖特引用巴赫金的话，进一步指出："独白是一种已经完成的形态，听不到其他人的回应，也不期待他人回应，不承认回应具有**决定性**的力量。"（p.62）

我区分独白和对话的目的不是将其中一方（独白）归为病理，而将另一方（对话）视为常态。比如说，我不认为产生分歧是一种病态行为。我也不认为自言自语就一定是一种独白的行为。我使用这些术语，只是为了区分日常对话的不同类型与治疗中特定对话的不同类型——内心独白与口头独白的可能

---

① 斯坦·布莱顿是挪威社会学家和系统学理论家，他对系统学理论有关自主性的观点是否适合在社会学和心理学中发展和应用提出了质疑（参见布莱顿，1987）。
② 肖特（1993a）同样谈及那些"独白式"的理论，他提出："依照理论的说法，独立的研究者的项目以独白的形式，形成了单一的框架，作为一种'结构化的容器'，容纳了所有的事件，从而在其中创造了一种稳定连贯，且容易理解的秩序。"（p.57）

性于此中降低，而内心对话与口头对话的可能性于此中提高。

对话的破裂

要想将家庭中发生的对话破裂概念化，有这样一种方式：比如说，家庭成员面临问题时，他们对问题及其补救方法持有众多不同的现实，并且会以"现实主义的"语言来进行处理，这是很常见的。问题所在的情景与家庭成员及成员间关系有着许多特殊的原因，出于这些原因，当家庭成员的观点产生分歧，且他们无法就这些观点进行讨论时，他们之间的差异就会开始以不易察觉的方式或显眼的方式互相碰撞。这种情况一旦发生，就不再存在成员间的共同努力，会出现无可挽回的局面。

不同的现实发展、延续，并且时常升级为**与现实互搏**的状态（安德森，1986；安德森和古勒施恩，1986），因为家庭成员都集中注意力和精力于保护他们自己的观点、说服他人相信自己的观点，以及认为他人的观点毫无依据，甚至是疯狂的。这种竞争行为随着时间推移，会变得更激烈，更加根深蒂固。再也没有那种你来我往的讨论，再也没有思想的交流，偏见再也不会得到调和，观点变得无可撼动，对话变得单调重复，人们之间不再互相理解，容许熟悉的和不同的观点同时并存而不会引发争议或偏见的空间也会缩小。此外，这种不同观点之间的碰撞，可能会发展得比最初人们关心的问题或事件还要严重。

在这样的情况下，由于这些障碍，对话空间受到限制，对话瓦解成独白。**仿佛**是在对话者之间竖起了一堵砖墙。"思想不再交叉发展，观点也不再交换"（安德森，1986，p.9），没有任何转变发生，没有任何新的意义产生。每个人都只是在跟自己说话，重复着相同的对话。结果就导致人们内心与口头的独白对话变得一致，在独白中，无人得到尊重，无人得到倾听，无人得到认真对待。这种交流从而成为一种无人能产生归属感和关联感的对话。

同样，在治疗中也可能会导致对话破裂。案主与治疗师都有着自己的偏见、思想和意见。案主的想法和意见，可能并且常常会与治疗师的想法和意见不一致。当这种情况发生时，这些差异可能会成为冲突的根源，造成思维定式，或是乏味，从而导致对话摇摇欲坠或中止。然而，治疗师并不需要拼尽全力地得到案主的认同，或是与案主达成共识。这不是对话的目的。这并不意味着我贬低共识或综合观点的价值，而是我认为寻求共识或综合观点会让我们无法接触他人和未知事物的丰富性。如果治疗师愿意，是可以利用这些差异的，这些差异可以推动人们对他人产生好奇，从而了解他人，接纳他人。

作为治疗师，我们倾向于认为治疗对话的破裂会造成僵局或带来阻力。治疗对话的破裂往往与案主有关，且要归因于某个人，或某个群体所具备的固有特征。比如，某个家庭因为拒不承认改变而遭到指责，某个人因为刻意阻碍改变的发生而遭到指责。我想强调的一点是，对话的破裂是一种动态现象，体现了一种相互依赖／互动的过程，存在于个人之间，存在于人际关系之中。

尽管，对话中的任何一次破裂都是一种互动／关系的过程，但是我之前（安德森，1986）已经从治疗师的角度，强调了其中的僵局和阻力：

（a）没能认识、理解以及重视在特定情境（包括自身所处的情景）中运作的多种现实；

（b）在这些现实中，没能做到：以某种方式开启交流，而不是限制交流；以某种方式将观点获得流动性的机会最大化，而不是让观点保持静止。（安德森，1986，p.13）

我的目的不在于强调或确定治疗师身上的因果关系，而是要提出，治疗师所处的立场及其肩负的责任要求治疗师能认识到僵局的存在，并付诸行动。

或者，正如哈利·古勒施恩常说的："治疗师能够改变的人，只有他们自己。"

治疗对话的结构与构成要素

要实现一种生成性对话，这一对话是合作的、平等的，将案主作为专家——我们如何才能做到？我们如何创造一种对话空间？我们如何找到新的方式来谈论案主的担忧？我们如何从现实主义的语言转变为诠释性的语言，从而引导我们从其他视角来看待问题？我们如何接触到那些未能表达出来的内容，并将其扩充？如果从这一哲学立场出发，观察其他几位治疗师，寻找他们之间的相似之处，那么我会看到什么样的相似之处？如果我要尝试以这种方式进行治疗工作，我应该牢记哪些事项？

对话的结构

治疗对话的结构是自发形成的，由交流决定，时刻进行的交流呈现出曲折和交叉的状态。对话的结构不会遵循预先确定好的模式，比如结构化的问题清单，或者按顺序排列的行动。我无法提前知道自己要问什么问题，我无法为了得到某个具体的结果而提前选择自己所使用的语言。我想自然地参与我所描述的这种过程，而不是人为地参与其中。因为在试图创造这一过程时，我是身处其中的，而非旁观者。因此，在旁观者看来，或是在那些先入为主地对对话该是什么样子有了概念的人看来，这段对话可能显得很杂乱无章。治疗师可能显得好像无法掌控治疗面谈，因为治疗师根本不需要掌控面谈。治疗师不会以将对话转向特定方向的方式来掌控面谈，对话方向的转变也与治疗师无关。再比如说，新事物是从对话中浮现的，而不是治疗师于对话之外发展或引入的。这种对话的结果无法提前确认或预测，也无法"追溯"（肖特，1993a）到某个特定的人，而是在不断演变发展的对话中，由对话者共同建构的。案主与治疗师都对这一结果感到满意，这一点非常重要。

一位治疗师一次只能与一个人对话。这并不意味着对话是古板的，也不意味着对话者不能在自己想说话的时候说话。确切地说，这一过程让治疗师可以充分关注到每一个故事的讲述，当然，也会注意到治疗室内的其他人。有人曾告诉我，我在与人交谈时，身体总会向对方倾斜，因为我总是深深地沉浸在对方所说的话里。

我们在进行对话时，在场的其他人会采取一种反射性倾听的立场，在这一立场下的人会在内心发生对话。他们在倾听的时候，不会发出反对的意见，因为治疗师与案主讲述的故事是不同的。他们能够感受到，治疗师认为他们要讲的故事同等重要，治疗师也会倾听他们的故事，因此他们在倾听时，更愿意做出补充或扩展，而不是纠正或打断。经常会有人说，"哦，我还不知道有这种事呢"，或者"我以前没听你说过这事"。这并不意味着说话者揭露了一些秘密或看不见的细节。故事的内容往往不是新的，不知道为什么，这些片段以不同的方式排列起来，类似于肖特"移动碎片组合到一起"的概念，以及伽达默尔推动"对话进入新的领域"的概念。

一位治疗师坐在单面镜后，听我与她的案主（一对母女）交谈，之后她在与我分享自己的内心对话时，体会到了这种反射性倾听的本质。[①]她那时的语气就像是"啊，我懂了"。

　　我前倾身体去倾听，然后恍然大悟。这就像是在观看和倾听这一家人，在观察的同时，我就有了头绪。我就像是从一本书的中间开始阅读一样（指的是她之前在治疗中所做的那样，因而没能理解案主）。案主的故事（是）按照顺序讲述的。有的故事内容并无不同。虽然我已经知

---

① 我曾在其他文章中描述过此次咨询的情况，参见安德森（1991b，1993）。

道（有这种说法），但是实际以这种方式观察和倾听，又给人非常不同的体会。……重点不在于案主是谁；我觉得我以前好像弄错了重点……但是故事的碎片正在以一种更易理解的方式组合到一起……在单面镜后倾听这些，感觉非常不一样——好像既身处对话之外，又在对话之中——你倾听的方式不一样。

她现在对这一家人有了"更好的了解"，认为自己"以一种新的方式"认识到了这对母女之间的差异。她觉得，好像"不再感到无望，卸下了肩上的重担"。她开始产生了一种新的能动性。

在另一个案例中，一位妻子想知道她与丈夫在家里的对话，与他们在治疗室内的对话有什么不同。"我不知道这是什么原因。我们在这里和在家里说的都是同一件事，但是在这里说这件事的感觉就是不一样。我们在这里谈论事情的方式不同。"

这两个例子，都与汤姆·安德森（1991，5月）所说的某个治疗目标类似："我想采取的对话方式，是案主与自己对话、与他人对话时从未采取过的方式。"不同的说话方式，意味着不同的倾听方式。[1]

互相关联的构成要素

对话过程包含六个相互关联的构成要素，它们同时存在、互相重叠，而且按照顺序排列，这些要素都受到哲学立场的约束（安德森，1986）：

1. 治疗师自身参与内心对话的空间，并维持其稳定。首要的是，治疗师必

---

[1]　我在谈及这类对话和人际关系——此类倾听行为——时，治疗师和学生常常将这种治疗方式看作建立在心理动力学之上的罗杰斯学派疗法。其实，我所说的对话疗法与罗杰斯学派有着一个本质区别。治疗师做出评价或提出质疑并不是为了回应，而是意味着治疗师想积极参与共同探询的过程，他们想查明自己是否能够得到理解，或是遭人误解，他们想帮助案主补充阐明他们的发言，帮助案主说出那些深藏心底的话语。

须与内心对话空间建立联系，并维持这个空间的存在。这就意味着，治疗师在为他人创造空间的时候，不能带着有关案主、问题或解决方法的既定想法和计划。

2. **治疗师发起与案主的口头对话，并维持这段对话。**治疗师创造空间，接纳并促进口头对话的进程。

3. **案主自身投入内心对话。**口头的对话过程会增强案主进行内心对话的能力，而不是内心独白的能力。比如，在听到某个故事片段后，案主或治疗师可能会以某种新的方式提出一个问题，或是好奇地发表评论，这可以促进内心进行思考和冥想。将共同探询的过程付诸言语，也能够产生同样的内心对话。

4. **案主彼此之间进行口头对话。**一个人开始以不同的方式与治疗师对话，与自己对话，这个人与其他人对话的方式也会变得不同。在场的所有人都会自发地加入故事的讲述，为故事增添情节，扩展故事内容，而不是纠正其他人讲述的故事。

5. **案主在治疗室之外进行内心和口头的对话。**一段对话会引出另一段对话。在治疗室内，人们进行内心和口头的对话，让他们在治疗室外也能以不同的方式与自己、与他人对话。这部分体现了对话和叙事的转变能力。这一能力不是静态的，并不受地点和时间的限制；相反，这是一个持续的流动过程，在这个过程中，每段对话都会转变为其他对话，且受其影响。

6. **治疗师在治疗室之外进行内心和口头的对话。**治疗师就像案主一样，在治疗室内发生的对话和不断形成的思想会一直伴随其身。这些对话和思想会影响并融入治疗师在治疗室之外的对话，而后者反过来也会影响和融入它们。

治疗对话的实用性

在系统以及治疗师的实践中，涉及实用性和社会性方面，指的是其可能增加或阻碍对话的方面。这些方面并不是本质所在，只是反映立场的工具，一种对人类、自身和面临的问题进行思考的方式。这些工具包括空间布置、做笔记、约谈以及系统因素等。

空间布置

像是布置房间这样简单的事情，也能够促进或阻碍在治疗、教学或咨询中双方的对话。人们并排坐在沙发上；学生们坐在一排椅子上，面对站在前面的老师；治疗师独自坐在椅子上，与其他座位分开，或是咨询师站在讲台后面。这样的布置会导致对话机会减少。上述的每个例子，房间内位于前面的人或坐在最好的座椅上的人，可能会表现得更有权威，或让其他人觉得如此。如果人们坐下来后能够看到彼此，并且座位的布置能够体现平等，那么对话和合作的可能性就会大大增加。无论是处于治疗、教学还是咨询的情景中，我都喜欢在房间里把相同的椅子摆成一个圈。在教学和咨询中，我常常在征得他人的同意后重新布置房间，也喜欢在房间内走动，以便接近我的交谈对象。

做笔记

因为我想让自己沉浸在对话中，所以我在面谈时不会做笔记（除了第十一章中讨论的那场咨询，我记录下了全过程，那是因为我认为这对于这场对话来说极为重要）。作为一名治疗师，根据我的经验，如果我在面谈时全神贯注地做笔记，就很难对面谈表现出兴趣，很容易错过案主讲述的内容，也有可能会导致自我意识的发展。要仔细倾听案主的故事，因为案主讲述的内容是出于他们自己的选择，而不是出于我想听到什么内容。仔细倾听案主的故事让我养成了良好的记忆力，能够记住案主与他们的故事。

约　谈

我认为，治疗师与案主初次见面时，治疗或咨询就已经开始了，因此我会慎重地与案主约定面谈时间。如果接线员、秘书、业务经理或任何中间人在我之前与案主发生对话，他们与案主的互动就会产生意义，从而影响到我，而我自行预约的做法就降低了我在治疗时会倾向于某一方的可能。

舒适的氛围

我们会很容易忽视一个治疗系统的氛围所带来的影响，氛围会影响我们与案主的关系，从而影响我们的治疗、教学和咨询。我喜欢那种与案主友好相处的氛围，而不是那种正式的，让我与其他人之间产生距离的氛围。我希望，那些与案主或学生通过电话交流，并负责在办公室接待他们的助理可以展现出一种友好、礼貌、乐于助人的态度。

我们领域内这些及其他此类实用性的社会行为反映出我们自己，以及与我们一起工作、生活的人们的态度。这些态度能够在案主与治疗师之间、同事之间、朋友之间建起桥梁。这些态度可以为合作式关系、转变性对话、可能性创造空间，而且最重要的是，也可以为案主、治疗师，以及个人的成功创造空间。本着后现代主义治疗的精神，这些态度可以让我们成为他人生活中受欢迎的客人。

一个悬而未决的问题

我所描述的那种治疗对话，如何帮助我们遇到的不计其数的不同案主呢？比如说，治疗对话于那位怒不可遏的黑人单亲母亲来说，有什么作用？这位母亲的儿子被少年法庭判决去接受心理治疗，因为他在学校里拿枪指着自己的同学；这位母亲没有什么社会地位，也没有什么专长（治疗师可能会有），无法代表自己的儿子与法庭和学校进行谈判；她也没有优渥的经济条件住在环境较好的街区，无法接触到治疗师。这些都是她极为强烈的想法，她告诉我，在她纠结着是否去预约心理治疗的时候，她曾与自己对话，提前想好了这些问题：治疗师会想听她说什么，她认为治疗师会从她的话中明白些什么。

> 我接到通知让我今天来这里。我本来很担心，怕我自己说错了话，怕我只能说你想听到的话，怕如果我不这么做的话，你就会告诉那些人，然后，没错，他们会带走我的儿子。为了我的儿子，我不想说错话。……我努力过，想要给他一个美好的家，我教他分辨是非，但是我周遭的环境——皮条客，枪击，帮派——这样杂乱，我又该怎么办呢？有钱的白人孩子被送去医院。而我的黑人儿子却进了监狱！你理解不了我的痛苦。你根本帮不了我！

或者，用另一个案例来说，这种治疗对话，对那个住在克罗地亚难民营一个没有厨房的小房子里，两代人组成的波斯尼亚五口家庭来说，有什么帮助吗？他们失去了所有的私人财产，失去了家园，失去了国家。妻子明白她的丈夫没有足够的学问，也没有足够的工作能力来让一家人移民——他们的生活背景已经不在——这位妻子对我说："你无法想象，日复一日，月复一月，没法吃自己做的饭，是什么样的感觉。我的丈夫不能工作，我们没有钱。我们已经没有未来了。"

这些例子的共同点，是无人理解，是失去归属感，是绝望，他们甚至觉得已经不可能再得到理解、获得归属感或重获希望。我们能否试着通过对话来理解这些人和他们的处境？对话能够帮助他们吗？对话能够为他们带来希望和实际用处吗？为了继续讨论这些问题，我将转而介绍案主（作为专家）的话语。

第七章

案主的话语：如何建立对话式交流和合作式关系——专家的实用性建议

为了最终明白那些你所不理解的事物，你必须选择一条愚昧之路。

——T. S. 艾略特（T. S. Eliot）

没有人真正看到一朵花——花太小了——我们没有时间，看花也需要时间，就像交朋友需要时间一样。

——乔治娅·奥吉弗（Georgia O'Keeffe）

在我的合作取向治疗的发展过程中，案主的话语始终占据着重要地位（安德森，1991b，1995，1996a，1996b；安德森和古勒施恩，1988b，1992；安德森、古勒施恩和温德曼，1986b；古勒施恩和安德森，1990）。我一直以来都对案主描述的治疗经历和他们对治疗师的看法感到好奇，并沉迷其中。我相信，消费者的反馈非常重要，因为它可以推动产品的改良和持续发展。我的这两种态度造就了合作取向治疗的这一特点。我想说的，并不是我准备发展一种由案主影响和规划的疗法。一路走来，我意识到自己已经从案主那里学到了不少东西，我在治疗中的想法和行动很大程度上受到了他们话语的影响。这种认识反映出我坚定投入研究，将其视为自己日常临床实践的一部分。一旦有机会，我就会系统地与我的案主，与那些通过介绍来找我咨询的案主进行面谈，了解他们成功或失败的治疗经历，包括他们与负责他们的治疗师相处的经历。

我越是关注案主说的话，就越是明白，他们比我更了解他们自己的生活，因此我就越能意识到我**已经知晓**（knowing）的内容会干扰案主讲述故事的过程，无法让他们获得帮助。因此，我将案主的话语推上了舞台中央，然后，将治疗师（知晓一切的人）与案主（尚未知晓一切的人）的常规形象互换过来——治疗师向案主学习。[1]

我在此呈现并讨论我从案主的第一人称话语中学到的东西——他们对治疗的反思，他们对与治疗师之间人际关系的反思。[2]其中包括这些人的话语：我的案主，与我只面谈过一次的、其他治疗师的案主，以及那些我针对他们的治疗经验而进行了面谈的案主。参考了这些**专家的建议**，我继续审视自己的思维框架，并利用这一框架创造出了**对话式交流**和**合作叙事关系**——一种以**联系、合作和建构**为特点的过程和人际关系。

这种对话和关系的基础，是**尚未知晓**（not-knowing）这一态度的概念（安德森，1990；安德森和古勒施恩，1988b，1992；古勒施恩和安德森，1987a，1990）。"尚未知晓"的立场，是区分我的合作取向治疗与其他疗法的关键特征，并且对治疗师的意图、方向和风格产生了极为重要的影响。"尚未知晓"是什么意思？治疗师应该如何处理自己已经知晓的内容？

"尚未知晓"

"他们不尊重他人。他们说的都是课本（里的）内容（他们从课本里学到的东西）。他们用自己的术语描述问题。"

我们因理解产生的幻觉或方法论带来的安全感，让我们以为自己"已经知

---

[1] 这一观点是我的同事阿琳·卡茨曾经探讨过的内容。
[2] 本书所有案主姓名以及其他个人信息均经过处理。

晓"一切,这会降低我们看清事物的可能,或是让我们无法听到那些令人意外的、未表达的,以及尚未说出口的内容(安德森和古勒施恩,1988b)。如果我们总是看到和听到我们已经习惯的事物,我们就会遗漏那些不同的、独特的事物,既无法看到它们,也无法听到它们。"尚未知晓"的立场反映的是,诸如现代诠释学和社会建构主义等后现代主义思想提出的,主客体之间或认知者与已知的二元论之间的挑战(格根,1982;沙博涅和西卡,1984;肖特和格根,1989;瓦尔特豪赛尔,1986a)。对话创造意义的过程总是在主体间进行的,"尚未知晓"的立场对于这一嵌入式假设的形成至关重要。这一立场能够带来"已经知晓"的态度无法产生的可能性。**对话,就是这些可能性之一。**

"尚未知晓"指的是一种治疗师的立场,一种态度,一种信念:治疗师无从得知他人的秘密,无法完全理解他人,治疗师总是处于一种需要从他人那里**得知信息**的状态,总是需要进一步了解他人已经讲述的内容,以及还未说出的内容。处于**尚未知晓**的立场中,治疗师采取的是一种诠释性的立场,依赖于不断地分析那些发生在语境中与案主相关,由案主叙述的经历。诠释的过程一直是治疗师与案主之间的对话,预先确立的理论叙事对治疗师的意义、专长、经历或治疗模式来说尤为重要,但诠释的过程并非因此产生。"尚未知晓"立场中的许多方面,都能够让治疗师不断接收案主的信息,并且永远处于获得新知的状态。

不确定性

乐于怀疑。要想保持自身的不确定性,我们需要将自身占主导地位的专业和个人话语(我们知道的,或者我们自以为知道的事物)搁置一旁,摆在我们面前;我们需要始终能够察觉到来自自身以及他人的审视,进行反思,并接纳这些审视。这就要求我们不能太快地理解事物,摒弃过早提出的假设和固定思维,避免先入为主的认知,我们要对我们自以为知道的事物持怀疑态度,不能将我们自己的认知看得比案主的更重要。因此,我们必须开放思维,迎接挑战和改变，接纳未知。这就是我们能够在思考中为他人留出空间的原因，这种充满可能性的空间，是对话中极为关键的因素之一。

乐于承担风险。在我的治疗室中，治疗师并不是**全权在握**的，风险蕴含在**认知**过程之中。处于"尚未知晓"的立场，治疗师极易受到影响：他们也会发生改变。这种让治疗师发生改变的风险包括：让案主置身于治疗中心，允许案主按照自己的想法来讲述、主导自己的故事；而不是听从治疗师的引导，只让治疗师听到他们以为重要的和他们事先想好要了解的内容。这一风险会全面地否定假设、分类法以及概括性描述。这里的**概括性描述**，指的是在新的语境中重塑以前的某段特定内容这一过程中产生的描述（贝克，1984，p.435）。从上述角度来看，我认为，人们总是过早地通过印象做出诊断，过早地得出诠释，过早地决定治疗策略和目标——人们不由自主地做出这类举措，又相当看重这些结论，这种现象是非常糟糕的（格根、霍夫曼和安德森，1995）。这些过早得出的结论可能会导致治疗师感到疑惑，使他们的提问更多的是为了证实自身的现实，而不是为了了解案主的现实。并且，无论是作为 DSM-IV 的诊断结果，作为临床治疗的判定结果，还是作为研究得出的假设，"已经知晓"都可能会引导治疗师或研究人员以某种特定的方式来确认自己的认知是否正确（琼斯，1986；斯卡尔，1985）。如果我们以一种已经知晓一切的态度，有选择地倾听案主的故事，有选择地做出回应，我们就会有意无意地去证实我们的信念、偏见、预想和已知的道理是否正确。这种选择性的倾听和回应会阻碍对话交流，因为这一行为过早地禁锢或缩小了话语的范围，并导致案主还没讲完自己的故事就早早结尾，从而让案主和治疗师的选择变得极为有限。比起治疗师是否抱有先入为主的想法，治疗师运用这些想法的方式会为治疗带来更严重的结果。这些想法会导致我们在看待已知事物时变得盲目，从而忽视了每位案主的特殊性及其所处情景的独特性，这一点同样后果非常严重。格根（1988b）提醒道："一旦我们坚信某个已知的诠释不再动摇，哪怕有再多的事件发生，也不会让这一诠释的内容有所补充。这只不过是由于事件的观察者具有灵活的概念性思维，制造了一种诠释能够保持一致的假象。"（p.36）

转向"尚未知晓"的立场，让心理治疗以及治疗中提出的问题，都有别于传统诊断病理的研究方式。要是真的不知道，那就必须去了解。我们试着去了解，就是在试着去理解案主正在说的是什么。在这种治疗模式中，认知和理解**时刻都在发生**。治疗师在面对案主时，必须冒着再次成为学习者的风险——这是一种非常谦卑、令人放松的体验。

谦卑之心

"尚未知晓"意味着要保持谦逊的态度，无论自己已经知晓什么。实际上，治疗师会更愿意倾听案主讲述的内容，而不是追随自己的知识或成见，或是将其表述出来并加以证实，或是推动其发展。比如说，一位母亲害怕让自己十一岁的儿子独自走路去学校，害怕他到朋友家过夜，我认为这并不属于过度保护。我不会试图引导她，不会让她按照我的想法去照顾她的儿子，进行感受和思考。相反，我会与她对话。我们对话的方式能够让我们一起探索，一起得出不同的方案来采取行动、表达感受和想法。这对于她的烦恼、她的信念以及她的生活背景来说有着特殊的意义，这样做是为了她，而不是为了我。为了达成这一目的，我可能会想进一步了解她在担心的事情，她最担心的是什么，是什么影响着她教育孩子的观念。其他人有给过她建议吗？如果有，是什么样的建议？在她的成长过程中，她的家庭里是否出现过同样的问题？如果出现过，他们当时是如何处理的？问这些问题，是为了更多地了解她的叙事，参与到她的叙事之中——无论是现在的叙事，还是将来的叙事。这些问题也许会让她以为我在寻求某个特定的回答，或者我的问题存在标准答案，但我不想让这些问题给她这样的感觉。我也认为，我养育孩子的经历，我的意见和理论，都未必适合她。但是，就算我要从我的经历、意见和理论出发为她提供建议，我也会谦逊地向她提出。我所说的谦逊并不意味着温顺、缺乏自信或是胆怯，我只是想持有一种谦虚的态度。

事先计划好的治疗效果往往会导致治疗因人为操控而过早地结束，但是，如果站在"尚未知晓"的立场上，就可以避免这种情况的发生。如果是从一个**已经知晓**的立场出发，治疗师会独立地事先决定治疗中可能会出现的事情，会导致治疗师与案主无法在治疗产生的故事和叙事中共同创造新的意义。这就意味着，治疗以治疗师的目标为导向——无论治疗师的目标是干预案主的失调状态，是找到解决方法，是寻找异常所在，还是创造新的叙事来替代——即，治疗以治疗师已有的认知、理论或经验来引导，只强调和寻求已知的事物，这样一来就限制了能够产生治疗话语的选择。

"尚未知晓"的立场有什么要求

治疗师的专长不应该是在自己先前的经验、已知的真理和知识的基础上建立起来的认知、解释和诠释。带着这样的目的，治疗师会加入案主自然展开的故事，与案主对话，了解案主，努力理解案主在为什么而忧虑，理解案主的观点和期望。治疗师想要真诚地了解案主理解事物的方式：把握当前讲述的故事，而不追究其成因；从案主自身出发，了解是什么塑造了这个故事。治疗师并不会提前了解谈话或行动的意图，但是必须依赖于案主的解释，从案主自身来了解其讲述的内容有什么意义。[①]治疗师必须明白，该如何让那些

---

① 肖特（1993a，p.130n1）谈过这种"尚未知晓"的立场对治疗师有着怎样的要求。他认为，治疗师的任务是：

要"感受"治疗过程，感受案主面对的是什么样的人，如果自己是案主的话会有怎样的感受。因此，治疗师在重新思考沟通本质的同时，也必须重新思考自己（对他人的）的认知，以一系列模糊的、碎片式的感受为起点，经过一段时间，他们必须将这些感受整合为一个"感受到的事物"的总体，使其作为"基础"，以此为准，才能判断一种语言形式就其本质而言是否合适。……或许对于他们（治疗师）来说，这是他们面临的最大难题，因为他们经过学习，获得了很高的学位，他们的思想和行动的准则都是刻进了骨子里的，他们脑中有着既定的"计划"或"画面"，他们必须理解什么叫作"自己摸索着前进"，什么叫作对他们所处的环境做出创造性的反应——实际上，我们一直都是在摸索着前进的：比如，我们在案主提到某事的时候，意识到这件事中出现了某种问题的"踪影"；以及，我们在阐述案主遇到的问题的时候，希望能够理清一些事情。

看似毫无道理的事物，成为对案主来说有意义的存在。

"尚未知晓"的立场不涉及已经习得的专业性知识

正如雅克·德里达（1978）所说，"尚未知晓"的立场，"并不意味着我们什么都不知道，而是说，我们超越了绝对意义上的知识……我们已经得知并确认这一绝对知识的终点，在这一前提下，我们正在不断接近这一知识"。"尚未知晓"并不是说我们要隐瞒、装聋作哑、欺骗别人或保持中立。

我不是在质疑那些已经习得专业知识（理论和经验的知识、职业和个人的知识）的治疗师。治疗师付出了大量的时间、金钱和精力，来提升自身在诊断、预测和治疗方面的专业知识。我认为这些知识不应该，也不能被抹去。治疗师不可能是一块白板，不可能没有自己的想法、意见或偏见。治疗师无法保持中立。这些都是不可能的。相反，我们每个人在进入治疗室时，都要带着真实的自我，带着为了成为真实的自我所必需的一切——日常及职业生活的经历、价值观、偏见和信念。我们必须能够拥有自己的意见、想法和感受，将其与他人分享，并加以改善。

我所关心的是我们所接纳的事物。我们必须能够接纳质疑，也要质疑自己。我们必须致力于在对话中互动，以促进治疗师与案主平等地共同探索意义。在这样一种合作过程中，无论有意还是无意，我们都不太可能会为了维持自身，或是我们的文化机构和话语的知识基础，而利用治疗师与案主关系中体现的社会权力。

接下来的案例，可以说明治疗师"尚未知晓"的立场。

"他那时相信了我"

我有一位同事，他是精神科医生，非常能干，很有才华，却碰了壁。他请求哈利·古勒施恩为他和某位情况很棘手的案主做一次咨询。他认为自己的这位案主遇到的问题实在难以解决，觉得自己陷入了僵局。①他所说的案主名叫拉尔斯，是一位挪威商船水手。拉尔斯认为自己患有慢性病，并且正在传染给其他人，甚至会害死他们。尽管拉尔斯也说过自己在婚姻上遇到了一些难题，以及自己目前无法工作的处境，但是他最为关注的还是自己的疾病。他心烦意乱，恐慌不已。

面谈期间，哈利问拉尔斯："你**得**这种病多久了？"拉尔斯听后显得极为震惊。他沉默了许久，才开始讲述这一切是怎么开始的，也说到众多医生和精神病学家已经进行了无数次尝试，想要减轻他的传染病给他带来的日益增长的恐惧，削弱他的执念。在他还是远东地区一名年轻的商船水手时，他曾经与一名妓女发生过关系。那之后，他想起自己在船上听过的演讲，其中有几次谈及性传播疾病的话题，于是他开始担心自己已经感染了一种可怕的性病。惊慌失措的他跑去了当地的一家诊所，而那位护士却勒令他离开候诊室。他说，那位护士不相信他，还非常不客气地告诉他，他们的诊所"不接待色情狂"，还说他"需要的不是药物，而是向上帝忏悔"。从海上回家以后，他仍然害怕自己会传染其他人，于是接连见了好几位医生。"没有一个人相信我。"他说。甚至有几次，对方推荐他去看精神科医生。但是，这一切都没能减轻他内心因这个传染病而不断增长的恐惧和执念。随着时间的推移，他开始固执地认为，没有人理解他的感染病有多严重。

而在哈利对他的困境表示了好奇之后，拉尔斯得以按照他希望的方式来讲述自己的故事。拉尔斯肉眼可见地放松了下来，甚至变得有些活泼，开始变得与哈利一样兴致勃勃。哈利的目的不是质疑拉尔斯故事的真实性，也不是说服他或操纵他摆脱自己的妄想。哈利想了解拉尔斯的传染病，表达对此事的关心，让自己与之保持信息同步。

---

① 我以前的论文中也曾出现过这位案主（参见安德森，1995；安德森和古勒施恩，1992）。我在此处引用这一案例，是因为这个故事能够极好地说明我正在讨论的治疗师立场。

旁观面谈的同事批评了哈利提出的"你**得**这种病多久了？"这一问题。他们担心这个问题会使拉尔斯的"疑病妄想"情况恶化。他们提出了一个更为中立的问题，认为这样询问才更加安全："你**认为**自己得病多久了？"然而，站在"尚未知晓"的立场，就不会认为拉尔斯的故事是妄想。拉尔斯告诉哈利，他生病了。因此，哈利就会想进一步了解他生了什么病。要做出哈利这样的反应，就要求治疗师站在"尚未知晓"的立场提出问题。

在建立和维持对话这一连续过程中，尝试理解拉尔斯，理解他那些像是"毫无道理"或"精神失常"的内容，这是至关重要的一步。这样做，意味着与拉尔斯所讲述的经历中的叙事真相保持同步，而不是质疑他的叙事，为其附加意义——比如**妄想**。与拉尔斯的叙事保持同步，涉及一个互动式的过程，因此，这与将妄想具象化不一样。通过"尚未知晓"的立场，哈利以某种方式为拉尔斯重述自己的故事创造了空间，这种方式容许了新意义和新叙事的诞生，也为对话和公开交流拉开了序幕。

如果询问一些更加安全的问题，比如"你认为自己得病多久了？"，就会强加给拉尔斯一种观点，那就是治疗师早就确定了、早就知道了他的病只是他妄想出来的，是虚构的，是需要纠正的扭曲思想。在回答此类问题时，已经心生疑虑的案主就会置身于自己的故事之外，并且会遵从自己先前的想法和治疗师的期待而行事。这样一来，哈利到时就会成为又一位不相信拉尔斯的专业人员，他了解得比拉尔斯更多，并且会基于"已经知晓"的事实提出问题。拉尔斯就会再一次感受到不被理解的孤独。咨询结束之后，拉尔斯的主治精神科医生在走廊上问拉尔斯，他与哈利对话的感受如何。拉尔斯说："你知道吗？他竟然相信我！"

我并不是想说，处于"尚未知晓"的立场所提出的问题能够创造奇迹，而任何基于"已经知晓"的现实而提出的问题都会导致治疗陷入僵局——我也并不这样认为。任何问题本身都无法影响对话或非对话的情景。问题本身并不会导致一个人改变意义，放弃自身想法或产生新的想法。确切地说，对话式的提问，就像每一句评论、每一句言论和每一个手势一样，都是组成一个整体过程的要素，体现的是一种真诚的、持续存在的治疗师立场，即，治疗师尚未产生理解，尚未规定对话的框架，尚未知晓一切。每个问题都是对话整体过程的一个元素，代表着一种综合的治疗师立场。

半年后，那位精神科医生兴冲冲地分享了那次咨询给他和达尔斯带来的后续影响。他说："我不再需要证明他的恐惧是一种非理性的妄想了，我感到无比轻松。"那时，他们的治疗似乎已经不再那么艰难。拉尔斯的生活得到了不小的改善，不再纠结自己是否被感染。拉尔斯得到了稳定的工作，正在努力经营自己的婚姻，并且有了一个小女儿。

又过了两年，我收到了一封来自那位精神科医生的信：

> 我今天遇到了拉尔斯——这是我突然想要给你写几句话的原因。我告诉拉尔斯，哈利去年秋天离世了，他听后反应强烈，异常悲伤地说："他这人真的很了不起。"我问他，哈利给他留下印象最深刻的是什么，他回答："印象最深的是，他那时相信我。但是，你知道的，他说的那些话，让所有事情都变得不一样了。还有，我告诉他我经历的挣扎，告诉他我都做了什么，然后哈利对我说，'作为一个男人，你做了一个男人该做的事情'。仅仅这句话就改变了我的人生。我的眼前时不时就会浮现他的身影，对我说出这句话。"

哈利采取的"尚未知晓"的立场，为一场对话交流拉开了序幕：拉尔斯的内心对话，那位精神科医生的内心对话，以及他们彼此之间、与他人之间的对话。拉尔斯与治疗师之间的对话让他与自己进行了新的对话，进而形成了新的自我叙事，通过这一新的叙事，他不再受困于自己的慢性疾病，他成了解放自己人生的英雄。

　　我与案主对话时，就像哈利与拉尔斯的对话一样，我不想解构边缘化的话语或对其做出指示，好让这话语成为我认知中的样子，或我认为它应该表现出来的样子。相反，我想为这话语创造空间，我想了解它。我想让自己专注于案主的世界，我会表现出自己真诚的兴趣和尊重，以这样的态度和举动让案主接纳我进入他们的世界，从而让案主感到有人能听见自己，有人会相信自己。这种为他人创造空间的做法，是我们能够开启交流，走向对话，走向改变的第一步。

　　接下来，我从多位案主的话语和经历中，找出六个与"尚未知晓"的立场相关且紧密联系的话题。这些话题体现了参与对话式交流以及合作关系的治疗师所具有的特征，我将以此为参考，帮助读者掌握如何创造这些特征。这些参考包括：（1）信任与相信；（2）进行对话式提问；（3）倾听与回应；（4）保持一致性；（5）保持同步；（6）尊重案主的故事。

信任与相信

　　"他那时相信了我。"

　　"这些人相信我。"

　　"我得不到任何心理上的信任。"

　　案主说，他们希望得到信任，希望别人相信他们。一个故事永远不可能与当时的情况完全相符。每个人的叙述、讲述和复述都是独一无二的。每位听众对故事的反应也都不同。每个人的叙述可能会随时间变化，随语境变化，随情景变化。治疗师接受的培训要求他们**知晓一切**，像是设置了雷达一样，能够察觉并捕捉到案主故事中前后矛盾的部分，或与治疗师的想法不一致的部分。我们会因为案主的故事出现不一致的内容而感到沮丧，我相信，作为治疗师，我们常常要对此做出回应（出于自身需要而对此进行阐明），要面对这些不一致的部分，试着寻找或证实我们原来想法中的**准确**版本，或者说，在某些时候，我们根本不相信案主。

"尚未知晓"的立场，类似于布鲁纳（1990）所说的"叙事姿态"（narrative posture），指的是一种不同的治疗师立场或专长，这种专长仅存在于治疗过程中，而并非在病理结构的内容（诊断）和变化（治疗手段）中。因此，一位治疗师不会以寻求真相为动力，而是以需要理解为动力。在接下来的案例中，案主谈到了信任与相信。

"倾听我说话，并且相信我说的话"

那个瑞典家庭（在《如果我的故事能有任何帮助》中提到的四口之家）里的所有成员都曾或多或少地提到过，无人与他们交流，无人倾听他们，也无人相信他们。下面我将呈现一则简短的摘录，记录的是我与小女儿的对话，谈到治疗师与医生在家庭面谈时都不与她对话的事情。我问她："那么，可以回答我这个问题吗？——你们同意妈妈的看法，觉得医生也该跟你们谈谈，但在你们这样说的时候，那些医生是不是一边谈论你们的事情，一边当你们不存在？"

"是的，我想他们根本没意识到这一点。"

接下来，大女儿说起医院病房里的护士，这些护士在她与医生之间充当中间人。

"你说你希望能更多地交流，我一直惦记着这件事。如果你有了交流的机会，你真正想要说的是什么呢？你想让那些医生听到什么？"

"我想让他们倾听我说的话，并且相信我说的话。还有，我想让他们相信，我没有一直在试图操纵什么。嗯，这就像是你变成了两个人，其中一个正在努力康复，他们应该倾听这个你所说的话，并给予鼓励。我才是最了解我自己的人，我知道什么对我最有利。"

我想，那些治疗师和医生，对于这段故事也都有着自己的版本，并且都同样合理。

"他们看见她之后，就相信了我的话"

我咨询了一对夫妻和他们的治疗团队，他们之间就这位妻子是否应该出院并转到门诊治疗而产生了分歧。她已经因为重度抑郁症住院三周了。这位丈夫极为反对让自己的妻子出院，只有得到如果妻子再次重度抑郁，就可以再次入院的保证，他才肯同意。我问他，我想知道他为什么如此反对。他情绪非常激动地对我说，他担心自己找不到愿意接收他妻子的医院，这真的很困难。他说，他的妻子曾经一连几日不愿起床，不愿吃饭，还威胁要自杀。因为担心她的生命安全，他一直待在家里没去工作。他给好几个地方打了电话，寻求帮助。在电话里他没法让人们相信自己妻子的病情有多严重，于是他将虚弱无力的妻子从床上抱起来，让她坐进车里，开车到了医院，又抱着她进了急诊室。他对我这样描述了那时的场景，历历在目。他说："他们看见她之后，就**相信**了我的话。"

"这些人真的很信任我"

我有幸与托马斯和他当前的治疗师雨果进行过对话，我们谈起托马斯五年里所经历的磨难，他辗转于不同的治疗师和医生之间寻求帮助。简而言之，托马斯确诊为偏执型精神分裂症，因为难以与同事和上司相处，公司给他安排了病假。病情变得如此复杂，是由几个原因造成的：托马斯在工作上遇到的特殊困难，被视为一个相当敏感的社会性问题；他渴望能够继续工作，伤残保险公司却强烈建议他永久退休，他拒绝了这一提议。过去十年里，他的人生中还经历了许多其他的悲惨事件。他怀着积极的态度追求事业，而他过于积极，公司高层常常拒绝与他对话，他的上司也感觉受到了威胁，有点害怕他。在寻求帮助的期间，托马斯不仅觉得没有人理解过他，也没有人帮助过他，还觉得根本没有人信任或相信他。他说，他因此对医生"缺乏信任"，他从那些治疗师的肢体语言中也读出了"他们并不**相信我**"的意思。我记得他曾说过，是他目前的治疗团队帮助了他，于是我说："你说过，你对他们有很大的信心。"他回道：

> 我那时对自己说，这些人真的很信任我。他们真的对我很有信心。……我大概是第一次感觉到，除了我的几个朋友外，还有这些人能相信我。我没有产生任何的负面情绪。这些相信我的人的肢体语言或面部表情也没有表现出"这不是真的"的痕迹。

"我一点都不意外！"

治疗师苏珊·莱文（Susan Levin, 1992）曾讨论过她与一些女性暴力受害者进行的面谈，她的表述说明了对案主缺乏信任会带来怎样的后果。一位名叫南的女士，描述了自己见过七位治疗师的经历，那些治疗师要么是站在家暴她的丈夫那边，把错误都归咎于她，要么是让她离开丈夫。六年后，南终于找到了一位她觉得愿意倾听她说话、能够听到她说话的治疗师。莱文附注：

> 南一再表示自己对先前的治疗师感到不满，如果我倾听时心存戒备，或是倾向于分析或怀疑她所认知到的现实，那么我就可能会将她的这些不满情绪归因于某个问题（或病理）。（p.72）

莱文提出，不能表露得像不信任案主，或是对案主感到失望。南接下来的话证明了莱文的忠告不无道理。

> 我离开他（指的是南的丈夫）之前的九个月，以及在那之后的三个月里，只要再感受到有人不赞成我，或是有人认为像我这样有头脑又有背景的人是有能力脱离困境的——感知到任何这样的信息，我都会转身逃跑。（p.73）

莱文举了数个例子，列举了可能会让治疗师质疑的一些事实，或是一些南具备的心理缺陷，这些都有可能造成南的不满情绪。她探讨，如果自己和南按照这些例子中说的那样行事，会发生什么事情。

> 我可能会去找一些我可以问的问题来帮助南弄清她到底是怎么看待这些治疗师的，他们具体都说了什么，发生了什么事情等等。我可能会通过问她有关"事实"的问题来逼迫她、给她施压，让她认清自己正在扭曲真相，或者，至少是说服我自己相信这些事实。这可能就是南在治疗过程中一次次经历过的事情。……如果我对她的故事表现出了不信任或失望，那么我们之间的互动就会呈现出全然不同的面貌，给人完全不同的感觉。我可能就会以专家自居，不断地盘问她，明确什么才是她该说的，让我自身处于某个知晓一切的立场——认为我比她更了解她在治疗中可能的"真实"遭遇（真相）。如果这样的话，她可能就会逃避治疗了，对此，我一点都不意外！（p.73）

另一位案主叫琼。莱文讲述道，她很困惑的是，琼在第一次面谈和后续的治疗中，对她与她丈夫的关系以及他们婚姻的描述前后不一致；而且她的所有描述，与推介她的治疗师的跟进报告所写的也不一致。就像莱文在讲述南的故事时做的假设那样，莱文本可以从这些不一致的内容中得出一些结论，并为了找出正确的故事版本而不停地对琼提出问题。但是莱文没有这么做，她接受了琼所有版本的故事。莱文反思自己产生的困惑，提醒我们，我们很容易忘记"人们的生活和思想都会发生改变，这往往不受我们自己控制，人类并非静止不动的容器，并非只能容纳诸如我们'收集'到的事实这样的信息"（p.84）。莱文根据荷兰心理学家塞伯. J. S. 特威（Sybe J. S. Terwee，1988）的研究提醒我们："如果人们始终试图弄明白**真正**发生了什么，那么在为'同一'事件寻找不同的描述时，人们就可能陷入永无止境的诠释之中。"（p.84）

　　故事怎么讲、怎么听、怎么描述、怎么解释，包括讲述者和听众本身，以及语境和情景，都受到众多因素的影响。诺曼·丹辛（Norman Denzin，1989）提醒道："一个人讲述的故事永远与其他人听到的不一样。每一位讲故事的人都是从独特的传记式的立场出发进行讲述的，这一立场从某种意义上来说是无法与他人分享的。"（p.72）同样，格根（1982）也给出了一个非常有趣的例子："如果说，我看到我的好朋友罗斯和劳拉在某个社交场合接近了彼此，罗斯伸出手，摸了一下劳拉的头发，这件事在我眼里究竟是什么样子的？"（p.60）他通过这个例子说明，识别行为的过程存在多种可能性，因而任何一种行为都能创造出一个故事的多种版本。每当有人讲述罗斯和劳拉的故事，版本都会发生变化，这受到讲述者本人以及许多其他因素的影响。因此，故事的每一种叙述和修正，都同样真实。

进行对话式提问

　　"你问的问题都很难回答，很复杂，但是你会用一种友好的方式来提问。"

"她很会问问题。"

案主称，治疗师提出的问题，是成功的心理治疗经历中对他们帮助最大的一个方面。提问是每一段面谈或治疗对话的核心内容。在案主想要讲述的故事中，提问可能会起到推波助澜的作用，也可能会形成阻碍。案主在评价治疗师的提问时，他们常会觉得治疗师的问题"好像跟治疗没关系"，他们感到"我说的话，治疗师根本一个字都没听""我觉得自己无关紧要""我的人格受到了侮辱"，或是"觉得受到了指责"——又或者，治疗师的提问干脆让他们讲不了自己的故事。他们的这些感受，实在令人吃惊。

先回答，后提问

从后现代主义的观点来看，治疗强调的是接纳新叙事，并且治疗叙事在治疗对话之外的情景中永远无从得知，因此，治疗师都是从"尚未知晓"的立场出发来提问的。换句话说，因为"尚未知晓"的立场可以让治疗师表达出自己对案主的兴趣和好奇，站在这个立场所提出的问题，更有可能来自本次对话之中，而非对话外部。从这一立场出发而提出问题能够帮助案主讲述、阐明和扩展自己的故事，开辟新的道路来探索已知和未知的事物；这些提问也能帮助治疗师进一步了解案主**所说的**和**还未说出的内容**，避免产生误解。反过来，每个提问都会引出详细的描述和解释；每个提问都会引出新的提问——这是一个不间断提出问题的过程，为对话提供机会。

我将此类提问称为**对话式提问**（conversational questions，安德森和古勒施恩，1988b；古勒施恩，1989；古勒施恩和安德森，1990）。这类提问能够引导案主与治疗师进行对话，引导案主加入共同探询。根据我的经验，建立在"尚未知晓"基础上的提问，能够帮助我了解案主的主观性。①挪威精神科医生伊瓦尔·哈特维根森（Ivar Hartviksen，我们私下交流时，1990）抓住了这一表述中的重点："提问是我在治疗工作中的唯一工具，是我**思考**、**参与案主生活**的唯一方式。"

然而，从某种程度上来说，我们的提问总是会受到对话的直接语境之外的影响。外界的认知或话语占据优势时，会造成隧道视野，让我们的目光变得狭隘，限制我们感兴趣的事物和提问的内容。外界的认知或话语会让我们利用提问对案主的故事提出要求、进行组织，让案主的故事与我们在案主以前的治疗中获知的内容相一致。同样也会引发一些限制某种意义和理解的提问，这些意义和理解是从更为局部的对话片段中产生的。治疗师越是基于已知的事物，为了寻求答案，或是证实自己的假设而提出问题，那么就越可能无法理解自己的案主所讲述的故事，也无法跟上自己的思路。我相信，这就是这些案主在评价中想表达的意思。

对话式提问的概念脱离了传统的静态治疗，不再给予方法论提问，也不再运用技巧或预设的提问方式来获取信息或验证自己的假设——我们会以为自己在提出问题之前就已经知道了这些假设的答案。对话式提问让治疗变成了一个更动态的过程，在这个过程中，案主不断发展的叙事会使治疗师自身的理解视角也成为治疗中的问题。

治疗师的任务始终是提出问题，找到合适的方法来进一步了解案主直接叙述的经历。这意味着我们上一个刚刚得知的内容（治疗师与案主共同立场的叙事）恰好是下一个提问的答案，因此我们必须提出下一个问题；对话式提问为治疗师给出了下一个问题。也就是说，治疗师提出的问题都是由直接的对话产生的，不断发展的叙事影响下一次提问的内容，叙事也会因为针对自

---

① 这里的"主观性"，我指的是案主的内心想法，即案主没说出口的话和还未来得及说出口的话。我认为，主观性并不能算是一种内在的精神状态，也不是某人大脑独有的、界定的概念，也不一定真实存在。在我看来，人的大脑中进行的活动，可以说是具有关系性的。

身的提问而以不同的方式组合。从对话内部持续进行的提问和回答、叙述和重述的过程中，我们的认知、意义和改变都拥有开放且无限的可能性。[①]

布鲁纳（1990）同样也对治疗中的提问做了区分：面谈时，从叙事外部的理解范式出发，为理清案主所说内容而进行的提问；针对对话内部的交流而进行的提问。布鲁纳所说的第一类提问，就像我所提出的"先回答，后提问"的模式：反问的手法，或者教学式提问。反问的问题中自带答案；教学式提问则会引导答案的方向。传统治疗中的提问往往具有这种性质；也就是说，传统的提问手法会引导答案的方向（比如说，引导答案接近现实），但是为了得到案主的答案，需要与案主保持一定距离。

"你得提出正确的问题"

在挪威北部的某次研讨会上，午餐时间，我与一位坐在我对面的参会者聊天。她很友好，面带微笑，看起来很自信。她一定是已经发现我没有认出她，所以她自我介绍道[②]："我知道你不记得我了，我是安娜。你曾经跟我面谈过一次，我那时跟你说的第一句话就是：'你得提出正确的问题。'"她只说对了一部分。我确实一开始没能认出她来，但是听她这么说之后，我立刻想起来了：我在几年前的某次咨询面谈中见过她。尽管她变化很大，我还是认出来了。安娜是一名护士，她的治疗师很担心她的慢性自杀倾向，认为换一种思路说不定能帮助到她。

接着，安娜对我说起她与我面谈的感受，告诉我在那次面谈之后，她的人生发生了怎样的剧变。她告诉我，与我第一次见面时，她都不愿意跟我说话。我还记得，我们被互相介绍给对方的时候，她看起来毫无生气。我记得，我与她的治疗师一样，都希望我们的对话可以帮助到她，也可以帮助到他们之后

---

① 然而我有时会质疑，可能性真的是无限的吗？毕竟我们每个人，或是我们当中的几个人，可供借鉴的经验都是有限的。总而言之，可能性是无法测量的。
② 我在其他文章中也曾讨论过安娜的事情（参见安德森，1995）。

的治疗，但是我无法确认我是否问对了问题。我说了一些"你介意先告诉我一些关于你自己的事情吗？比如说，你住在哪里？你和 X 医生是怎么认识的？"之类的话。她说起她的工作、离婚的事情，还有她的女儿。我记得，我那时问及她女儿的事情，问及她与女儿分离的悲痛。她很担心：她和女儿能够各自承担起自己的人生吗？我记得，她感到绝望，她认为自己失去了活下去的理由；我记得，她那时已经不在乎吃穿打扮。我对她所承受的悲痛、她的忧虑和她遇到的心理问题感到不解。记得我那时在想："怎么会这样呢？""要是……会怎么样呢？"，以及"如果我的面谈对象是你的女儿，那会是什么情况呢？"我对安娜表示了感谢，谢谢她愿意介绍她自己，与我分享她的经历。我告诉她，如果她想继续对我诉说，我愿意听她说更多的事情。

在这次研讨会上偶然重逢后，过了几个月，我收到了安娜的一封信，她在信中说，我们最近的这次对话"唤醒了她更多的想法"。回顾往事，她"很庆幸自己还活着"。下面的摘录来自安娜的信件，安娜不是英语母语者；我觉得，这可以解释为什么我会认为她的来信充满诗意。

那时的我，好似一个丧失了肢体语言的人，连模仿都做不到——我沉浸在深深的悲痛之中。我想一了百了。但我也努力过，想让自己拥有新的生活——变得独立。我想，所食所行，都是为了自己。我想，阅尽万千色彩，赏遍世间繁花。我想，感受阳光，还有夏日。但我的内心是一片黑暗。年复一年，月复一月，我渴望死去。我就像个小丑，脸上带着笑容，内心无比痛苦。我想死。

你得提出正确的问题，因为我心中隐藏着秘密。我不能与你讨论所有的问题，我必须藏好秘密。你问，我答，我对你讲述了我的独身生活，我离开了女儿之后的新生活。我那时非常担心她，于是你和我就这方面的问题讨论了很久。

因为我们的面谈，我开始坚定自己活下去的信念，试着对抗死亡。是你让我明白，我必须为了自己而进食，而行路。

说到她与自己的治疗师进行的后续治疗，她这样写道："最重要的就是对话。他不停地与我对话，帮助我走出了悲伤，他让我承担起自己的人生。"

她还对我与她对话的方式发表了看法，也谈及我们的对话给她自己的工作（与病人相处）带来的深刻影响：

> 我经历过苦难，很庆幸自己还活着。如今，我与人们（指的是安娜的病人）邂逅，都是由人们对自己人生的责任感而决定的。我要尊重每个人的意义，在乎每一个人的感受！我能够表达自己的情感，我可以高兴，可以遗憾，也可以愤怒。现在的我，可以直面自己的情感，成为情感的主角。但是，那些极为强烈的情感——已经掌控了我。我要真诚一点！坚定立场，不要赴死。提出问题，问自己，也问他人。我不知道未来如何，但我现状良好。我正在画一些画，试着用织布机做衣服。

她在信的结尾写道："要提出问题！"

安娜的故事说明了叙事拥有转变的能力。我与安娜的对话，是众多同时进行的对话之一，这些对话紧密联系在一起：她与她的治疗师正在进行的对话，她与自己、与他人正在进行的对话，以及她的治疗师与他自己、与他人正在进行的对话。我们的对话，引发了安娜与她自己、与她的治疗师之间进行新的对话。安娜创造了一种新的自我叙事，在这之中，她逃离了自杀念头的囚牢，成为自己故事的主角——她的故事不是由我或她的治疗师编写或引导而成的。这一主角般的体验让她感受到了可能性（人生的可能，未来的可能），感受到了前所未有的自我能动性。她感受到了许多案主所说的希望和自由。

两年后，我突然收到了安娜写在餐巾纸上的一则简讯①："我如今痊愈了。……没人知道我以前有过什么心理问题，但是我现在已经可以好好生活了……我（从）自身遇到的问题中学到了很多东西。"她继而谈起发生在她女儿身上的事情，谈起她的两个外孙子女，每个人都过得很好。

那么你可能会疑惑，到底什么才是正确的问题？我也不知道，安娜从未说过。人们不可能提前知道什么才是正确的问题；并不是只要人聪明机灵，富有智慧，就能够提出正确的问题。没有提问的模板。在试图理解对方刚刚说过的话、尚未说出口的话时，问题就会产生，每个问题都是整体对话过程的组成部分。如果治疗师能够全神贯注于案主的故事，那么治疗师就能问对问题。我是这样猜想的——或者，老实说，我更愿意这样认为：安娜所说的"正确的问题"，其实根本就不是问题。更确切地说，我认为她指的是治疗师能够仔细地注意到让她感到悲伤和担忧的事情，对此表现出兴趣，并进一步地了解其内容，而不是一味地依靠那些有关抑郁症、自杀倾向、被抛弃问题等治疗师事先具备的专业知识，也不是为了解决陷入瓶颈的治疗。我更愿意相信，安娜的意思是，我了解她的过程，从某种方面来说，给了她一种被对话所接纳的感觉，给了她一种在对话中的归属感。

"我能猜到大部分人的反应"

安娜提出的"你得提出正确的问题"这一挑战，让我又想起了托马斯。他花了五年的时间寻找合适的医生和治疗师，说到他的这一经历，我试探着猜测道："如果你已经在这件事上挣扎了五年，那你肯定已经有点厌倦一切了，或者非常沮丧和恼火——我不太确定该用什么话来形容你的感受。"

他有些沉痛地回道："说到这个话题，我能猜到大部分人的反应。"

---

① 读者很可能会觉得，把一张折叠的餐巾纸贴上邮票，从挪威北部寄到美国得克萨斯州，这是一件很奇怪的事情。但我不这么觉得。我只是对这餐巾纸竟然毫发无损感到奇怪。

"能猜到？猜到什么？"

"我知道他们会问我什么。"

"真的吗？"

"我还能知道他们想听到什么样的回答。这真是无聊，让我有点受伤。它会让我觉得内心沉重。人们的想象力不够，没法批判地思考正在发生的事情，这一点挺可悲的。……一旦人们以为自己明白问题出在哪里，就会变得固执己见。"

在讲述自己的故事时，托马斯发现有两种类型的人，他们对他想要讲的那一版本故事不感兴趣，只想听他们早就知道的版本，或者他们想听到的版本。如果可能的话，我不想重蹈他人覆辙，于是我提议："那么，我们为什么不就这个话题开始讨论呢？你觉得我最需要了解你的什么？你觉得人们忽略了，或是不够重视的内容是什么？"

过了一会儿，他开始说起在试图讲述自己的故事时，遇到的两种类型的治疗师和医生：一种是把他的故事"当作消遣"，不认真对待；而另一种是"想听到他故事的全部细节"。然而这两种人都没有"听到"他的故事，因此都遗漏了他所认为的重点。

我问道："那些人遗漏的是什么？甚至我自己也有可能会遗漏这些内容。你希望人们能注意到的内容是什么？"

"希望人们能懂得，在某个情境之中孤军奋战意味着什么，因为此时，孤独就是你自身的真实写照。"

他说，医生不可能知道他真正遇到的问题是什么，不可能理解他都经历了什么。他认为，这就是为什么不应该由医生来为其他专业人员总结他的情况，而应该由他自己来讲述。托马斯说，医生"往往会根据他人的说法做出错误的诊断，尤其是在这些人仅仅通过报告来了解你的情况下"。然后他又说起，一旦病人与医生产生了分歧，气氛就会紧张起来。托马斯说，医生不跟他分享他们的意见，并且"也不跟其他人合议"。听到这里，我问道："你说的其他人，是指他们同等级的同事吗？"

"我觉得你已经懂了。"他回道。

"我觉得我懂了，但我也可能错了。"

他继续讲述自己的故事，生动贴切地说明了治疗师可能遇到的陷阱，那些治疗师觉得自己已经"了解"案主的故事，而他们提问只是为了引导他们以为的那个故事成形，或者，治疗师只是对自己想听的故事中的细节感兴趣，而从来没有真正听完案主的故事。

"你可以通过提问来获得解释"

我们的提问传达出了有关我们自身的信息以及我们的想法，这些提问的内容也构成了它们自己的答案。我想提的问题，是能够让案主自行构建答案的问题。下面我节选了一段来自安妮·赖斯（Anne Rice，1990）的作品《巫异时刻》（*The Witching Hour*）中的交流，这段内容非常吸引人，体现了正如托马斯所说的那样，我们治疗师提出的问题有时不仅让我们听不到案主想让我们听到的内容，还会影响我们在治疗中遇到的案主，影响他们做出的选择，影响他们建构自己故事的方式。①

　　"但是，（关于我是谁）有很多种可能的解释。你可以通过提问来获得解释。我也能依据自己的意愿与你交谈。几世纪以来，我从人类提出的问题中了解到了许多，因此我现在所告诉你的内容，都是由我了解到的这些东西构建而成的。我的回答已经定型。如果你想让我回答一些新的东西，那么你得向我提问……

　　"如果你非常想让我用完整又复杂的句子来与你交流，你可能时不

① 　我要感谢我的同事凯伦·帕克（Karen Parker）把安妮·赖斯介绍给我。

时就会产生误解、会错意，而且只能大致区分我所表达的内容，如果你能容忍这一点，我也能用长句。但是我说的话可能算不上事实，你可能会感到失望。

"但是，你要怎么与我交流呢？

"当然是利用我从其他人那里学会的人类思维。我的意思是，你需要做出选择——如果你想知道最为纯粹的真相，你得从一开始就与我在一起。这样一来，你会得到神秘莫测的模糊答案。而且，这些答案可能没什么用处。但是，它们绝对正确。或者，你从中途与我在一起，这样你就会得到有根据的精确答案。不管你做出哪种选择，你都能知道我会从你那里了解到我自己是什么样子的。"（pp. 926–927）

可以提出任何问题，可以做出任何评价，任何话题都可以讨论。然而，更为重要的是，产生这些问题、评价和话题的立场——人们的态度、语气和时机。任何问题，任何评价，任何个人内心的想法或意见，都最好是以试探性的方式提出来。试探并不等同于含糊其词，而是向对方敞开心扉，为对方留下参与合作的空间。我认为，以这种态度提出问题，给予了案主回答问题、重构问题或忽略问题的权利。

"带条件的问题"

我想起了比尔的话。比尔曾经多次进出医院，但他的治疗仍旧失败了。比尔三十岁了，他过去因为精神疾病，住院多次，多年无法工作。[1]在当前的治疗中，他的病情得到了改善，并且他能够回到计算机工程师的岗位。他说，他感到自己现在更有能力管理自己的生活（自我能动性）。他还说，现在的治

----

[1]　比尔的治疗师是哈利·古勒施恩。我曾在其他文章中引用过这一案例，因为这个故事能够极为深刻地说明我想要表达的东西。

疗师与他之前所有的治疗师都不一样。这一对话语境让他的治疗师提出了这样的问题："如果说你以前的治疗师可以改变做法，为你提供更多帮助，你觉得他们应该怎么做？"也许比尔是从"尚未知晓"的立场出发，回答了这个问题。

这个问题很有趣，也很复杂。要是在我刚开始犯病的时候，能遇上一个像你这样跟我说话的人就好了……在我的妄想中，我一直都觉得自己是一名伟大的军人……我明白，这是我一直以来试图告诉自己的，一种让我能够克服恐慌和害怕的方式。……我的医生不跟我讨论这些，他们只会问一些我称之为"带条件的问题"的问题。

他的治疗师问："带条件的问题是什么？"

你们（这些专业人员）总是会审视我……你们想看看我是否明白你们知道的那些东西，但你们就是不愿意想个办法来跟我谈谈。你们会问一些类似于"这是个烟灰缸吗？"这样的问题，来确定我能否辨别事物。这就好像你们已经明白了，想看看我能不能也明白。……这样做只会让我感到更加害怕。如果你们能跟我谈谈，让我告诉你们我有多害怕……我们就能搞定我内心那位疯狂的将军。

肖特（1994）认为比尔与治疗师的对话"触碰"到了他的内心，这段对话会"始终伴随着他的人生"（p.6）。他将这段对话称为有比尔参与的"谈话形式"，与比尔以前经历过的谈话形式相反，即"专业人员为了运用自己的'理论'，依据自己的'观察'，准确'描绘出'比尔'内心精神状态'该有的模样，并针对这一意图而进行的，以方法和结果为导向、目的是解决问题的谈话形式"，而在以前，比尔被这种谈话形式排除在外（p.9）。如果治疗师处于"尚未知晓"的立场，就能够降低"带条件的问题"（比尔称）出现的概率，并且也可以让治疗师进行对话式提问。

倾听与回应

"你倾听了我说话。"

"你完全听到了我说的话。"

"我真正希望的，就是有人能够倾听我说话。"

案主说，他们希望有人倾听自己说话，希望自己说的话能有人听到。我与案主进行对话，谈论案主的治疗经历，谈论那些治疗是否对他们有所帮助。我们之间的大多数对话的内容说明了一点：造成治疗失败最常见的因素就是，没有人倾听案主说话，或是没有人听到案主说的话。但是，什么是倾听？什么是听到？

倾听是心理治疗领域里最基础的一个技巧，实在太过基础，以至于有关倾听的文章看起来都十分幼稚。倾听技巧是弗洛伊德提出的，人们以前很少谈及这一技巧，直到 20 世纪 50 年代，人们才意识到倾听与移情之间的联系（杰克逊，1992，pp.1626-1627）。在心理治疗中，倾听的重要性仅次于观察，一直以来作为一种实现某种形式的认知、获得临床信息的手段。在很大程度上，倾听是一种被动的立场或过程。可以说，能动的部分在倾听者的头脑中进行，因为人们听到的内容都在此处进行整理和理解。人们一直认为，如果治疗师能够成为一个合格的倾听者——一位能够做到移情的、专注的倾听者——或者，如瑞克（1951）所提出的，如果治疗师能够拥有"第三只耳朵"，那么，这样的倾听技巧就可以将超乎于或隐藏于案主实际言语（比如案主未曾察觉或有意隐瞒的部分）的情感、想法和意义——展现出来，让治疗师能够接触到这些内容。治疗师用自己的耳朵，以某种特殊的倾听技巧获得的认知，可以引导心理治疗干预。这就好像将**谈话治疗**和**疗愈式倾听**区分开来，两者成为按部就班的过程。

然而，我认为倾听与听到是相互关联的、能动的共同过程。我将**倾听**定义为：关注案主的故事及其中体现的重要性，与之互动，做出回应并努力了解。尽管讲述故事的过程同时涉及讲述者和倾听者双方，但是这一过程远没有"一个人讲故事，而另一个人倾听"这么简单。这一过程中包括了**听到**，莱文（1992）将之定义为"一个涉及商讨和理解的过程"（p.48），"是一种互动式的努力：如果两个（及以上的）人尝试对某件事达成互相理解，那么这些人之间就会为了达成共同的意义而一起努力"（p.50）。倾听与听到相辅相成，无法分割。

反应—能动的倾听—听到

根据我的经验，包含了对话的理解协商过程（倾听也是其中一部分）是以一种独特的方式完成的，其中需要治疗师持有某种特定的态度，做出特定的行为——我将其称为**反应—能动的倾听—听到**（responsive-active listening-hearing）。反应—能动的倾听—听到能够让案主告诉我们，他们的感受是什么，他们内心关注的是什么。肖特（1995b）认为，这种倾听和回应的方式不需要依据内心的计划，我们"进入"某一情景，做出回应，按照情景的要求行事（p.62）。

每位案主都有自己的意识形态基础（包括预先形成的概念、偏见和心理预期），会影响他们构建自己对问题的看法，以及对产生问题的故事的看法。为了让案主的故事得以与人分享，治疗师必须让自己投入案主的内心世界，表现出自己对案主的看法很感兴趣，想知道案主怎么看待问题，怎么看待问题的成因，怎么看待问题所在，对解决方法有什么想法。治疗师应该了解案主对治疗和治疗师有着什么样的期待，这一点同样重要。

这种形式的倾听与听到要求治疗师以真诚的姿态和态度进行治疗，治疗师要表现出能够接纳他人的意识形态基础，即他人的现实、信念和经历。这种姿态和态度要求治疗师尊重案主，对案主保持谦逊，要相信案主说的话都是值得倾听的。这要求治疗师能够善解人意，表现出自己重视案主的认知，无论是案主感受到痛苦与不幸，还是身处困境。并且，这也要求治疗师表明自己想进一步了解案主刚刚表述过的内容，进一步了解案主可能还要说的内容——最好的方式是积极地与案主互动，积极地回应案主的叙事，提出问题，做出评价，拓展思维，表示好奇，将自己内心的想法说给案主听。以这种方式表达出自己的兴趣，能够帮助治疗师理清案主**已经说过**的话，避免产生误解，也能够帮助治疗师进一步了解那些案主**还未说出口**的内容。语言学家黛博拉·塔纳（Deborah Tannen，1990）提出："我们所有人最希望的就是能够被人听到——但不仅仅是被听到。我们希望能够得到理解，希望有人能听到我们所以为的，**我们**在说什么，**我们**想表达的意思是什么。"（p.48）

为了避免产生自以为是的理解或过早地得出结论，为了确保自己听到了案主想要表达的意思，治疗师可能会提问："为了我不误会你的意思，你是在说……吗？""这是不是类似于……？""这是不是意味着……？"，或是"刚才你说……你的意思是这样吗？"这样的说法和提问是为了避免产生误解，必须试探着提出，表达自己的好奇，表现出自己是真诚地想要弄明白对方的意思。

反应—能动的倾听—听到不是说治疗师只要坐在那里听，什么都不用做；也不是说治疗师不能说话，不能提出自己的想法或表达自己的意见；也不是说这只是一种技巧。反应—能动的倾听—听到是治疗师理应采取的方式和态度，能够传达和体现出治疗师诚心的兴趣、尊重和好奇。治疗师会为案主的故事提供足够的空间和时间，并且，有时甚至根本不插话。也就是说，如果案主想要长时间地诉说，我不会觉得难办，也不会提前得出结论。

这种倾听—听到的方式是如何推动对话进程的呢？又是如何增进治疗关系的呢？当代小说中的角色也会谈到倾听、听到和对话的话题，接下来就让我们来看看这些角色的话语。

小说人物的话语

我发现，小说中的角色有时候能够抓住倾听的本质，从而引导说话者进入对话。我们来听听安妮·赖斯（1976）《夜访吸血鬼》（*Interview with a Vampire*）中的主人公是怎样说的。

> 我突然有些不知所措，但我始终能够意识到阿蒙德在倾听。他是如此专注地听着——我们多希望其他人都能像他这样倾听别人说话——我每说一句话，他的表情都会有所反应。我稍微停顿时，他也没有立刻插嘴。只要我还没有说完自己的想法，他就不会声称自己已经理解了我要说的。他也不会因为一时情绪激动难耐，与我发生争吵——他不会做出让对话进行不下去的行为。（pp.283–284）

彼得·赫格（Peter Høeg, 1993）的《冰雪谜案》（*Smilla's Sense of Snow*）一书中，有一位名叫斯米拉的格陵兰人，她对冰雪相关的事物相当敏感。书中，斯米拉在面对那位讯问她的侦探时产生的想法，以及她自身对于接受讯问这一经历的反思，都体现了倾听技巧的本质。

> 我什么也没说。我以沉默应对这位侦探，想让他稍微有所明悟。但效果不明显。他那沙褐色的眼睛直勾勾盯着我，毫不退让，也丝毫没有

不自在。无论要等多久，他都会一直站在这里。仅凭这种态度，我就觉得他是个了不起的人。（pp.43-44）

她继续描述道：

> 鲜有人明白该如何倾听。人们总是急性子，要么极快地结束了对话，要么在心里想着怎么做出改善，要么在等待你暂停的空当，随时准备着自己应该如何切入话题，让自己来掌控对话。
> 而我面前的这个人没有这样做。我们在交谈的时候，他全神贯注地听我说话，并且只是倾听。（p.44）

斯米拉试图通过语言和动作来描述雪中留下的痕迹及其成因时，她总是在预期那位侦探会做出怎样的判断，并观察对方是否表露出不相信她的迹象。

> 就连我自己都觉得我的话不怎么有说服力。我觉得对方可能会不屑一顾。但他并没有。
> 他的视线越过屋顶向外看。他没有因紧张而抽搐，没有扶帽子、点烟或来回交换两脚重心的习惯。他也没有掏出笔记本。这个身材矮小的男人，只是在仔细认真地倾听和思考。（pp.44-45）

又一个逃避倾听和回应的人

如果治疗师不能主动积极地倾听，不能对自己听到的内容做出回应，那么就有可能会过早地提出问题、做出评论、提出假设并提出建议，这样会让案主感觉治疗师没有听到自己说的话，感觉受到了打击，遭受了指责。治疗师的这种做法会阻碍对话的进行，也会约束相互之间的关系。案主的故事中承载的情感、价值以及文化内涵越多（比如家庭暴力），治疗师就越难以倾听和听到。南是苏珊·莱文（1992）面谈过的案主。莱文描述了南所经历过的失败治疗，以及那些让南觉得无人听到自己说话的情景，从而有力地说明了上述观点。

　　"你提到过自己曾经联系了很多人：家人、朋友、以前的治疗师、神职人员，在他们之中，你感觉有人能理解你吗？"

　　"从来没有人真的理解过我。"南回答道。

　　"从来没有。"

　　"从来没遇到与我有过相同处境的人。治疗师是最过分的，因为我，呃，我们每次选择新的治疗师，我都会感到重燃希望。而当我们走进治疗室，开始治疗后，情况又往往会恶化。因为我的丈夫总是处理不好自己的情绪，所以我的情况往往会变得更加糟糕。他就是处理不好，我是说，这个男人十分软弱。所以我们会寻求治疗师的帮助，治疗师会建立起某种治疗模型。你知道，无论是什么引起了两人之间的冲突，你都得接受，并且想办法解决。然而事实上，在我明白原因是什么之前，冲突就已经开始了。但是现在我明白了，每当我的丈夫开始感觉到压力，他就会找借口打我，无论是什么样的借口。而你们在纸上列出的那些原因，嗯，都不对，而且这件事根本无法在治疗室内得到解决。……大多数的治疗师都是男人，所以他们大多都会指责我的不是。"（pp.71-72）

　　莱文本可以对南所描述的事实和这些治疗师的看法提出质疑；她本可以质疑南，让南意识到自己歪曲了**真相**。但如果莱文这样做了，到头来她就会成为又一个不信任南的人，又一个因南的故事而失望的人，又一个逃避倾听和回应的人。

保持一致性

"哦，我走之前，还有最后一件事。"

案主说，他们希望能够有机会叙说自己的故事。为了满足案主的这一需求，治疗师必须为案主创造第一人称叙事的空间，并加以保护。要想创造并保护这样的一个空间，关键在于，治疗师要真正地做到接纳他人的故事，真正地对他人想要讲述的内容感兴趣。这就意味着治疗师需要应对案主的现实——案主的语言、词汇和隐喻——即有关问题及其可能的解决办法的现实。我认为，为案主创造空间，沉浸于案主的故事，让案主的故事主导治疗，这样做就能够始终与案主保持一致。换句话说，只要能够保持"尚未知晓"的立场，并努力了解案主，就能做到与案主保持一致。

这种尊重案主的现实的行为，往往会与两种行为相混淆：一种是有意或无意、公然或隐蔽地将问题具体化，并将其灌输在案主的故事中；另一种是毫无自主性地被案主的故事牵着鼻子走。比如说，在家暴者的故事中对话，与他们保持一致，并不是要治疗师与案主一同否定现实，纵容那些在文化中被定义为不人道的行为，摆脱社会和伦理责任，这并不是一回事。与案主保持一致也不会导致心理问题长久存在。恰恰相反的是，根据我的经验，与案主保持一致是治疗师能够超越固定不变的立场，从而增进对话的关键一步。如果我们能给案主说话的机会，他们就会告诉我们，他们想要什么，他们需要什么。比如说，如果我们认为一位家暴者需要承认自己所做的事，然后用了各种方法引出对方的坦白，那么我们就会阻碍对方讲述自己的故事。也就是说，我们不经意地在案主与治疗师之间创造出了互相平行而没有交汇的独白。与案主保持一致可以为案主已知的经历和描述留出空间；根据贝特森所说，

"为了迎接独特的新想法，我们必须给已知的旧想法留出空间"①。这样就能为案主留出发挥能动性的空间，以致案主不必浪费精力去发展和保护自己的观点，或是说服治疗师相信自己的观点。

与案主保持一致能够降低由治疗师话语主导和塑造未知故事的可能性，能够避免治疗师将案主已有的故事版本排除在外，然后发展出对治疗有所帮助的故事版本。我们的案主托马斯讲述了自己为了痊愈而多次寻求治疗师的帮助，结果多次失败的经历，他的叙述中就反映出了这一点：那些治疗师早就知道了托马斯的故事，并且在治疗中试图将托马斯的叙述塑造成他们所知道的那一个版本。用肖特（1994）的话来说，托马斯是被"对话领域"（conversational realm）排除在外了（p.9）。肖特提到三位案主，他们感受到自己的治疗师能够理解他们：

> 治疗师将他们带回了对话领域，在这一领域中，最重要的是，他们都能够做自己，都能感受到伴随他们的存在而延续的话语……而有关这一领域，可能出现的新的表述和新的讨论方式，都可以在这种话语中形成。（p.9）

如果案主被对话领域排除在外，那么案主的说话和行动方式就有可能变得不合作、抗拒我们、否定我们，甚至表现得十分偏执——我们偶尔会经历这种言语和行为，并将其进行了归类。或者说，如果治疗师在倾听时错过了在案主看来十分重要的信息，或者阻止了案主说出这些内容，那么在面谈即将结束时，案主就有可能会扔下这样一个重磅炸弹，说："哦，我走之前，还有最后一件事。"或者开启一个新的对话领域，然而此时已经没有时间继续对话了："我真正想要告诉你的，其实是……"

---

① 此处引用的内容来自格雷戈里·贝特森，但是具体出处不详。

在合作取向治疗中，治疗师不会以将对话转向特定方向的方式来掌控面谈，对话方向的转变也与治疗师无关。布莱顿（1984）将这一过程描述为"主体间性"（intersubjective），在这种对话形式中，所有对话者都可以为彼此的创造力和意识创造空间。因此，**新事物**产生了；新事物是由治疗师与案主共同创造出来的，而不是由治疗师自己创造出来，引入对话并提供给案主的。

治疗师仅仅是"循环互动系统的一部分"（伽达默尔，1975，p.361），只是"意义循环"的一部分（伽达默尔，1988），在对话过程中，治疗师会带着自己的偏见或预先形成的概念开始进行诠释。也就是说，治疗师和案主总是基于自身先前的经验，对将要讨论的内容进行预测，并且双方都会带着这些预测开启治疗过程。治疗师与案主双方各自的意义与在治疗中产生的新意义发生互动，而新意义就在这个互动过程中得到理解。新意义的产生要求治疗师对将要听到的内容感到新鲜（即站在"尚未知晓"的立场），要求治疗师能够同时关注治疗系统中所有成员的内心和口头对话。

我想强调的是，与案主保持一致的做法并不是虚张声势、浮于表面的、漫无目的的闲聊，这样的闲聊不会产生任何结果，也不能进一步巩固治疗双方预先形成的概念。这一做法属于有目的性的对话，意图在于修复对话进程。与案主保持一致这一观点，以及地方性意义和语言中的重点，都值得治疗师注意。

地方性意义和语言

治疗中产生的故事必须足够具体，必须是用第一人称对自己的经历进行地方性叙述，才能保证让对方理解，即便只是短暂的理解，这一过程本质上是充满挣扎的，但最终一定会形成新的叙事。地方性意义和语言很重要，因为不同的认知者之间和不同的治疗之间，案主经历的范围和了解案主经历的众多方式都有所不同。与案主、另一位治疗师或学生的话语保持一致，能够让我们更进一步地发展在本地范围内（对话中）双方产生的共同理解，以及某种地方性（在对话中使用的）词库——这一词库是在参与对话的人们之间形成的，而不是来自全社会公有的感性文化（尽管也会受到一定影响）。为了双方在本地范围内产生共同理解，治疗师应当使用案主日常描述问题、诠释问题所用的语言来进行对话，这一点至关重要。治疗师参与对话，要求治疗话语不能将自身置于治疗对话外部的叙述和隐喻所处的文化或语言之中，比如心理学理论或家庭模型（如心理动力学或家庭结构）（格根，1988a；斯梅斯隆，1988）。这类专业性语言是我们的概念透镜，我们治疗师能理解这些语言，案主却不能。专业性语言往往是一种具有等级层次的语言，可以支配和约束我们的表述，因此，无意间它会导致我们失声。我们的专业性语言很容易导致我们的理解被简化为刻板的理论概念，从而导致我们与案主的经历脱节，同样也会导致我们与自身的经历脱节。我们的专业性语言，有时候会阻碍我们进行合作。

因此，我会试着使用体现合作性和集体性的语言：那些能够接纳他人进入对话的，以及能够涉及 / 指向所有对话者（比如，包括我和其他可能在场的任何人——我的同事、学生以及研讨会的参会者）的词语、惯用语和句子。这表明，我是在**与人交谈**，而不仅仅是**对谁说话**或**谈起**某事。

比如说，与一位治疗师和一位案主同时会面时，我可能会问："你们**两人**一直以来聊的都是什么？"（如果我面对的治疗系统中有四名成员，我可能会问："你们**四位**一直以来聊的都是什么？"）我可能会问："你们**两人**见面有多久了？"如果有人旁观我们的对话，我可能会问："**你们**觉得**我们**需要知道什么？"咨询者在小组中提出一个案例时，我可能会问："**你**希望**我们**怎样帮助你？"再举一个例子，哈利曾经问过拉尔斯的问题："你**得**这种病多久了？"我发现，这样的语言能够做到如下几件事：更加公平地看待对话系统中的所有参与者，并设定了一种合作的基调，而不把自己（治疗师）置于存在等级层次的立场，或二元性的立场中。这一语言中并不提及治疗和心理问题，因而让我有机会了解和学习案主的语言，而不是传授专业性语言。然而这并不意味着，如果案主使用了诸如治疗和问题此类词语，我会刻意忽略或拒绝使用它们。

内容与过程

治疗师经常问："但是，你如何选择真正想倾听的内容呢？""你怎么知道要回应什么呢？"以及，"如果案主在说的内容不是他们真正需要说的，真正该说的，那该怎么办呢？"这些问题的关注点都在对话的内容上。故事使用的是叙事类比的手法，既有内容又有过程——事实、讲述、倾听、互动。尽管内容和过程都十分重要，但是，很可惜，由于受到文化期望和治疗师的职业社会化的影响，内容往往会比形成治疗关系的过程更加重要，然而，这一过程能够产生对案主来说有意义的内容。

前文中那位思考为什么治疗能够对她有所帮助的妻子进一步提出："我不知道发生了什么。我们在这里谈的，与我们在家一遍遍谈论的是同一件事。但是，不知道为什么，在这里谈论那些事情时，感觉是不一样的。我们在这里谈过后，事情就有所改变了。"

我想强调的，不是对话的内容或话题，而是治疗师的询问**方式**。双方一边共同探询，一边进行对话，与治疗师负责记录或侦察谁说了什么或做了什么，这两者之间有不同之处。我不想寻求什么特定的信息，相反，我的目的是维持自己当前对案主叙事的理解，在这一范围内进行治疗，然后缓缓脱离这一范围，只在对话中做出极为微小的改变。比起因专注于内容而陷入内容的泥沼中难以脱离，在治疗中应用对话的过程能够让治疗变得更加灵活，获得更多可能性。学生总是问，针对内容的提问和针对过程的提问之间的区别是什么。区别在于提问的意图：针对内容的提问寻求的是数据和信息；针对过程的提问能够推动对话发展。

提升内容的重要性，意味着我们也要重视技能和技巧，以及某些治疗中机械而客观的方面。这种情况发生时，治疗师听案主讲述的客观经历，与案主自己的主观经历之间，差别就会不复存在（图姆斯，1990，p.237）。也就是说，对治疗师来说可能只是日常实践的事物，对案主来说却不是。内容的重要性得到提升后，可能会使治疗师的理解得以保留，同时却遗漏了案主的理解，进而阻碍了对话过程。

保持同步

"这需要时间。"

"你又没催我。"

案主说，治疗师似乎总是缺乏耐心。他们谈到，治疗师对他们期待过高，而如果案主未能满足治疗师的期望（比如没能完成他们给出的家庭任务，或是没能听从他们的建议），治疗师就会表示不满。在我看来，其中涉及了时机的原因。我们有时会错误地忽视了案主，全然按照自己的步调前进，这样一来我们就无法与案主的节奏保持同步或配合。我个人认为，**知晓一切**的立场就是罪魁祸首，往往催促我们加速前进，或是让我们转而走上与案主完全不同的方向。

我想起了塞布蕾娜的说法："治疗师就像是在和案主肩并肩跑步一样，不会说'来吧，你能做到的'（一边打手势示意人'跟上来'），也不会说'向前冲吧'（做出向前推的手势）。"托马斯也同样谈及为什么治疗师需要花时间与案主对话："要是你（面谈）十分匆忙，那么就会很容易得到（错误的）结论。"还有一位案主称，她感觉自己的治疗师就像是"陪着我一起散步"。

根据我的经验，我应该像龟兔赛跑里的那只乌龟一样，跑得越慢，就越早到达终点。[①]并且，我会到达**我们**（我与案主）共同选择的终点，而不是由我来引导，或是强迫案主跟随我的步伐——与案主并肩同行，会比推着案主或拉着案主走得更快。

　　旁观过我的治疗工作的人，都会称赞我极具耐心。我的一位同事，在提到某位故事复杂而详细的案主时，对我说："你坐在那里听完了整个故事，也太有耐心了。"还有一位旁观的控制论学家曾经评论："那个女人简直无聊透顶。"这样的评论体现了人们对于对话该是什么样子的有着怎样的看法。我认为，保持同步或配合案主的节奏与耐心没关系。有耐心通常意味着忍耐，意味着一直等到对方说完之后，我们才能说出自己真正想说的，或我们所认定的事实。我不会以这种方式体验这所谓的耐心。跟随案主的节奏，让他们用自己的步调讲述故事，这一点都不无聊。如果治疗师能够真正地专注于对方所认为的重要的事情，并参与其中，那么治疗师就能自然而然地与案主的节奏保持同步了。我十分赞同汤姆·安德森（1995a，1995b）所提出的哲学理论："人生并不是我们能够强制改变的，得让它按照自己的节奏来。"

尊重案主的故事

　　"请认真对待我。"

　　"请认可我。"

　　案主说，他们想得到治疗师的认真对待和认可。我想起了四十三岁的汉

---

① 在瓦特拉威克、维克兰和菲什的传统观念（1974）中，将"跑得慢一点"的行为称为"针对选择的悖论干预法"（p.135），我并不同意他们的这一观点。

斯，以及抚育他成人、已经年迈的姑姑和姑父。[①]他们通过重返社会训练所（halfway house，又称中途之家）的推荐来做咨询，用他们的话来说，重返社会训练所"不得不提前释放汉斯"。汉斯的姑姑和姑父并不担心汉斯当前住在哪里，但是他们对自己死后汉斯该何去何从感到非常焦虑，不知道他们过去二十多年来遭受的危机是否又会重现。汉斯已经被正式确诊为慢性精神分裂症，他描述自己的病情为"我不知道自己是谁"，描述自己的问题是"他们（重返社会训练所）把我赶出去，是因为我睡过头导致上班迟到了，他们很生气"。

谈及这件最近发生的事情，汉斯说道："他们都不理解我。"于是治疗师紧跟着问道："那么，有理解你的人吗？""我的姑姑。"汉斯回答说。治疗师转向汉斯的姑姑，问道："你是怎么让他觉得你理解他的？""他说的话，我都认真对待。"她这样回答，汉斯点头表示同意。肖特（1995a）强调："非常重要的一点是，人们能够道出自身与周围其他人相关的立场是什么，能够让自己所说的内容得到他人的**认真对待**，得到积极的回应——汉斯姑姑就有力地证明了这一点。"（p.387）

由专业人员引导故事而带来的危害

认为心理治疗领域专业人员的故事要凌驾于案主的理解之上，这是常事。观察者对自己期待看到的、实际看到的事物持有预先形成的概念，针对这类概念产生的影响而大规模进行的行为确认研究表明，观察者不仅能够看到自己期待看到的事物，并且还能够参与这些事物的创造过程（琼斯，1986，1993；罗森汉恩，1973；斯奈德，1984）。比如，如果我们从家庭的角度思考和寻找自己期待看到的事物，我们就能看到它们的存在。如果我们从诊断的角度思

---

① 我在其他文章中也讨论过汉斯的事情（参见安德森，1995）。他的治疗师是克劳斯·戴思乐（Klaus Deissler），来自德国马尔堡的国际心理治疗研究所。

考，我们就能得到诊断结果；如果案主与我们握手时显得很无力，而我们又认为无力的握手代表一种被动，我们就很有可能会发现案主更多的被动迹象。塞布蕾娜说过：

> 你对我的了解还不够多。你现在坐在这里，听我说话时，你脑中想到的是什么？你是怎么理解我说的话的？你在听我说话吗？你从话中注意到了什么？你想做什么？你正在将这次面谈引导到哪个方向？……你在此处掌握到了什么？你正在向所有参会者展示的是什么？

如果我们将她说的这些，看作她试图掌控治疗过程，那么我们就会看到她确实在掌控这一过程。斯奈德和汤姆森（1988）全面地回顾了一些研究，这些研究表明，无论治疗师是通过做出假设还是正式的诊断而进行认知，他们都能很快就"明白"案主的问题是什么。重要的是，在这些发现之中，治疗师总能在初次接触案主的前三分钟内就得出初步的临床判断，治疗师的初步判断往往会受到转诊信息或案主治疗记录的影响，并且，这些判断反过来又会影响治疗方法的选择和治疗的结果（高伦和狄金森，1969；桑迪弗、霍登和格林，1970）。

范德莫维与他的同事（1995）引用了维特根斯坦有关这种"所信即所见"或"所感即所见"现象的观点："'视作'是一种感知行为的显著特征……'看见'既意味着依据人们**实际**拥有的视觉，将某物'看作'什么，又表示在视野中看到某物。"（p.43）

另一种由专业人员引导的故事

由专业人员而非案主引导故事发展，这并非心理治疗领域独有的现象。贝克曼和弗兰克尔（1984）针对在医生征求病人主诉时，病人与医生在互动中使用的话语进行了分析，得出了相当发人深省的结论。他们的研究在很大程度上总结出了医生阻碍相关信息收集过程的行为，其中包括：打断病人说话，过早地得出假设，对病人的情况不感兴趣，或是不给病人详细地进行主诉的机会，占据了大半对话。他们得出的数据明确地显示：

> 治疗开始短暂的一段时间（十八秒）后，大多数情况下都是在简单地对病人表达过关切之后，我们调查对象中的医生就会开始控制自己的病人，向他们提出问题，这些问题会变得越来越具体，越来越封闭，这种做法明显阻止了来自病人的信息的自发走向。（p.694）

为了将其与另一种职业中的现象做比较，法律学家佩吉·戴维斯（Peggy Davis，1992）将法律形容为一种"互动式的、文化嵌入的过程"，并研究了层级式职业角色升级或降级的过程（p.186）。她对模拟案主与律师的互动中使用的语言进行研究，发现了一种普遍的规律：

> 担任律师角色的人，在与案主的互动中处于决定性的主导地位。这些律师控制了话题的走向，案主讲完故事后，在接下来的对话中，大部分都是律师在发言。担任案主角色的人与律师主导的假设表现一致。案主说话更加吞吞吐吐，多使用模糊限制语，并且频繁以试探性的语言形式进行对话。（p.187）

戴维斯指出："互动模式有相对受限和相对开放的面谈风格之分，而面谈拉开序幕之际，互动就已经开始了。"（p.187）在这种控制式（或以律师为中心的）面谈风格中，律师会提出许多问题和要求，并且主导话题的选择和走向。案主显得犹豫不决，摇摆不定，使用的术语也不够精确，他们倾向于用律师使用的语言来理解问题。相比之下，开放式（或以案主为中心的）面谈风格的特点为：双方共同选择话题，共同掌控面谈，减少案主的摇摆，减少律师的干预，让案主形成自己的对问题的概念。

法学教授理查德·舍温（Richard Sherwin，1993）同样对专业人员与案主的互动模式感兴趣，他从权力的角度出发研究双方的互动，描述了处于特权地位的人是如何引导或讲述他人的故事的——掌控话题的走向，设定对话的步调，从而让面谈更多地体现他们对现实的看法，而不是案主的看法。戴维斯和舍温都提倡这样一种案主与专业人员之间的关系：能够有空间让案主与专业人员双方的专长互相结合。

联系、合作与构建

专家的这一实用建议提出了邀请案主参与**对话式交流**和**合作性叙事关系**的诸多方式，接下来的案例阐明了这些方式。这一案例摘录自一位名叫西尔维娅的治疗师与她的案主特蕾莎之间的对话，她们在谈论特蕾莎与慢性肠胃病、失眠和伴随而来的焦虑的斗争。[1]特蕾莎的话抓住了关系和过程中的本质，治疗师与案主、医生与病人或律师与案主在其中邀请彼此成为对话伙伴，共同讲述、探询、诠释，以及形成叙事。特蕾莎的话与之前提到的安娜的话都体现了对话能让自己敞开心扉，不再隐瞒，她们话里的相似之处让我深受触动。特蕾莎说起案主与治疗师之间的对话式互动，类似于凯西·温加滕（1991）所说的**亲密感**（intimacy）和朱迪丝·约旦（1991）所说的**共同性**（mutuality）。

特蕾莎：我第一次参加治疗的时候，身体还生着病，这让人感到颇

---

[1] 我要感谢我的同事西尔维娅·伦敦（Sylvia London）和她的案主愿意与我分享这份手稿（同见第六章引用）。

受限制，有点害怕。这种害怕的感觉限制了我审视自己的能力，让我变得虚弱又脆弱。所以我第一步要做的就是恢复自身的健康。

西尔维娅：**我们**那时是怎样做的？我们建构了怎样的机会来帮你恢复健康？

特蕾莎：实话说，我那时感觉自我遭到了剥夺。我已经没有什么好失去的了。而这（隐喻疗法）给了我一个可以信任的空间。在这里，我可以开启对话。在这里，我可能不再隐瞒任何事情，我产生了为解决问题而努力的想法。

在这种关系式过程中，这类微小的差异、丰富性与片段的回忆是很难传达出来的。为此，我一直试图让案主的话语能够彰显出来，尽我所能理解的程度，努力表述案主的意思。这些案主的叙事，都曾是生动的、富有生命力的对话——案主、我以及其他在场的人参与到共同的讲述人生经历的故事之中——这些对话如今却仅仅是我们经历过的数段回忆，是我写在文章中的众多诠释。所有案主的话都证实了一种以联系、合作与建构为特点的治疗过程和关系的存在（安德森，1992）。①

下一章中，我继续重点描述这一治疗过程和关系，分享一份带有注释的咨询面谈记录节选。

---

① 我在其他文章中曾将这些治疗过程与关系称为C疗法（安德森，1992）。

第八章
合格的母亲与失败的母亲故事之缩影

我所到之处，都能遇到各种评价母亲的标准：什么样的母亲是合格的母亲，什么样的母亲是失败的母亲。

——凯西·温加滕

对话情景

我有幸能够作为**来访治疗师**，参与同事苏珊·莱文和她的案主（下文中我称她为娜塔莉）的面谈。[①]下面是我们当时对话的部分文字记录。我认为这些记录说明了我的合作取向治疗的**本质**：这一疗法的过程、哲学立场，以及在这个过程中自然发生的变化。

苏珊与娜塔莉约谈开始的几分钟之前，我和苏珊进行了讨论，产生了让我参加她们面谈的念头。娜塔莉到场后，苏珊问她，我能不能加入她们的面谈。苏珊告诉娜塔莉，我想要把我们三人的对话录制下来，并且希望我们的对话能为娜塔莉的生活带来新的启发。娜塔莉同意让我加入并录像，但条件是她有权利提出洗掉录像带的要求。

我认为自己参与面谈并不是处于某个元坐标，我没有什么超越他人的知识或更好的想法，我也不是多么厉害的咨询师或治疗师。我只是把自己看作一

---

① 感谢杰作制作公司（Master's Work Productions）将这次面谈制成录像带。感谢布里塔·洛戈（Britta Lödgö）和古尼拉·斯特罗姆（Gunilla Ström）在这次面谈中提出的宝贵意见。

位中途顺道加入她们对话的客人。我要强调的是，我只想加入对话，并不想打断或改变对话进程。

在我们见面之前，我只知道娜塔莉的名字，只知道她一个小时之内必须回去工作，除此之外，我对娜塔莉本人，以及她与苏珊之间的治疗都一无所知。我想当面了解娜塔莉，最重要的是，从她本人那里了解。如果苏珊想在我真正见到娜塔莉之前，告诉我一些有关娜塔莉的事情，我也会认真倾听的。然后，等我见到娜塔莉，我就会把我了解到的这些都告诉她。在这种情况下，苏珊说她更愿意让娜塔莉和我进行对话，而她会随时加入。

苏珊向我介绍了娜塔莉，我们的对话就此开始了。娜塔莉自然地加入了对话，开始讲述她的故事。尽管读者可以随着娜塔莉的故事展开，跟我一起慢慢了解她，我还是要先给出一个概述。娜塔莉那时正在努力处理离婚带给她和女儿之间关系的影响，以及女儿要搬去自己父亲家的决定。娜塔莉和苏珊在此之前已经进行了五次治疗。娜塔莉就自己十四岁的女儿的事情咨询了苏珊。她的故事中，主要人物有：娜塔莉、她的第二任丈夫、她与现任丈夫一起抚养的十岁的儿子、她十四岁的女儿，以及正与娜塔莉前夫一起生活的十五岁的儿子，还有娜塔莉的前夫。面谈中还提到了娜塔莉的母亲，她的女儿和大儿子的继母，还有各位女性长辈。我们的对话用时四十七分钟。

我在这里分享出来的对话记录，有四段是本次我与娜塔莉的对话记录，按时间进行了排序，此外还摘录了一段后来娜塔莉和苏珊的对话，以及半年之后的某次电话交流。我标注了每段对话摘录的时间，好让读者能够对我们的对话步调有所了解。

但是，我想先提出一些问题，可供阅读时思考：你们在读到这段有关娜塔莉的治疗面谈时，心里有着怎样的先入为主的观点和理论的透镜？如果你们心里确实存在一些想法，那么哪些想法是可能在不经意间让你脱离了娜塔莉的故事，可能会引导娜塔莉按照你想听到的，或是你认为她应该讲述的内容而进行讲述？

从头说起：一种敏感的困境

苏珊、娜塔莉还有我，三个人坐成一个半圆，娜塔莉坐在中间。娜塔莉穿着一身商务装，很有魅力，笑起来很好看。她在椅子上笔直地坐着，双手紧握在一起，两脚交叉，头部微倾，显得非常专注，又有点紧张和焦虑。她认真地倾听着，始终保持眼神接触，语速很快，回应我的时候就好像她早已知道我要问什么一样。她时不时会用一些手势，但是动作并不激烈。我们的对话既有泪水又有欢笑。苏珊在提醒了我面谈的时限后，开始发言。

苏珊：娜塔莉目前与女儿之间的矛盾，她对自己女儿的担心，她在想自己应该怎样抚养女儿，将来又该怎样继续做她的母亲——我觉得，我和娜塔莉一直以来谈论的问题都与这些事情有关。她在第一段婚姻里有了两个孩子，在现在的家庭里又有了一个孩子，年纪较小的两个孩子都跟着她，年纪中间大小的那个孩子就是那个女儿（笑）——我好像把你们绕糊涂了（笑）——总之，那就是我们正在谈论的那个女儿。

贺琳：我知道了，她的名字是？

娜塔莉：艾丽西亚。

贺琳：艾丽西亚，她多大了？

娜塔莉：十四岁了。

贺琳：十四岁了。

娜塔莉：她一直都是跟我住在一起的，我再婚的时候她才两岁，现在她想离开我去跟她的亲生父亲一起住。但是……我俩的母女关系，以及我的感受，都让我心烦意乱。我感觉她像是我家里的仇人一样，她觉得我们做得不对，这个家不好，她不喜欢住在这里，而且还到处跟别人这样说。我觉得问题就出在这里，我感到心烦意乱更多是因为她伤害了我的自尊心……我一直是个很讨人喜欢的人，总想让别人看到自己好的那一面（笑），但是内心深处，我的想法是："嗯，一个年轻的女孩想离开自己的母亲，一定有哪里不对劲。"

贺琳：所以说，你觉得难过，不仅是因为她可能会毁了你在街区的名声，而且你真的，真的很担心"我是不是哪里做错了？"

娜塔莉：是的，我真的很担心，我很在乎我对自己的看法，也很在乎我对她的看法，而且她有时候表现得——我是说，她会对我说一些很过分的话，但我一直以来都在努力让她得到最好的一切，你明白我的意思。我们搬到这里之后，她不喜欢这里的公立学校，于是我就送她去了私立学校。我为她四处奔波……她不能适应这里的生活，于是我就四处奔波地努力帮她处理一切，结果她这样对我，我真的觉得她有点无情了（笑），但是现在我们已经知道了，她绝对——她可能会这样一走了之。你知道，她马上就能达到自己的目的了，所以……

贺琳：所以，情况已经变得非常糟糕了。

娜塔莉：（点头；此处以及摘录中其他该类描写，指的都是"表示肯定地点头"）

贺琳：那么，你刚刚提到的，她到处跟人家说的那些话，"我们做得不对"，这个"我们"指的是你和……?

娜塔莉：……和我的丈夫。

贺琳：……是你和你的丈夫。

娜塔莉：她和我的现任丈夫关系不好。至于原因嘛……我觉得……因为他俩关系很差，我觉得我真的也有点生丈夫的气，我现在真想干脆把他们俩都从悬崖上踢下去算了（笑）。

贺琳：所以你对他们俩都有点难过和生气。

注：我这样说并不是想将她刚刚说的内容反映出来，或是指出她的愤怒情绪，只是为了向她确认我没有产生误解。

娜塔莉：是的，我很难过，很生气，我很……这些情绪正在影响我的日常生活，我已经累了，不想再把什么事都归咎于自己了，好像我才是坏人一样——理智告诉我，我不是坏人。事实与之截然相反，我只是太执着于把每件事都做得完美。

贺琳：所以，你和苏珊一直以来都是怎么谈论这件事的？你说过，这些是你目前担心的事情，也是你一开始来进行心理治疗的原因，还是说……？

注：此处是使用我所说的集体与合作式语言的一个例子，我提到她们两人（娜塔莉和苏珊）的面谈，提到娜塔莉目前担心的事情。

娜塔莉：一开始，我带着艾丽西亚去跟苏珊见面。

贺琳：你那时候是带着艾丽西亚去见苏珊的，这样啊……

娜塔莉：艾丽西亚确实有时候也会去见苏珊——你知道的，就是当我不在场的时候。

贺琳（点头）：那么，你和女儿这样参加治疗面谈有多久了？你们会以不同的组合进行面谈吗？

苏珊：是的，会有不同的组合。

娜塔莉：没错。

苏珊：总的来说，可能已经有……半年了？

娜塔莉：我觉得有半年了。最开始的时候，艾丽西亚可能两个星期来一次，而我是最近才开始来的。有时候，我确实会跟艾丽西亚一起过来。但是她的亲生父亲一点都不守信，他会告密……去年夏天，艾丽西亚就想过要离开我，住到亲生父亲家里，于是我给前夫打电话，然后我们达成了一致，让他去告诉艾丽西亚她不能这么做，因为她得跟我在一起，她……他说他会支持我，让她留在我身边。但是后来他告诉艾丽西亚的是，你知道吗，他让艾丽西亚相信他会来这里找她，他一定会来，现在他确实要来找她了，他真是……我觉得前夫是在背后算计我。他没有按照我们约定好的去做，所以我们两人对艾丽西亚的说法是互相矛盾的。

贺琳：这种事情经常发生吗？这就是你所说的自己在担心的事情吗？

娜塔莉：最近……是啊，他总是像这样……我一直跟他合不来，所以，我的意思是，我觉得艾丽西亚只是自己遇上了数不清的难题，混淆了现实，她……但是，现在我真的很担心我自己，担心我接下来该怎么做……你懂的……我之前还在担心，我该怎么与艾丽西亚度过接下来的四年，但是现在我已经开始焦虑她离开之后我该怎么办了。

贺琳：就是你要怎么继续自己的生活，对吗？

娜塔莉：(点头)

贺琳：那么，就我们今天讨论的话题而言，你想进一步聊聊等她离开你之后你自己的打算吗？听起来，你好像觉得她真的要离开你了？

注：我说这句话，是为了向娜塔莉确认，我对她要说的内容有所感知。

娜塔莉：是的，我想聊聊这件事。

贺琳：好的。

娜塔莉：我不知道什么才是**正常**的。我不知道什么才是……所有人都说，这个年纪的女孩都是……有可能我只是，我只是太敏感了。我不知道什么样的感受才是**正常**的。我只知道，我有点极端了……我……我觉得，我以前就是个……容易走向极端的人，我会……你懂的，遇到什么事我都觉得是世界末日到了一样。而这已经开始影响我对待艾丽西亚的方式，影响我在这个家里的生活了，因为我实在是太**生气**了。

贺琳：所以，你并不知道你能否……

娜塔莉：我只是觉得，她是我的仇人，这都要怪我的丈夫，我只是……我也**不知道**。我搞得乱七八糟的（笑）。

贺琳：这样啊。艾丽西亚十四岁了，那个大一点的孩子呢？

娜塔莉：我儿子十五岁了。

贺琳：十五岁了。

娜塔莉：他现在跟着他的亲生父亲。他是在大概十二岁时离开我的。

贺琳：大概十二岁的时候啊。

娜塔莉：（点头）

贺琳：然后，最小的那个孩子呢？

娜塔莉：……最小的孩子是我和我现任丈夫的，他已经十岁了。

贺琳：他十岁了。所以说，艾丽西亚是你们年纪中间大小的那个女儿。好的。那么，你觉得你只是在担心你的女儿，还是觉得比起那些与你处于相同情景中的大多数母亲来说，你反应得太激烈了？

娜塔莉：我也不知道。我不知道，但是，我见过与艾丽西亚同龄的其他孩子，他们来我家玩时，不会表现得像是……我是说，以那些同龄孩子作为参考的话，可以看出艾丽西亚非常**紧绷**……那些孩子不会一直让家里担心，或是在家里制造混乱。我觉得，她的这种表现并不是这个年纪的正常现象。但是，你知道吗，我那个**十岁**的儿子现在也开始像她那样跟我说话了。就像是某种趋势一样。所以……

贺琳：那么，你觉得他是在模仿**艾丽西亚**，还是说这只是……？

娜塔莉：他就是在模仿艾丽西亚。

贺琳：好的。这就不仅仅是因为现在的孩子都是这个样子的。

娜塔莉：然后，艾丽西亚跟人家说，我们一家老是吵架，她不能住在这里了，因为我们吵架太频繁了。但其实她才是吵架的主要原因……她不在家的时候，天下太平（笑）。

贺琳：这样啊。

娜塔莉：其实，并非完全如此……我知道这不**全是**她的错，但是……我真想就此一走了之，越远越好（笑）……

贺琳：……听起来你这位母亲和妻子，要离家出走了啊。

娜塔莉：……你知道吧，我就是真的，真的太生气了。我只是想，如果她要走，她最好**现在**就走吧，因为她本来是要待到……我们已经决定了，她得待到**这一学年**结束。所以，我也不知道。我不想给她父亲回电话。

苏珊：我刚刚在听你们对话时，一直在想一件事，我猜艾丽西亚这样做，是出于一个很复杂的原因。就像娜塔莉说的那样，艾丽西亚的精神真的很紧绷，娜塔莉总是尽自己所能地去理解艾丽西亚的痛苦，但是大部分时候，她的努力都毫无意义。因此，就像娜塔莉跟我们说的那样，在艾丽西亚看来，对吧，这一家人就是很**糟糕**，总是在吵架，诸事不顺，所以娜塔莉真的过得心力交瘁。我想，还有另一个原因，那就是你发现自己已经不再试着去理解艾丽西亚，也不再像过去一样同情艾丽西亚，你发现这让**你举步维艰**。我觉得，我听到你说，你还有几个月的时间跟女儿共处，所以我猜，你面临的问题可能是，"在接下来这几个月里，我该怎么跟她相处，或者说，我该怎么爱她，关心她，做一个合格的母亲。"

娜塔莉：没错，我觉得自己跟我母亲一样，控制欲很强，即便她已经成年，我也非常"难以放手"……会对女儿说，"唉，我真可怜，看看你都对我做了些什么"之类的话。没错，这就是我觉得自己正在对艾丽西亚做的事。你知道的，我的想法就像是，"你竟然要**离开**我了"。

贺琳：（点头）

娜塔莉：如果她**真的**想跟她的父亲住在一起……她从来没跟他一起住过，你知道吗，她**现在**这样说了，那这就是原因所在，并不是她想离开**我**，她只是想……你知道的。

贺琳：这是她现在实际告诉你的吗？

娜塔莉：没错。

贺琳：那么，她这样可以吗？

娜塔莉：嗯，其实……为什么我不能直接说"可以"呢？就是，我不知道是不是因为我……一方面的原因是，我会想她，但是另一方面的原因是，我不想让自己出丑，还有……

贺琳：好的。不想觉得自己像个失败者？不想觉得自己已经失败了？

娜塔莉：没错，我不想像个失败者。

贺琳：我知道了。你还说过你对前夫的一些事情很敏感？

注：我继续试图进一步了解娜塔莉担忧的是什么，现在对她来说最重要的是什么。

娜塔莉：太难了……我的意思，他对我是一种说法，对艾丽西亚又是另一种说法。他就是个两面三刀的人，你知道吗，结果我反而看起来像个疯子（笑）。我是说，就是……我不会联系他的，你知道吗……我们打了**太久**的官司，处理了太多的事情，所以你明白的，我就是宁愿不跟他……我们……艾丽西亚想去上私（立学校）……我的意思是说，我就是宁愿不跟他打交道。他想要去……她到那边去住之后，想去上私立学校，然而一直以来这些事情都是我付钱的，这好像成了习惯似的。**如今**我们都不付给对方孩子的抚养费，因为他在养育儿子，而我要养育女儿。行吧，她去那边之后我会付**抚养费**的，但是我已经决定不参与任何决策，不跟他们争吵，也不管将来会发生什么，我只负责给一定**数量**的钱。要去哪所学校，要怎么用这笔钱，都是她和她父亲的事，跟我没关系。

贺琳（点头）：所以，我们已经弄明白了**两件**事。一件事是，我们已经知道了，你在担心接下来这几个月里该怎么做，该怎么表现；另一件事是，在你女儿离开之后会发生什么，你又该如何生活。

注：我努力地了解娜塔莉想让我知道的事情，努力地听她想让我听到的内容，在这一倾听过程中，我表现出来的是尊重和积极主动的态度，并且对她做出回应。我试探着提出问题，做出评论和分享看法，试探着请她确认我的说法是否正确，试探着提出自己推测出来的观点——尽管这些观点往往会遭到忽视，得不到结果。我经常会尽我所能地向她确认自己听到的内容，确认她说了什么，确认她想让我听到什么，以此做出总结。比如说，这是她在担心的事情吗？她想聊聊这件事吗？我这样表达，并不是为了提出问题来让她回答，也不是用自己的说法来引导娜塔莉转向某个特定的对话方向，不是为了在她心中埋下什么想法，也不是为了总结出什么真理。相反，我的这些话只是为了我能够进一步了解娜塔莉的故事，让她能够有机会纠正我的误解，并对自己说过的内容进行澄清或扩充。我的目的是推进治疗过程。

我仔细审视娜塔莉说过的话，并时不时将话题转回某件事上。这能够帮助我保持开放态度，接纳所有的对话方向、对话进程和可能性。这样做减少了我主导案主故事的可能，比如说，我可能会选择探讨某一对话方向，然而这可能会使对话无法接近对娜塔莉来说十分重要的那方面。我认为，如果我们坚持不懈地在某个思路上探究下去，我们就会在不经意间——偶尔甚至可能是有意地——向案主表示出"这才是重要的"这一讯息。

让我们回到我最后做出的总结："所以，我们已经弄明白了**两件事**。一件事是，我们已经知道了，你在担心接下来这几个月里该怎么做，该怎么表现；另一件事是，在你女儿离开之后会发生什么，你又该如何生活。"

娜塔莉：没错。

贺琳：现在怎么办呢……你提到等女儿这一学年结束。那就是说……她会在两个月之内离开，那么这两个月的时间意味着什么？

娜塔莉：嗯，那应该就是直到这一学年结束，5月底之前，她都会在学校里，之后就会**离开**了。

苏珊：到5月底的话，还有三个月。

贺琳：哦。好的，好的。所以，等这一学年结束，她就会离开这里，去她父亲那里过暑假，然后在那里去新的学校读书。

娜塔莉：（点头）

贺琳：好的。所以你会想念**她**吗？你会觉得人们认为你很**失败**吗？你会觉得自己是一个失败的**母亲**吗？

娜塔莉：（点头）

贺琳：你觉得，我们说的这些问题中，或是其他我们没有提到的问题中，哪个让你感到**最心烦**，或是**将来**会让你感到最心烦？

娜塔莉：……我不知道。我内心五味杂陈，我都不知道这些心情是什么……（笑）

贺琳：从哪里开始说起呢？

娜塔莉：是啊，从哪里开始呢……我觉得我需要一些支持，你懂的，来自……只不过，我甚至都不想告诉我的同事，我的女儿离开我了。你知道吗，我真不想让任何人**知道**这件事……因为，我告诉过他们我是怎么给女儿找学校的，你知道吗，他们这**些**人，就是……

贺琳：所以，也就是说，这对你来说不仅仅是被**公开**地打脸，并且不知道为什么，你的内心和直觉都在告诉你，你可能真的**对不起**她？我们正在讨论的，是不是这样的问题——你感觉自己作为母亲很失败，或者，甚至作为一个人也很失败？

娜塔莉：是的。正是因为我的母亲为我做出了榜样……也就是，她让我觉得，能够成为榜样才是最重要的。你知道吗，如果你是一个好家长，你的孩子就能完美地长大，所以我母亲的孩子全都很被动（笑），就是说，全都很被动地以她为榜样而表现得很完美，最终就形成了我这样的**价值观**。

贺琳：所以你总是在责备自己，并且还……

（这里又是一个遭到**忽视**的说法。）

娜塔莉：是的，**哪怕**在我的工作中也是如此。我回学校进修，拿到了我的 CPA（Certified Public Accountant，注册会计师）证，现在正在一家理财公司工作，这份工作真的很有意思。但我仍然在想，"嗯，如果我只是待在**家里**的话……"，你知道的，家是唯一能让我感到**舒心**的地方。

贺琳：是啊，要是能待在家里的话，一切都好说了……

娜塔莉：要是我**辞职**的话呢。

贺琳：……那她就会……

娜塔莉：工作已经是我生命里唯一还有价值的东西了（笑）。我真不知道我为什么会有那种**想法**。

贺琳（点头）：所以你一直在寻找答案——"我做了什么，或是我没能做什么，导致我的女儿出现了这样可怕的问题？""人们根据他们对这件事的看法，以及对你的处境的看法，都对你说了什么？或者说，在他们看来发生了什么？""是什么……"我的意思是说，苏珊有没有对你说过，她觉得在你女儿身上发生了什么，或者，她会觉得你做错了什么事吗？

苏珊：我说过这些吗……？

贺琳：……不只是苏珊，还有你的朋友，你的家人，或者其他人……？

娜塔莉：说我做错了什么事吗？不，苏珊，你没说过。我也不知道。我不能理解艾丽西亚，也不知道，不知道应该对她做出什么反应……**我觉得**，我完全成了我母亲的翻版，说着"哎呀，你真让**我伤心**"，而不是说……因为我已经听到过有人对艾丽西亚说："哦，你想跟你父亲住，那就**去**吧，只要你能开心。"我确实听到有人这样**说**过。为什么这种话让我这么**难受**呢？

贺琳：所以说这是个很大的问题……

娜塔莉：这让我觉得很**失败**，就像我的丈夫——我的前夫，他没有工作，宁愿把孩子们**拆散**也不给抚养费……他会把孩子们带出去，跟他们说我的坏话，直到现在艾丽西亚还会拿这些话来针对我，最后我们不得不申请禁止令，让他几乎没法见到孩子们。然后我们上了法庭，本来我们是有共同监护权的，结果我们……法官把监护权判给了**我**，因为那个男人实在是个疯子。

贺琳：因为你们之间闹得很僵。

娜塔莉：没错。但是现在他要**赢**了。他那里看起来就像是个完美之**家**。因为他们从不吵架，简直完美。再看看我都做了什么，你知道我付出了多少，我流过血，流过汗，也流过泪，结果他一出现，就跟……

就跟个**香悖悖**似的（笑）。我想，这就是让我觉得心烦的事情。

贺琳：所以这是个大问题。你已经提到过两三次，你像自己的母亲一样。

注：我对她之前说过的事情发表看法。

娜塔莉：没错。

贺琳：你能多聊聊这一点吗……或者，聊聊你觉得自己表现得像你母亲的事，或者你害怕自己会像她的事情。

娜塔莉：没错。我不想让自己变得像她那么有控制欲，不想表现出那种"你得为了我这么**做**"的态度。你知道的，我要照看好**自己**。但是，为什么我应该不让艾丽西亚知道我会**想**她……我不想让她离开呢？好吧，我也不知道。我……是这样的，我告诉她，没关系的，她可以离开，因为我上次也是不得不离开了她的父亲，那段经历**同样**让我难受，在差不多两年的时间里，我一直情绪低落。

贺琳：是这样，我没跟上你说的一些事情。你在说"为什么我应该不让艾丽西亚知道我会想她"的时候，你是觉得，你**不能**告诉她，还是说……？

娜塔莉：我觉得，可能是，如果她看到我哭的话——那天晚上，还有前几天晚上，我确实哭过……我也不知道。我不想让她觉得有负罪感。我也不知道，我就是，真的……有时候我觉得我好像恨她。

注：娜塔莉在为了描述自己的感受而措辞的时候，已经热泪盈眶。她此时，正如那个拉丁语单词"alexthymi"所说的那样：找不到合适的字眼来描述自己的感受，或她内心百感交集的想法。

贺琳：（点头）

娜塔莉：……我真的觉得她是我的仇人。你知道的，我只是想让她离我远点。

贺琳：所以，你就发现自己好像一直在原地转圈。我的天哪。

娜塔莉（点头）：而且，发生这种事，我在家里过得也很艰难。

贺琳：你丈夫是怎么说的呢？他对这一切是什么态度呢？

娜塔莉（笑）：这个嘛……

贺琳：对于你女儿的事情、你的事情，还有你们母女关系的事情，他有什么看法？

注：娜塔莉在面谈最开始的时候就提到过她的现任丈夫（艾丽西亚的继父）。我对他的事情感到好奇，所以把话题转向了他。有的读者可能会在她第一次提到他时，就已经产生了兴趣，想进一步了解他们夫妻之间的关系。我之前觉得没有必要追究他们的关系，而是应该梳理她对丈夫做出的评价，以防后来某时可能又会提起这一话题。我一直记得我们此次面谈的起因，但是我们讨论的内容似乎只是非常短暂地涉及了这个原因，因此我才选择这样做。或许我当时就应该问她，这是不是她和苏珊正在谈论的事情。

娜塔莉告诉我们，她的现任丈夫进入艾丽西亚的生活时，艾丽西亚才十一个月大，他觉得这一切都是艾丽西亚的亲生父亲的不对。她先是说了一些有关艾丽西亚亲生父亲的事情，然后又与我们分享了她的想法：她的丈夫向来偏爱艾丽西亚。她认为，他表达自己喜爱的方式，可能也是造成问题的原因之一。说到这里，她的故事暂告一段落，我说出了自己的看法："这件事也要打上一个大大的问号。"

娜塔莉：是啊，你知道吗，他想责怪我前夫告诉艾丽西亚……就是，我前夫告诉艾丽西亚可以去他那里住，他这人**总是**这样……我前夫总是对孩子们说这些……你知道的，他就是想搅局。但是他（艾丽西亚的继父）不愿意为……为某些事负责。他是个合格的继父，我是说，他能养家，他始终陪伴家人，他也四处奔波，为家人做事，你懂的，就像他们两个都是他的亲生孩子一样。学校的各种活动他都去了，也带他们去看了球赛，你知道吗，他包揽了所有的事，就像一位普通父亲该做的那样。但是他在面对艾丽西亚时，有一个问题，就是他老挑她的刺，捉弄她，惹恼她。

贺琳：说的是你现在的丈夫吗？

娜塔莉：是的。

注：我想简单地总结一下娜塔莉告诉我的事情。娜塔莉的丈夫，也就是艾丽西亚的继父，总是"捉弄"并"挑剔"艾丽西亚，而娜塔莉和艾丽西亚都不喜欢他这样做，因此娜塔莉会觉得心烦。事实上，娜塔莉说这让她很生气。他们在治疗中也谈过这件事，但是"他好像控制不住这么做"。我了解到，他这样捉弄艾丽西亚，是因为她是他最爱的孩子，而在他家里，这是"表示在乎一个人"的方式。我想知道为什么继父"不能理解"娜塔莉和艾丽西亚想要告诉他的意思。娜塔莉不知道为什么；我说："这里又需要画上一个大大的问号了。"

现在我们回到对话记录上来。娜塔莉刚刚谈到了她有多么困惑，有多少问题亟待解决。（到这里，对话已经进行了十八分钟。）

从做错的事情，谈到悬而未决的问题

娜塔莉：是啊，是有些事情，我想我觉得……好吧，我也不知道。我就是觉得特别困惑。

贺琳：是吧，听起来确实是这样。我是说，听起来，好像有太多的问题……

娜塔莉：是啊，太多问题了。

贺琳：这样多的问题，还这样零散。就好像……该怎么去单独地处理其中的一个呢，它们都是联系在一起的。我们继续来谈谈你觉得自己**做**错了什么事这一想法吧。你做错了什么？我们假设这一切都是你造成的，那么你是做了什么？你造成了什么？

注：我们继续这一话题，于是娜塔莉又回到了之前的想法，觉得是自己做错了什么才导致自己的女儿出现这种问题。我提出："我们继续来谈谈你觉得自己做错了什么事这一想法吧。"我这样说并不是自相矛盾，或是挑衅她，只是为了与娜塔莉对于自己做错了什么事情的担心保持同步。

娜塔莉：嗯，首先，我想到的是，我离了婚。

贺琳：哦，是的，你跟她的亲生父亲离婚了。

娜塔莉：我真想告诉她，我那时是别无选择。但其实，我还有别的选择。在我**嫁给**前夫时，我就明白这一点了。我想，这就是我最大的罪过。

贺琳：那么，好吧，那是你以为的……

娜塔莉：（笑）

贺琳（点头）：……你认为自己和她亲生父亲离婚是造成她问题的原因之一。

娜塔莉：（点头）

贺琳：好的，还有别的吗？

娜塔莉：嗯，还有……这就有点一言难尽了……我的家庭背景非常重视法律和宗教，而艾丽西亚继承了这一点。我们聊过这一点，她其实比我更像我母亲的女儿。

贺琳：哦，所以她更具有他们的特征……

娜塔莉：（点头）

贺琳：……更像是某种信仰，比起你来说……

娜塔莉：她的信仰比我弟弟还坚定。他们都喜欢教堂音乐之类的，她就喜欢这类东西。但是她很虚伪。每次回家她都会骂我，让我去死（笑），你不知道，但是她还在唱诗班唱歌（笑），这就像是一种伪善，但又……所以说啊……

贺琳：好的。所以，你做错的那件事就是跟前夫离婚，但是这只是**你自己**的观点？还是说，这主要是你家人的观点？

娜塔莉：嗯，我想想，我**不知道**是不是……是不是我内心深处就是这样认为的。只是，从理智上来说，我觉得自己那时别无选择，但是这种想法是错误的，而且人们在结婚这种事上总是会犯错的。

贺琳：好的。

娜塔莉：但是，我**觉得**，艾丽西亚正在试图惩罚我，因为她……这就是她生气的原因。

贺琳：她因为你**离婚**而生气？

娜塔莉：是的。因为她有一张我二十几岁时的照片，放在一个小相框里，摆在她……她的书桌上，桌子另一边是她亲生父亲的照片。这就是所有问题的根源，你知道的，她会说"反正你就是不理解我"，或者"你当初就是不该离婚"。

贺琳：好的。所以**她**是在怪你。

娜塔莉：是的。

贺琳：好的。

娜塔莉：总之，这就是**所有**问题的开端。她无法忍受自己的生活是因为"她的父母离婚了，这让她的日子很**难过**"。

贺琳：好的，那么我们来看看，到现在为止，你做错了两件事。你嫁给了她的父亲，还有，你……

娜塔莉：又跟他离婚了。

贺琳：是的，又跟他离婚了。好的，还有别的吗？你还做错了什么事，从而导致了这场噩梦？

娜塔莉：后来我又嫁给了她的继父（笑）。

贺琳：又嫁给了她的继父，好吧，好吧。还有呢？

娜塔莉：后来我又有了一个孩子……这可是件大事……他的……我现任丈夫的母亲跟我们一样住在休斯敦。我的意思是，她没有住在我们家里，只是在这个地方……而且这是我们第一次跟她住在同一座城市里。

贺琳：好的。

娜塔莉：所以，我们的这个儿子，是她的孙子。好吧，她非常看重这个孙子……你知道的，她表面上好像也把艾丽西亚当成家里的一员，但是她会，就像，她给艾丽西亚买东西……她也会给她买一些巧克力之类的。但是，她只给艾丽西亚买那么一点小东西，却会给乔伊（娜塔莉的小儿子）买六七样东西。至于她是一个怎样的祖母……你真的就能**看出来**。

贺琳：所以，即便她尽量不去偏爱谁，但你还是觉得她表现得很明显……

娜塔莉：嗯，我不能这么说……我觉得她很**清楚**自己正在做什么，她就是这样的一个人。

贺琳：哦，好的。好，那么，她很明显是偏向自己的家人……

娜塔莉：是的，所以这真的让艾丽西亚很受伤。

贺琳：……她偏向自己的亲孙子，所以艾丽西亚很受伤。

娜塔莉：是的，艾丽西亚自己就是这么说的。"我觉得自己不是这个家里的一员。"这是她提出来的。

贺琳：好的。

娜塔莉：而且，也不是说艾丽西亚想要什么礼物，只是，她的这个继祖母表现得太明显了。

贺琳：（点头）

娜塔莉：所以这是一件错事。又一件做错的事……

贺琳：那么，这就是另一件错事——你又有了一个孩子……

娜塔莉：（笑）

贺琳：……然后，我猜，你只是碰巧……

娜塔莉：碰巧让这孩子成了得到偏爱的那个……他被当成这个家的一员，而艾丽西亚却没有。

贺琳：好的，那你搬回休斯敦，去了你丈夫的母亲所在的城市，嗯，现在我们已经列出六件你做错的事情了。还有别的吗（笑）？

苏珊：确实，搬去休斯敦，尽管看起来不是件大事，但是跟其他地方比起来就不同了。比如说，如果搬去的是巴吞鲁日……

娜塔莉：哦，是呀，那样的话……

苏珊：……你们对于搬家地址的选择，可能就是一个巨大的错误。是吧。

娜塔莉：我们没搬去巴吞鲁日，而是去了休斯敦。

贺琳：这样啊，那你是觉得我们应该把这一点也列为做的错事。

娜塔莉：是的，**艾丽西亚**跟我说，"如果你能够搬去巴吞鲁日……那样的话我就能继续跟**你**住在一起，同时还能随时见到我爸爸"。但是我们**不得不**离开那里，因为真的……跟她爸爸打交道太难受了。

贺琳：除了这些，你还做了什么错事吗？

娜塔莉：哦，让我想想。我找了份**工作**（笑）。

贺琳：好的。

娜塔莉：我离开了我的孩子们，我去工作了。我大概是三四年前才开始工作的。

贺琳：那时候她大概十一岁了吧。

娜塔莉：（点头）

贺琳：好的。除了这些，你还做了什么错事吗？

娜塔莉：我有时候会对她说一些很过分的话，你知道的，在我生气的时候……

注：我们继续对话，娜塔莉的叙事开始从她做错了什么事情，以及她作为母亲感到很失败，转向了她在母女关系中的失败。有些事情，并不像她希望的那样发展。

还记得，在这次面谈最开始时，娜塔莉说："我俩的母女关系，以及我的感受，都让我心烦意乱。"之前，她一门心思觉得是自己**造成**了这些问题，而现在，她仍然在谈论同样的事情，这些事情的内容没有改变，但是她已经开始以不同的方式理解这些事情，开始赋予这些事情新的意义。

她所关注的重点，已经从那些在她看来无法解决的难题，转移到了那些可以解决的问题上。也就是说，现在她更有可能去创造和拥有自己想要的母女关系，而不是想着去纠正她作为母亲在过去的种种失败。让她发生这种转变并非我的意图，这是顺应对话演变而来的。

贺琳：听起来你好像有时候会非常抓狂，事情进展不顺利时，你会感到非常沮丧，我想，这尤其是因为，正如我想象的那样，你已经尽了最大的努力……

娜塔莉：（点头）

贺琳：……你尽了最大的努力去让事情进展顺利……

娜塔莉：是的。

贺琳：还有，你对自己作为一名母亲的要求，是非常严格的。

娜塔莉：是的。

贺琳：所以，你有时候说了些什么之后，很想收回这些话。

娜塔莉：是的，我想，就是"为什么我不能让她说她要说的话，而我自己不要再说一些……就是，我只要不管她说什么就好了……她还是个孩子，我已经是大人了，为什么我要这么做，为什么我要这样管束她"？我为什么不直接说，"哦，孩子嘛，就是这样，我一点都不伤心"，就好像"我根本不会听他们说什么"这种态度。但是我**确实**都听进去了。

贺琳（点头）：而且你很认真地对待艾丽西亚说的话，因为还是那句话，我觉得你对于自己的表现非常敏感……就像你说的，你作为一个母亲的表现如何，不仅仅由你自己来决断，你觉得其他人也正在评估你的表现……还有，你真的很在乎你的**女儿**，我是说，我的天，你真的非常在乎她，真的。

娜塔莉：艾丽西亚现在似乎已经不需要我了，但是，我觉得……你知道，有时候我真的很难相信她真的已经不需要我了……就算她要离开我，在她父亲那里待四年，这期间也不会有那种"她需要我在身边，我却不在她身边"的情况。

贺琳：所以，你担心的不仅是已经做过的事情，你已经开始担心那些你没能做到的事情……

注：娜塔莉在担心过去做错的事情，以及将来可能做错的事情。

娜塔莉：对，而且我还很嫉妒艾丽西亚的继母。还有我前夫的姐姐，她也在巴吞鲁日，艾丽西亚很崇拜她，因为她做**什么事情**都很完美，她过着**完美**的生活。艾丽西亚想要的是这种母亲。我的大姑子可能更适合当艾丽西亚的母亲……

贺琳：比艾丽西亚的继母更适合吗？好的。

娜塔莉：比艾丽西亚的继母更适合。但是，她们会成为这孩子的母亲。我的意思是，我又不会去那里，所以**她们会**代替我成为艾丽西亚的母亲。好吧，我真不想让**自己的位置**被取代……

贺琳：苏珊，你在想什么？看起来你好像有话要说……

注：尽管苏珊选择的是倾听多于发言，但我还是把她看作我们此次对话中的活跃成员。在跟娜塔莉对话时，我看了苏珊一眼，因为我想让她有参与感。苏珊就像一名普通听众一样，正在进行内心的对话，而我对她内心的对话内容非常好奇。（此时对话已经进行了二十五分钟。）

挽救一段关系的曙光

我了解到苏珊在想什么。我了解到，娜塔莉之前接受了两年的治疗，为了缓解她感觉自己"毫无价值"和"抑郁"的情绪，并且服用了半年的抗抑郁药。娜塔莉加入我和苏珊的对话，补充道："我感觉自己好像与我的内在感受脱节了。"此外，她还参加过无数次"有关自我接纳"的研讨会。尽管如此，娜塔莉说，"我还是觉得很难受"。

苏珊同意娜塔莉的说法，她认为之前的经历并没有帮她解决自尊方面的问题，但是也许这些经历让她变得能够坦然面对自己所有的感受和想法。苏珊发表了自己的看法，认为娜塔莉对自己很诚实。我们谈到，如果娜塔莉对自己没有那么诚实，不去承认和分析她做过的或没做过的事情，那么如今的情况会简单许多。

娜塔莉告诉我，她最害怕的是，艾丽西亚以后会一切顺利，然后再也不给她打电话，再也不需要她。她害怕艾丽西亚证实，自己一直以来都是个失败的母亲。苏珊说自己一直在想象艾丽西亚如果听到这段对话后会有怎样的表现。我们继续对话，我了解到娜塔莉同样害怕自己可能会变得像以前那样抑郁和痛苦。接下来我们会看到，娜塔莉开始更多地讨论自己的事情，而不再集中于她和女儿的关系。

贺琳：听起来你真的过得很痛苦。

娜塔莉：哦，是的，我知道……这就是我的价值所在。但是我感受不到这份价值，而我们……在我们搬到这里之前，我还是……那时我真的很抑郁，跟现在不一样。我那时候真的很抑郁呀（笑），我甚至都动弹不了。我那样了很长一段时间之后，才意识到自己确实有哪里不对劲了，所以我最后去了……我觉得我应该去看心理医生。因为我的情况真的很严重。然后，我去找了一位心理医生，又去看了一位精神科医生，然后我就开始吃药，吃了半年，而且每周都去看心理医生……我还是很抑（郁）……我卧病在床后……仿佛所有事情都挤在一起了，你知道吗，我的大儿子离开我之后，我就感觉……那之后，我脑中就一直有这样一个念头："我真是一个毫无价值的人。"我现在又有点那种感觉了。只是没有之前那么强烈。

贺琳：没有感觉自己那么"毫无价值"，但是还是有点……

娜塔莉：我很害怕，我不想再像之前那样了。

贺琳：那位心理医生跟你说了什么？我的意思是，他觉得在你身上发生了什么？

娜塔莉：我觉得他没有做得很到位。我觉得他所做的就好像是一种修复工程……要修复很多事情。我丈夫那时候总是在出差，而我们经济状况又不太好，结果医生又这样，你知道的，所以我想……我也不知道，我真的不知道。我们针对我的丈夫和我进行治疗，解决了一堆又一堆的问题，但是我觉得，主要是时间治愈了我，而且我……我不知道啊……

贺琳：这是多久之前的事了？

娜塔莉：几年之前。

贺琳：所以你现在最害怕的事情之一，就是你可能会变得像以前那样情况恶化，变得抑郁和痛苦。

娜塔莉（点头）：是的，后来我觉得这段过程就像在打架，就像只要"把这些人都踢出去，我就会好了"。你知道吗，如果一个人有……我到现在也还有那么一点，嗯，决心……

贺琳：决心，什么样的决心？

娜塔莉：……就是要让自己康复，而不是只躺在那里说，"好吧，我抑郁了"，你懂的。

贺琳：所以你觉得，只要你这么一踢……

娜塔莉（笑）：把他们都踢下悬崖，我就会好了……

贺琳：……把每个人都从你的生活里，或是从家里踢出去，你就能保护自己，坚持生活了？

娜塔莉：……是啊，我就直接让艾丽西亚离开吧，然后我就全身心投入工作，投入我喜欢的事，然后，其实这不是件坏事，因为就是她让我现在这样痛苦，所以让她走不是件坏事。我……家里的氛围也会轻松不少。我就有更多的时间去做我想做的事了（笑）……这真**不是**件坏事（笑）。如果我真的能这样看待这件事就好了。

贺琳：但是听你的意思，你好像做不到？

娜塔莉：是的，有时候确实做不到。

贺琳：所以你一开始说到，你担心她离开之后自己要怎么面对这一事实……这才是你真正想要说的。

娜塔莉：（点头）

贺琳：你担心的是自己真的会变得极度抑郁，几乎做不了任何事——就像你之前描述的那样。

娜塔莉：（点头）（长久的沉默）

苏珊：或者，从另一方面来看，你会发现，"哦，我又能有这么多自由时间，我能轻松不少"。我是说，你脑中好像这两种想法并存，但是你显然更担心的是自己会变得抑郁。是这样吗？（点头）

娜塔莉：所以，我想，我们只能等着看会发生什么事情了。

贺琳：但是，你现在感觉到的抑郁和痛苦是怎么回事呢？我是说，你……

娜塔莉：好吧，我晚上确实会哭得很凶。

贺琳：（点头）

娜塔莉：……而且，最近几天艾丽西亚表现得比之前友善多了，就好像，是啊，这也让我感到难过（笑）。因为昨天地面结冰，她没去学校，其他人也没去，然后我们……她待在家里，然后去院子里……冰雪把树枝都压弯了，她出去拿热水泼在冰上，好让那些树能恢复状态。当时家里也停电了，她回到家里之后，把手泡在热水里，洗干净了手。做完这一切之后，那天晚上，她跟我聊到很晚，表现得非常乖巧。你知道吗，我们刚刚经历过这样**美好**的对话，**这也**让我感到非常伤心。我……你知道的，我不能……因为我是一个……我就只是坐在床上思考："我该怎么办呢……（娜塔莉开始哭泣）……等她走了之后，我该怎么办

呢？"（长久的沉默）

注：娜塔莉正在哭泣。从这场面谈开始时，整个治疗室里就充斥着各种纷杂的感情和情绪。娜塔莉的这些感情和情绪，都是我们要重点应对的。正如那些对话氛围中的紧张、悲伤、痛苦、绝望感、风趣，以及伤痛，我都不需要去寻找或刻意强调，因为它们就在那里，它们会自行出现，是对话中很自然的一部分。

此时，对话又回到了娜塔莉和她女儿的关系上。

贺琳：然后，你甚至开始把自己想得**更失败**了，我想，就是你身处这种情景时……

娜塔莉：我也不**知道**。我这样，这样是不正常的吗，还是说我应该保持这种……我不知道自己是因为想跟艾丽西亚**在一起**，所以想努力保持现状，还是**别的**什么原因。

贺琳：我们有没有……？

苏珊：没错。

贺琳：你和你的女儿从来没找到什么办法来谈论这些事，包括你对她的关心、照顾，还有你们两人遇到的问题，这些只是……或者说，至少在我听来是这样的。

娜塔莉：然后呢，我最后只能求她留下来或是什么，然后她就会以此来逼迫我们，你知道的，比方说什么"嗯，如果你不按我说的做，我就要去我爸爸家"。这真的……

贺琳：所以这永远是你们之间的一场拉锯战……

娜塔莉：是的。

贺琳：……或者是某种……

娜塔莉：要是她不喜欢我们说的话，她就会说"那我去找我爸爸好了"。这样没法好好**教育**她。

苏珊：如果我听到了你的这些问题，而且不知道具体情况的话，我会觉得在某些时候，你已经有机会跟她谈谈了。

贺琳：我只是在想，娜塔莉和艾丽西亚好像都在努力应对许多事，我听到了太多的紧张，太多的摩擦，太多的……威胁，你们甚至试着侮辱对方。

娜塔莉：是的。

贺琳：我只是想知道，有没有过一段时间，或者是一种方式，可以让两人聊聊这方面的事，然后得到一些有建设性的结果，还是说，两人的情况已经开始走**下坡路**了？

娜塔莉：我不知道啊……我也希望……好吧，如果我们能一起参与治疗面谈或是什么，是的，那我就能够告诉她这些事。我觉得我们已经聊过了，让我感到**奇怪**的是，她总是告诉我，她永远不会离开我，即便是到了……她说过"我永远不会离开你，即便是我要去上大学了，我也想留在你身边……"之类的话。前几天晚上，我**转述**她的这些话，她说："我，是啊，我记得我说过这些。"（笑）

注：我产生了某种想法，于是问了出来，我继续进行对话。

贺琳：我想，我正在想的是——至少我脑中现在的想法是这样的——这并不是一个"她要跟你在一起，还是跟她爸爸在一起"的问题。尽管对我来说，这也是一个颇为**重要**的问题，是重大事件，但是似乎最**迫在眉睫**的问题是，"有没有什么方式、有没有什么希望、有没有什么机会能让你们**挽救**你们之间的关系，让你们能够拥有双方都想要的关系？"

我是说，此时她还在**你身边**，她现在还没有离开，还没有离开你去找她爸爸，她还有那些各种各样的、无法预测的行为……就像昨晚那样的时刻，你们很亲近地聊天；还有其他的时候——你说过，在你看来——她会逼迫你。所以，我猜，这就是我在想的事情，你们……

娜塔莉：比起她住在哪里，这个问题更重要……

贺琳：这正是我在想的……

娜塔莉：可能吧，这个问题是……好吧……

贺琳：……如果真的是这样的话，我是说，听起来你好像真的很渴望能跟女儿建立一段关系，你希望你们的关系能够**更加和谐**，当然，你在强调这段关系时会用"合格的母亲／失败的母亲"来形容——我认为大多数母亲都会**这样做**，所以我觉得这很正常。那么，这就是我在想的事情，我的意思是，你觉得你和你的女儿要怎样才能做到无所不谈，或是试着向这方面靠拢……

娜塔莉：嗯，我想要的是……我也……

贺琳：……看不到能够掌握的重点或要补救的地方吗？

娜塔莉：嗯，我在想的是，如果我只是**生气地**将她送走，对她说类似"行吧，你就走吧，别再给**我打电话**"这样的气话，嗯，听起来真的很恶劣，如果我这样做了，就会让我们的关系**无法挽回**。我是说，我……

贺琳：好吧，这也是你最害怕的事情，她就要离开你了，她会一切顺利，而且这样真的会让你们的关系再无挽回的机会，可能她三十五岁的时候会回来看你，但是，我也不知道，你好像……这好像是你最想要的母女关系。

娜塔莉：是的，一段正常的母女关系。

贺琳：也许我完全猜错了，但是……

娜塔莉：嗯，你说的也是有可能的……

贺琳：好吧，我也不确定。苏珊，你是怎么想的？我是说，你认识她的女儿。你是否觉得，艾丽西亚认为自己和母亲之间没有建立起她所希望的那种关系，这件事同样让艾丽西亚很痛苦？

苏珊：是的。我在想你强调的，娜塔莉被"合格的母亲／失败的母亲"这种价值观限制了……我也在想，这种价值观似乎强调的是，"如果我们母女关系很好，那么她就会跟我住在一起"，或者说，"她会不会跟我住在一起"能体现出"我是一位合格的母亲／失败的母亲"。

娜塔莉：是的。

苏珊：这就是原因，你的问题就是这样与这一价值观捆绑在一起的，即便我记得你说过"比起她住在哪里，这个问题更重要"，所以说……

贺琳：好吧，我在想，这可能有点影响到了你现在这样复杂的处境。我的意思是，这一处境中有太多太多复杂的细节，人们看到这些之后可能会说，"好吧，既然**你自己**列出了这么多你做过的错事，**你根本不可能**跟你女儿建立什么母女关系，你也不可能一百八十度大转弯，突然就成为一名合格的母亲。"我在想："这真的是我们正在谈论的话题吗？"我是说，好像我们对话中得出的所有结论，你做的这些"错事"，都是你们前进路上的绊脚石。当然了，离婚对孩子来说是很难以接受的事。有很多事情对孩子来说都很难接受，比如抚养权之争。怎么说呢，像是"偏爱某个孩子"这种事都会让孩子感觉非常难办和**不知所措**，但是你无法阻止这些事**发生**，我不知道，可能是……我还想到另一件事，我需要提醒你的是，你提到了你自己的母亲，以及你和她之间的关系，我不确定你们有没有讨论过这件事，也不确定这件事在你们的对话中有着怎样的重要性，但是就现在来看，你不想重蹈你母亲的覆辙，也不想让自己做出与她相似的行为，你自己也不喜欢的那些行为……

注：总而言之，对话的话题转移到了娜塔莉的大儿子身上。她的大儿子早些时候就搬去和他父亲一起住了。我问："你和你大儿子的关系如何？你们母子的关系，跟你与你女儿的关系有什么不同之处，又有什么相似之处？"通过我好奇的询问，我了解到她已经成功"挽救"了他们的母子关系。我还得知了一些跟大儿子的那些姑姑有关的事情，娜塔莉担心她们会越来越像他的母亲的角色，她们成了"好人"，而让她看起来像是"坏人"。

我知道苏珊一直以来都在跟这对母女见面，有时是共同面谈，有时是单独面谈。我还了解到，管理型医疗保健公司曾经试图对苏珊提出规范：哪些人可以参加她的面谈，哪些人不可以。

对话进行到这里，娜塔莉已经肉眼可见地变得放松下来，已经眉开眼笑。我意识到时间快到了，我还记得自己承诺过娜塔莉我们会在中午之前结束面谈，好让她能回去工作，因此我再一次地分享了自己内心的想法。

贺琳：我猜，如果我此时有任何想法的话……那应该就是我最好奇的事情了，跟你们两人见面，聊一些母亲和女儿之间的事，这同样也是……艾丽西亚还有什么没完成的梦想吗？或者说……她想要什么呢？她需要什么？如果她也有个十四岁的女儿，她会怎么做呢……

娜塔莉：这正是我努力去做的……因为她说我不懂她，然后我说，"是啊，我就是不懂。"但是我在努力去懂她了，因为这是她最在意的事情……她的梦想就是，"我想有个孩子，我想组成一个家庭"之类的……我告诉她，"那么想象一下，你要是有个十四岁的女儿呢"，她试着让自己代入其中，但她还是没能理解我，她想的是别的事情……

苏珊：她是不会离婚的。

娜塔莉：哦，没错……她永远不会这么做。

贺琳：没错。

娜塔莉：我不在乎会发生**什么**。但是，当然了，如果她选对了丈夫，什么都不会发生。她的人生就会像是，那样的……

贺琳：就像她自己描述的那样，对吧。所以，她有**很多强烈**的意见和情感……

娜塔莉：是的，非常非常强烈，极其强烈。

贺琳：……她的这些意见和情感是针对离婚这件事，还有什么时候……

娜塔莉：其他人都想要一个像她这样的好孩子。她朋友们的母亲都……艾丽西亚会去拜访她们，这些母亲就会给我打电话说："你的教育真的是……你女儿这周来我家，你把你女儿**教得真好**啊，她很自信，**很有主见**……"

贺琳：身边有其他人时她就会装出这种样子吗？为了让你脸上有光还是什么？

娜塔莉：她很自信，很有主见……

贺琳：是这样吗？嗯嗯。

娜塔莉：……而且她还……我不知道别人对她还有什么评价，但是她……她非常聪明，非常清楚自己在做什么，而且能做得很好，真是谢天谢地（笑）。

贺琳：嗯，我想，这肯定让你既感到骄傲，又觉得别扭，相当矛盾，对吧……（笑）

娜塔莉：她还会**写信给**……一些……一些我们的朋友——都是我们的老朋友了。她会写道，"你们真的太好了，我爱你们，你们就像我的家人一样"……她写给对方一家人，写给对方的父母，还有……

贺琳：所以，如果说你一直以来都是个**失败的**母亲的话……

娜塔莉：……那为什么她会这么优秀呢？是啊。

贺琳：……如果你做母亲很失败，那她是从谁那里学到这一切的？

没错。这又是一个有待解答的问题了。

娜塔莉（笑）：是不是该结束了？

注：我们稍微谈了一会儿有关对话时长的话题，然后，我再次感谢娜塔莉同意我们录制面谈过程。

贺琳：你还有什么想问我的问题吗？

娜塔莉：现在你们会拿这份录像带做什么？

注：我回答了她的问题，并对她表示感谢。对那些愿意让我短暂地参与他们的生活，愿意与我分享故事的人，我总是不吝谢意。而且，我认为他们也给予了我许多东西。

至此，我们之间的对话结束了。还留下了一些悬而未决的问题，对话从来都没有真正结束，每段对话，就像这次一样，都会为未来的对话做铺垫。

一段对话引出另一段对话，带来全新的自我能动性

经常有人问我一些有关治疗对话（比如本章中的这段对话）如何转移到治疗室外、如何转移到案主的日常生活中的问题，比如在这一案例中，这段对话如何转移到苏珊和娜塔莉的治疗中。

正如我们会将已知的叙事带入治疗室一样，我们也会带着全新的叙事离开治疗室。每段治疗对话都可以引发另一段对话，成为另一段对话的铺垫。每段对话都会组成案主与治疗师在治疗室外进行的对话，反过来，我们每个人又会将这段治疗室外的对话带到下一次的治疗对话中。每段对话都是其他对

话的一部分，不同的对话之间互相影响。

我们的新叙事，会在更为广泛的叙事背景下，在全然不同的人际关系中，获得新的意义。一旦我们接受了自己全新的经历，使其取代以前的经历，就能够实现一种新的统一，获得新的意义和新的理解。我们全新的经历是一种解放性的经历，让我们能够产生新的**自我能动性**。

后来发生了什么?

接下来的两个月里，一共进行了三场面谈。首先是苏珊、娜塔莉、艾丽西亚她们三人的会面，谈及这对母女各自想建立怎样的关系，如何才能建立这样的关系。同时，娜塔莉也开始与艾丽西亚的父亲有了更多的交流，于是，他们两人一起去见了苏珊，共同讨论怎么抚养艾丽西亚以及搬家的计划。面谈之后，艾丽西亚的这对亲生父母与她一起制订了计划，挑选了学校。

之后，苏珊又与娜塔莉见面，她们一起观看了那个录像带，好让娜塔莉决定是否允许我们使用这份录像带。而在此次面谈中，娜塔莉放松了不少，回顾起之前两个月里发生的事，她显得胸有成竹。以下是此次面谈开始时的简要摘录：

娜塔莉说，她已经能够在学校活动中，与朋友们谈起自己的女儿要搬去巴吞鲁日，在那里上学，和她爸爸住在一起。这是她有史以来第一次能够说出这些事。她说，她已经不再像以前那样心烦了。苏珊请她进一步聊聊这种不再像以前那样心烦的状态，聊聊与我面谈之后的这两个月里发生了什么事情。

娜塔莉语气坚决地回道，她已经做出了决定，"我们不能再这样在家里生活了，那些不停的争吵冲突，简直就是恐怖主义。"

苏珊请她多谈一谈："你是什么时候感到自己已经下定了决心？你觉得自己的控制欲得到了什么样的改变？"

娜塔莉：我和艾丽西亚——尤其是艾丽西亚——都有了些许改变。我已经不再像以前那样害怕回家了。

苏珊：对于你现在的处境，你还有什么想说的吗？

娜塔莉：我想说的有关自尊，有关我想怎样生活，有关他人对我的看法。

注：娜塔莉谈到，她总是很在意他人的看法，而她正在努力应对这种心态。她提出了自己在工作中的一些想法，说，她已经决定了："我要告诉他们，我能做到许多事情。"

苏珊还提到，娜塔莉决定同意我们使用这份录像带。"能够与他人分享自己的事情，是自己迈出的一大步。"对此，娜塔莉谈到自己总是在自我批判，她说："我需要克制自己。"苏珊问道："那么，你如何才能'克制自己'呢？"从这里开始，对话的重点转移了，并且继续进行着。

这段面谈为娜塔莉的治疗画上了句号。娜塔莉的对话仍在继续，但是她已经不再需要苏珊出现在其中了。

问题化解了

半年后，一次后续随访的电话中，娜塔莉告诉苏珊，艾丽西亚在夏初已经搬去了她父亲家里。然而，这次搬家，有了不同的意义。艾丽西亚搬走两个月之后，她说想要回来。娜塔莉、艾丽西亚，还有艾丽西亚的继父经过协商做出了新的计划，几个月后，这对母女仍然相处甚欢。

关系中不同的相处方式，以及这种类型的对话，不仅化解了对话的内容，而且化解了对话的方式，而这正是我的合作取向治疗的本质所在。瑞典治疗师布里塔·洛戈和古尼拉·斯特罗姆看过了这份录像带，他们说："只要把巨魔带到阳光底下，它们就会消失。"

对话的本质是很难表述的。我所描述和评论的内容，都是基于我自身的经历，基于我在对话中的立场，并且，我与他人讨论此次对话时所进行的对话，也会影响这些内容。我们的这次对话可能会得到不同的描述和解释，也可能有着许多不同的形式。然而，对话是唯一的。这段对话本身，在我们三人之间所能进行的众多对话之中，也是独一无二的。

在第三部分，我提及了两座"漂浮的岛屿"：后现代主义概念的认知与语言，以及**自我**。因为依据过去的经验，这两者的重要性已经得到了证实，并且它们仍然是我有关治疗对话和治疗关系的思想之核心，我想依据我的理解，给予这两者足够的重视。

在意义中寻找意义

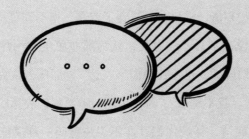

"如果我的故事能有任何帮助……"续

我读完这位瑞典母亲的信，沉默良久，然后我开始谨慎地想要进一步了解这一家人，了解他们的经历，更多地看到这位母亲信中所勾勒的画面。那两个女孩都曾表示过，她们认为医生和治疗师不应只与她们的父母交谈，也该与她们谈谈。于是，我问她们："那么，可以回答我这个问题吗？——你们同意妈妈的看法，觉得医生也该跟你们谈谈，但你们这样说的时候，那些医生是不是一边谈论你们的事情，一边当你们不存在？"

小女儿轻声回答："是的，我想他们根本没意识到这一点。"

我说："但这是你们的感受，你们的感受很重要。所以，你们曾经有过妈妈在信里提到的那些心情，觉得自己受到了羞辱，得不到尊重？"

这两个女孩都说出了自己的感受，认为那些医生和治疗师不"相信"她们，不"倾听"她们说话，也不让她们"表达"；那些人认为，这两姐妹是在"操纵"自己的病情。我不解道："为什么他们不给你们表达的机会？难道他们怀疑你们是在操纵病情，怀疑你们其实不想痊愈吗？难道他们觉得你们喜欢生病？"

她们说，那些医生"试图让我们的父母强迫我们痊愈"。然而，她们那时认为那些医生是想帮忙，他们的出发点是好的。我想知道，在那时，她们家里有没有人对那些医生和治疗师提过任何意见。

"我们提过了。"两个女孩异口同声道。

"然后呢？"

"他们说，他们仍然觉得自己才是对的。"大女儿轻声道。

"是不是因为，他们的做法已经帮助了许多其他女孩和年轻女性，所以他们会认为，如果你们更加配合他们，你们就能痊愈？"

"是的。"

我在同时与多个人对话时，总是会注视他们的脸。这样做有助于我与他们保持联系，能够让我在他们想要说些什么的时候有所察觉。我认为，要让他们感受到我认为他们每个人都很重要，每个人对故事的叙述都很重要，这一点十分关键。那位父亲似乎正在思考他的两个女儿所说的内容。我好奇他在想什么，于是转向他。

"这位爸爸，你是怎么看的呢？你有什么想补充的，或是想说点别的什么吗？"

"那些医生说，我们这家人不够配合，这一点他们也没有完全说错。"

"所以，从某种意义上来说……你们还做了其他事情吗？总的来说，你们一家人都比较挑剔，还是说……？"

"一开始的时候，会觉得所有医生说的话都是对的。他们靠的是猜测。他们很幸运，猜得很准。"

"所以，在发现他们其实帮不上忙时，你们就开始批评他们了？"

那位母亲加入了对话："我同意那些医生的说法，我认为他们说得没错。但是当他们谈及支持病人的时候，他们的意思是让我们强迫我们的女儿（让她们吃东西）。因此她们产生抵触是很正常的。"

我了解到更多这一家人与那些医生和治疗师打交道的经历。我了解到，这两个女孩参加过无数治疗项目，了解到她们参加过多次个体治疗和家庭治疗。我了解到，两姐妹之间关系紧张，她们中的一人饮食问题加剧时，父母就会试图更加照顾这个女儿，以至于忽视了另一个女儿。我了解到，她们的病情偶尔得到改善，但这种改善的情况似乎永远不会长久。我了解到，小女儿在某家私人诊所里接受了八个月疗程的心理治疗，这时已经回家待了四个月。

姐妹俩继续说自己感到被羞辱，得不到尊重。然而，她们认为，尽管那些医生不听她们的，也不听她们父母的，但是他们也在尽力提供帮助。我问道："如果他们中有人愿意倾听，你们想对这些人说什么？你们认为他们应该知道什么？他们忽视了什么？"

她们都谈到了更多有关被迫吃东西的事情，医生认为她们是在控制自己的病情，需要更多的人给予她们鼓励。大女儿说，自己一开始不明白"我的身体发生了什么事"，她现在明白了自己的情况，却仍然没有摆脱这一心理问题。她们的父亲说，他们带着小女儿去了一家"口碑不错"的私立医院，但是到了那里之后，"还是没有人愿意与我们交谈"。那时的治疗对话围绕着治疗"生理"方面的问题，却忽略了"心理"方面。我问她们，是否遇到过其他与她们有着同样问题的女孩；那些女孩有没有得到过任何帮助；是什么造成了这样的差异；那些女孩也曾被迫吃东西吗？她们认为，那些**敢于**提出要求的人"都得到了更多的帮助。

我在与这一家人对话时，让古斯塔夫和克斯汀两位来访治疗师一直处于我的视野范围内，时不时与他们眼神交流，这样一来，我就能够感受到他们的存在，也能够让他们感觉到自己身处对话之中。他们两人似乎正在全神贯注地交谈着，当我转向他们，询问他们在想什么的时候，他们看起来有点吃惊。稍微停顿了一下之后，古斯塔夫开了口："我正在想，在正确的时间里，为案主提供正确的帮助有多重要。而在这个案例里，想要帮上忙又是多么困难的一件事。"克斯汀犹豫又不自在地说道："那封信打动了我——尤其是信中提到的无人倾听自己说话的感受，这实在是让人心情非常沉重。倾听案主的话，怎么听都永远不够，听了多少都不算多，什么时候开始听都不算晚。"

"尽管经历了一切挣扎和失望"，这一家人还是来跟我见面了，我对此表达了自己的惊讶。那位母亲回应了我的惊讶："我总是希望我们的经历可以帮助一些人思考……对于这种心理疾病，没有什么具体的解决方法。"她再一次分享了她的建议，她认为专业人员需要"更加谦逊……如果他们使用的疗法不起作用，他们就需要试试其他的方法……他们应该试着去倾听"。

我又回想起这位母亲之前说过的话，她说她的小女儿在最近去过的诊所里，病情得到了改善，她担心他们（那些专业人员）可能会毁掉这些成果。

我好奇道："为了不让病情再次恶化，你是怎么做的？她的病情听起来好像是先恶化又好转，你做了什么才让情况得以改善？你能为我举一些例子吗？"

我们继续交谈，两个女孩的话语逐渐清晰了起来。她们的话并不多，却坦率地跟我分享了她们的经历和想法。两个女孩都说，她们的父母现在与她们有了更多的交流，这对她们的帮助最大。小女儿说："他们既是我们的父母，也是我们的朋友。"

我说出了自己的感觉：我觉得她听起来好像产生了一点希望。她承认了。我好奇道："除了他们现在正在做的事情之外，你还希望他们做些什么？你希望他们为你们做更多的事情吗？"我问大女儿："现在你还需要做什么？"

大女儿说，她想回家，或者至少能多出几趟医院，她想做一些同龄女孩会做的事情。她告诉我们，今天是她这么久以来第一次"以这种方式"离开医院。然后，她和她的母亲告诉我，她们这天下午是一起度过的，她们去逛了街，去了麦当劳。

对话又回到了她先前提到过的操纵病情的话题。我说："我想问你一个比较难的问题，可以吗？他们说你只是在试图操纵病情的时候，你是怎么跟他们说的？"我又问："你觉得有什么办法能让他们相信你？"她谈到了这样做有多困难，有多压抑。她还提到了那些医生所说的某种两难的局面：一方面，医生说她需要"好转"才可以离开医院；但是，另一方面，她病情好转时，医生又觉得她是在操纵病情，仍然不给她离开医院的通行证。我接受了她的说法："这是一个真正的两难局面：一旦你有所改善，他们就会认为你在有意操纵。"

我们继续讨论，在她看来，医生说她必须好转起来是什么意思，医生对于好转的衡量标准是什么。她又提起了那些医生对于体征的关注，说他们只是观察生理体征，并不管心理体征。"如果我重了十磅，就算我依然抑郁，我也能回家。"她说。

我在此停顿，转而询问那位父亲："你现在是怎么想的？"他回答说："我想，医生一开始也没有什么治疗方法，后来他们又找到方法了，但是我从来都不知道那是什么样的方法。"

"你知道他们现在的治疗方法或计划吗？"

他说，那些专业人员不跟他交流，然后他又提起了那位母亲在信中提到过的那个神奇的年龄界限——十八岁。

那位母亲补充道："那些专业人员觉得我们不能起到什么作用。"

大女儿附和道："他们告诉我，他们不希望我的父母涉及治疗。"

"他们告诉你为什么了吗？"我问。

"他们担心我们也会操纵我的父母。"

这位母亲说，过去她的两个女儿都在家里的时候，曾经有过操纵的行为，但是那些医生"误会"了，因为"她们现在已经不再那样了"。

对话又转而开始讨论姐妹间的关系，以及她们与父母的关系。我了解到，这两个女孩过去经常吵架，但是现在她们都很珍惜每周母亲带着小女儿去医院探望大女儿时，她们短暂的相聚时光。

我问道："你们去探望时都会做什么？"

"我们会聊天。"小女儿回答。

"我会盼着她们来看我。"大女儿说。

她们说，她们正在学习如何像姐妹一样交谈，如何重新成为朋友。我们研究了一些发展这一新关系的方法。我想知道，是否有治疗师曾经与两姐妹一起对话过。"没有。"她们回答。因此，我感到更加好奇，于是对他们一家四口问道："你们觉得这种方式会有所帮助吗？"

那时，我们的对话集中在家庭成员彼此之间更多的交流上。不久后，很自然地，这一段交流又将对话主题带回了他们对那些医生和治疗师感到失望这件事上。我问："那些医生需要知道的是什么？我们应该怎么做才能帮助那些医生知道他们需要知道的事情？因为他们没法对你们读心。"

我想知道古斯塔夫和克斯汀是怎么想的，于是我转向他们。他们有什么想法吗？他们是否还跟之前一样，感觉到"沉重"和"惊讶"？克斯汀说道："现在我觉得心情没那么沉重了，房间里的氛围也轻松了许多。"古斯塔夫说："我也有了不同的感觉，他们有关可能性的讨论跟之前不太一样了。"

我分享了自己的看法。"我一直在想的是，这一家四口很长一段时间以来，一直在应对两个女儿的病情。他们经历了太多次心痛和失望，经历过希望和好转，又再次情况恶化。"我问道："我们该怎么理解她们的想法和经历，理解其中对她们有所帮助的内容，并将其分享给那些负责治疗她们的专业人员呢？"我坦然提出意见："当然，我自己非常倾向于把专业人员和这一家人的专长结合在一起……取长补短……然后得出一种最为合适的方法。"我认同"专业人员可能会有好的想法，但是时机必须正确……你得敢于提出要求"这一观点。我总结了他们一家正在得到改善的状况，并提出"我们应该如何维持这些状况"这一问题。

我看了一眼时间，发现已经很晚了。我将话题转向第二天的工作坊。这一家人还同意我们使用这段录像吗？我询问了他们的意见。他们仍然表示了同意。接着我请古斯塔夫为第二天的讨论做笔记，这样我们就可以与这家人分享研讨会成员可能会提出的想法和问题，他同意了。

我毫不吝啬地对这一家人表达了谢意，感谢他们愿意参加我们的面谈，与我们分享他们的经历，并且同意让我们的研讨会成员观看这场面谈的录像。这一家人把大女儿送回了医院，然后回了家。古斯塔夫、克斯汀还有我看了面谈录像带。

我们之后也各自离开了，尽管我已经好几天没睡觉了，但我那时仍然精力充沛。我对这一家人遇到的问题仍然非常感兴趣。我还有一些挥之不去的想法："我真的很想跟这对姐妹多聊聊。从来没有人与她们两人同时面谈过，这真奇怪，这一家人的故事似乎也还没有讲完。"我询问了克斯汀和古斯塔夫的意见，想知道我第二天还能不能再邀请这两个女孩见面。他们好像很困惑，但也对此颇感兴趣。由于一些安排冲突，我们决定先只邀请大女儿。但首先，考虑到那些专业人员不再与那对父母交谈后，他们表现得很沮丧，因此我们决定给他们打电话讨论我们的计划。那对父母相当惊讶，但也很高兴，因为没想到这么快就能得到我们的回应。他们说，他们知道自己的女儿一定会诚实地告诉我们是否愿意再次与我们交谈。因此，我们给大女儿打了电话，果然她毫不犹豫地同意了会面。

我们在第二天的午餐时间碰面。克斯汀和古斯塔夫再一次加入了我们的面谈。参加研讨会的成员在闭路电视上旁观我们此次面谈，他们已经看过了前一天家庭面谈的录像片段。有的人对这个家庭的经历感到震惊，有的人感到困惑，有的人表示不相信。所有人都渴望能听到更多的内容。

我们互相问候时，这个女孩看起来比昨天更加舒畅了，她说话的声音也更大了些。我对她说，我非常感谢她能来与我们交流。然后，我继续道："你说你希望能更多地交流，我一直惦记着这件事。如果你有了交流的机会，你真正想要说的是什么呢？你想让那些医生听到什么？"

"我想让他们倾听我说话，并且相信我说的话。还有，我想让他们相信，我没有一直在试图操纵什么。"

"嗯，这就像是你变成了两个人，其中一个正在努力康复，他们应该倾听这一个你所说的话，并给予鼓励。"

"我才是最了解我自己的人，我知道什么对我最有利。"

"你变成的这两个人——一个表现得真心实意——想让那些医生认识这个你，相信这个你。你是不是觉得，你在说某些事情时，他们根本没有在听？"

我们继续对话，她分享了更多自己因为无人信任、无人倾听而感到沮丧的经历。她说，她曾希望能够与医生直接交谈，而不是通过护士。我们探讨了一些可以让她与她想交流的人进行对话的方式，其中古斯塔夫和克斯汀也提供了一些可能有用的想法。结束时，她重申道："我想做个正常人。"

必须讲述这家人的故事

在从瑞典回美国的飞机上，我产生了这样的想法：我必须讲述这家人的故事。半年后，我与这家人的面谈，以及他们的话语，仍然清晰地留在我的脑海中。我觉得自己有必要与他人分享这一家人的故事，分享这一家人的认知，因此我写信请求他们的同意。那位母亲回信了。下面是她信中的部分内容。

如果我们的故事能够对身处相似情景的人有所帮助的话，我既高兴又自豪。我知道每个人、每个家庭都有着自己的经历，但是不知为什么，在某个地方，人们能够发现这样一种模式，能够让人们在其中看到彼此的相似之处……当然，一封简短的信很难描述出我们在将近三年里如同身处炼狱的生活，其中可能会漏掉一些细微的差别，但是总体来说，这是我们站在女儿的角度看到的真实故事。当然，我们也并非一直生活在苦难之中，我们有过许多美好的回忆，我们彼此之间变得极为亲密，但是，即便情况开始好转（时不时就会发生这种事情），我们也永远无法肯定我们的抗争取得了胜利——我们获得的成就非常不稳定且脆弱，很容易就会反弹……我希望我能告诉你，我们一切都好，但是恐怕事实并非如此。

她在信中说，小女儿的生活"仍然过得不错"。小女儿已经回到了学校，学习成绩也很好：

> 如果她能找到一位闺密，她可能在很短的时间内就能完全康复。对我来说，眼睁睁看着她遇到麻烦却无法对她伸出援手，这让我感到非常难过。

她还说，大女儿的处境更加"折磨"。

> 在医院里，她的情况变得更糟了。那些专业人员仍然以同样的方法治疗她，即便没有比之前更过分，也还是完全没有考虑到她的品格和人性价值。在医院的五个月里，她根本没有得到多少治疗，基本上都是自己一个人待着，因此变得更加焦躁不安，情绪低落。似乎没有人注意到她，也没有人关心她。我们试过了各种方式，想让他们改变治疗方法，让他们不再惩罚她，限制她所剩无几的自由，希望他们能够鼓励她，与她健康正常的那一面合作——但是我们的努力都是徒劳的。……经历了数不尽的痛苦之后，我们决定离开这家医院，而在我们得知没有人强迫我们回到这里之后，我们感受到了极大的宽慰。现在，大女儿住在家里，生活得非常开心。但是与此同时，我们现在变成了与厌食症孤军奋战，当然，这既意味着永无止境的斗争，也代表着极为沉重的责任。……不管怎样，人们会从自身经历（以及自我保护的基本本能）中明白，我们要永远斗争下去，永不屈服。我仍然相信我们终将胜利，但是我认为，如果我们能够遇到更公正的医生和治疗师，获得他们更多的理解，如果我们能付出更多的努力来让我们的女儿重获信心，对我们来说会更加轻松。如果我的故事对治疗师能有任何帮助的话，那对我来说将是一种极

大的安慰，甚至会让我产生希望——我们所做的挣扎和经受的痛苦并非毫无意义。

正如这位母亲在信中表达的那样，这个家庭中的成员开始成为**对话伙伴**的时候，他们就重新承担起自我治疗的责任，并且会慢慢实现自我能动性，实现自由，获得希望。我祝福他们每一个人。我相信他们终将胜利。

第九章

知识与语言

语言的边界即我的世界的边界。

——路德维希·维特根斯坦

后现代主义强调，**知识的关系本质**和**语言的生成本质**——指的是，对我们知道的，以及我们自以为知道的事物所具备的不断变化的特征进行定义和描述的方式。我们通过语言，彼此之间生成知识。语言——包括口头和非口头的词语、声音、话语、手势、符号，以及其他用于交流的言语和行为——是我们构建世界，赋予生活以秩序和意义，让我们彼此相关联的主要媒介。

知识的关系本质

需要再次强调的是，后现代主义质疑了知识的具象性和二元性本质——一种认知个体思维的概念，从内部构建对可知的真实世界的认知。与之相反，后现代主义认为知识是一种有关文化、交流和语言的社会现象。知识是由社会构建的：知识在人类的交流和互动中演变。知识是社会存在的创造，而不是自然或现实的具象或反射（无论是否存在缺陷）（罗蒂，1979）。知识"有关对话和社会实践，并非……试图反射自然现实"（p.171）。我们知道的，或是我们自以为知道的（知识、感受、情绪、思想和观点），都是由我们的建构来辨别的，都是由语言来表达的。知识与认知者相互依存，认知者创造知识。

但是，知识位于哪里呢？知识是如何传播的？我们如何掌握知识？

知识是共有的

格根（1994）大力支持公共知识，提出："**我们理解（认知）世界和自我所使用的术语和形式，都是社会的产物，是在人们相互之间的历史和文化交流中创造出来的**……并且其不受……（叙述的）客体的约束。"（p.49）现实（包括我们的经验、描述和对现实的解释）是社会对话（交流和互动）的产物，代表着人们之间达成的某种共识。人们视为现实的那些叙述能够立得住脚，不是因为它们就是真实，而是因为人们经过协商而达成了一致，并且认为这些叙述是有效的。人们认为叙述是否**客观有效**会影响这一叙述是否能经受时间的考验（格根，1994，pp.44–54）。或者，如罗蒂（1979）所说，知识是"人类信仰的社会合理化"（p.170）。比如说，心理学知识或心理学现实"很大程度上受到我们建构世界的方式的影响"（赛门，1990，p.170）。因此，所有的知识，包括在研究中得出的心理学知识，都只是"**对话中的共识**"（consensus-in-dialogue）（格罗本，1990，p.38）。

知识受文化限制

布鲁纳（1990）用**适应文化的知识**（enculturated knowledge）（p.21）一词来强调"知识获取方式的自然本质"，以及"知识的文化本性"（p.106）。如果知识受文化限制，那么是受哪种文化的限制？知识本身难道不是"对话中的共识"吗？人类学家克利福德·格尔茨（1973）将文化定义为"随着历史传播的意义模式，体现在符号之中，是一种以符号形式进行表达的世代相传的概念系统，人类通过这一系统进行交流，在这一系统中延续生存并逐渐形成有关人生的知识，培养对待人生的态度"（p.89）。无论是地方性的还是普遍性的知识，都从属于一定的语境背景，知识从属于地方语境，而地方语境又从属于更广泛的语境（比如，配偶从属于家庭，家庭从属于社区，而社区又从属于民族文化）。

知识处于流动的、不断变化的过程

知识在不断变化，永远没有尽头。因此，知识并不连续，也不是累积而成的。这不是说，**新**知识并非来自旧知识，与旧知识无法契合。然而，实际上并不存在知识的基础，新知识无法像金字塔一样建立在其他知识之上，也无法从其他知识中演绎得出。比如在治疗中，治疗师并不去寻找哪些片段最终可以累积成为意义整体，也不会用知识填补缺失的意义片段。治疗的目的并不是发现和理解真相，也不是让他人信服治疗师拥有的知识，治疗并不是这样一个被动的过程；治疗中，治疗师会主动积极地通过语言与案主共同参与这一过程，并在这个合作的过程中共同创造出双方认可的新知识，比如思考问题的新角度、人生百态的新意义，以及新的行为方式。

这种方式与人们更为熟悉的思考心理学知识的方式形成了对比，后者的产生很大程度上基于观察。观察会告诉我们真相如何。我们往往更注重和信任自己对某个人的观察，这个人对我们说的话却往往会遭到忽视或不那么可信。后现代主义提醒我们，我们无法观察到他人的内心世界和内心想法。心理学知识、术语和描述，包括诊断、人格特征和家庭模型，都"在语言媒介中成形"，并且，"恰恰是某种理想化的抽象概念，掌握了脱离语境的语义关系"（赛门，1990，p.161）。换句话说，"人们在对可观察到的行为进行分类时使用的语言，本身就是一种人为产物"（沙博理和西卡，1984，p.17）。任何私人的、客观的、普遍的和一般化的知识都存在局限和风险，这一点一直以来受到后现代女性主义学者的质疑，他们反对元叙事，告诫人们不要忽视或模糊女性身上的多样性，这些多样性包括但不限于文化、历史、种族、民族和年龄上的差异（贝伦基、克林奇、戈德伯格和塔鲁尔，1986；寇德，1988；弗拉瑟和尼克森，1990；玛丽·格根，1988；基辛格，1987）。

语言的生成本质

我们生于语言之中，继承了所有随语言而生的事物：历史、文化、传统，等等。我们在语言中存在，我们通过语言与他人、与自己分享。我们通过与他人互动，构建现实和世界，进行观察和理解，这一过程中，语言是我们使用的主要方式。我们借由语言描述意义，理解生活，赋予世界以秩序，讲述我们的故事。我们借由语言做出行动和反应，进行联系，发挥影响，带来改变。若是没有合适的语言、词汇和叙事，我们就无法思考爱、竞争、权力或向往，诸如婚姻或心理治疗这样复杂的社会活动也不复存在。

维特根斯坦提出，现代主义语言概念及语言功能面临的最为深刻的挑战之一是具象的经验主义事实、现实以及我们的经验等。学者范德莫维与沃斯特曼斯（1995）对维特根斯坦的观点进行了总结，作为感官经验的符号表征，语言是自我反驳的：

> 如果语言的逻辑语法的必要条件为：我们所表达的命题内容应该具有反映可能的感官事实的逻辑图景，只有这样，我们的表达才有意义；也就是说，所有对语言理解进行的表述和解释确实缺乏意义和认知性内容，因为仅是这些表述和解释自身，无法在可能的感官事实中得以证实。有人认为语言和经验的结构之间，以及作为符号表征的意义定义之中存在同构相似性，这就表明了一种对语言与经验之间关系的哲学理解（误解），而不是可验证的任何经验事实。因此，作为感官经验的符号表征，语言这一概念本身就不符合语言所规定的意义标准。（pp.31–32）

语言与经验携手并进

维特根斯坦提出了语言具有**能动性**和**创造性**。他专注于语言与经验之间的关系，专注于人们在日常生活中如何构建和理解自己的经验，如何通过语言与彼此联系在一起。范德莫维与沃斯特曼斯（1995）赞同维特根斯坦的立场，认为语言和"赋予意义（就这一点而言，还有获得意义）是一种经验性事件……（并且）属于人们在自己居住的世界中处理事物的方式"（p.37）。从这一观点来看，"语言因此不再是内在状态的外在表达，而是在其本源、用途和含义等方面均体现社会性"（格根和赛门，1990，p.14）。而且，语言也不再独立于使用者而存在。

瑞格尔等人谈到"语言与生活经验之间的关系"（引自麦迪逊，1988，p.86），表明"行为与话语是不可分割的"（麦迪逊，1988，p.98）。麦迪逊提出：

> 语言是我们人类**体验**（我们所称的）现实的方式。……经验一经表达，就会变为既定的经验，成了某种"实质"。经验只有在语言中找到自己的定位，才能获得真正的意义；如果语言中缺乏生活经验，那么语言只是一具毫无生气的空壳而已。（p.165）

语言的能动性

语言处于变化之中，而且随着时间推移而改变。诠释学学者布里斯·瓦尔特豪赛尔（1986a）对海德格尔的观点进行了思考："世界发生变化，必然导致语言发生变化，而语言的变化会影响我们理解世界的能力。……人们寻找新的方式来表述新的情景和经验，语言就在这一过程中得以发展。"（p.29）比如说，我们的社会、文化和历史叙事，这些涵盖了一切的叙事会随着时间而改变。人类的历史就是叙事的时代，描述性词汇在历史时期中得以发展；因而，语言也受到我们的故事、历史、文化和传统的影响。

肖特（1993b）将维特根斯坦有关语言的思想表述为"具有**形成性**的……（功能是）将我们所处的情景**作为**情景进行阐述"。肖特也谈到了语言的**构成性**和**形成性**（p.72），提出语言是我们"最重要的'义肢'"（p.27）。这一切都反映了语言所具有的能动性和生成性本质。

语言创造社会现实

我们的认知（知识、感受、情绪、思想和观点）都是通过语言来获得的，在语言中形成，并在语言中交流。语言就是现实。但是，**真实的**事件是存在的，你也可以亲吻巧言石（Blarney stone，爱尔兰布拉尼城堡的一块具有历史意义的石头，相传亲吻巧言石后会变得能说会道——译者注）。我这样说并不意味着否定这些事情。孩子会从三轮车上摔下来，人们会被公司解雇，夫妻会离婚。事件还是会发生的，但是我们赋予事件的意义是由语言建构的。麦迪逊提出质疑，认为现实并不是语言的产物或是语言的所指，而是语言的创造性来源。例如，他提出，我们所认为的字面上的真理，只不过是"人们从字面意义上接受（或者说相信）的隐喻性的真理"（p.87）。

意　义

我们通过语言来赋予我们的经验以意义（诠释和理解）。我们认为和相信的真实和我们假设的真实，都在语言中得以建构、叙述和维持。意义（我们的诠释和我们的理解）是我们通过口头语言与非口头语言的形式，在语言中共同构建而得出来的。意义并不仅仅是表象性的，也不仅仅是物质世界中既定的、已知的存在。事物无论是否有实体，无论是否是物质，其意义都存在于语言之中。也就是说，一个人可以看到和感受到某个物体（比如桌子或鸡蛋），但是无法碰触到某个实体或机构（比如教学项目或美术馆），也无法碰触到某种概念（比如中立的概念），而这些事物的意义，都在语言中得以体现。

在我们创造和赋予事物的意义之外，不存在其他的意义。同样，这些意义依赖于语境而存在，也可能因人而异。

我们赋予事物、人们和事件的意义（我们谈论这些事物的方式），会将我们与他人联系在一起，或将我们与他人分离。意义影响着我们与他人的关系。根据贝特森（1972）所说，意义并不是基于本质和客观现实而产生的；事实上，相当矛盾的是，意义产生的源头与之截然相反。意义是从"非象"（nonpresence）中产生的——即某种不存在于空间及其缝隙之内的、不在场的事物。"**新**意义仅仅是以新的、不常见的方式（或者是在其他表述媒介中，意义的符号对等形式）使用**话语**，与事物产生联系。"（麦迪逊，1988，p.188）

话　语

我们使用话语来发展和传达意义。话语并不具备本质意义。话语的使用"总是属于个人行为，并且本质上是处于语境之中的"（巴赫金，1986，p.88）。话语的意义来源于语言，不仅仅来源于我们口头的表达，更来源于我们彼此之间使用话语的方式。尽管某种话语代表"个人出于评价性立场的表达"，但是个人不能决定自己的话语如何影响另一个人，不能决定自己对其表达的内容。话语由说话者与倾听者双方共同掌控。

格根（1988a）提出了如下概念：

> 话语的意义并不是从其潜在意图中发掘出来的，也不是深深埋藏在潜意识中的。相反，话语的意义与行动一样，都在人际关系所呈现的模式中得以实现。因此，话语的意义之关键不在于向人的内心世界寻找某种话语或行动的意义，而是向外界不断拓展人际关系的范围。（p.46）

格根（1988a）认为，"另一个人"的存在，让话语产生了意义。话语及其使用权并不独属于某个人，或另一个人，而是属于所有使用话语的人。巴赫金（1986）将话语描述为"个体间性"（interindividual，p.121）：私人的语言是不存在的；语言是共有的，是具有关系性的。句子中的字词以及句子本身的意义，都源于字词与句子之间的关系，以及两者与语境的关系。我发现了一些有趣的现象，话语的本性会发生变化，而且有些话语无法从一种语言翻译为另一种语言。实际上，**话语**这一概念因语言系统的不同而不同，因此，以词为单位的话语是特定的语言，而非通用语言（麦克阿瑟，1992，p.1120）。尽管从这些方面看来，话语不具备固定的意义，但是话语中的确深藏着人们的假想。海德格尔提醒道，话语"总是蕴含着某种先入为主的观点，以此来看待事物"。同样，福柯提醒人们，话语有一种"隐性的胁迫机制，对于权力、性、身体、犯罪、愉悦等之间的关系，都有着预先形成的定义"（引自帕尔默，1985，p.20）。

语言决定理解，产生理解

包括肖特（1993a）在内的社会建构主义学家认为，共同理解极为少见。肖特更关注的是"在共同理解产生**之前**，交流和对话是如何继续进行的"（p.120），在交流和对话的过程中，人们会努力理解彼此。同样，格根（1994）也对我们理解他人或误解他人的方式感兴趣。他们两人都质疑了这样一种信念：人们可以走进他人的内心深处了解对方。格根明确反对了"主体间性的公开透明能够实现"这一说法（p.256）。批判诠释学以个体为中心，格根提出：

> 与其从个体的主体性出发，并通过语言，演绎地叙述说明人类的理解，我们不如从**人类关系**层面进行分析，因为人类的关系不仅能够产生语言，而且能产生理解，（这就表明是）关系的规范使得意义能够实现（p.263）。

语言与协调

我们思考语言的方式,影响着我们在话语或关系中定位自己的方式,影响着我们彼此之间创造空间的方式。语言是一种集体的产物,并非个人的产物,人们在社区内使用语言来获得意义(格根,1991a)。语言"主要是为了协调不同的社会行为,语言的表象性功能在一组用语言建构的社会关系中得以体现"(肖特,1993b,p.20)。我们的建构、描述和解释,都是在人类通过语言协调行为的过程中产生的。

维果茨基的"语言"与"思想"

我们要讨论语言,就不得不提到俄罗斯发展心理学家维果茨基带来的影响,他将人类视为一种自然与文化的产物。维果茨基研究的是"有关高等行为的社会发生学"(1966,p.45),其研究核心为语言的获得和使用。肖特(1993b)将维果茨基的这一研究归纳为"人们如何通过自己的社会活动,改变自身生存条件,从而改变自己"(p.111)。肖特的描述,同样是以语言的获得和使用为核心。维果茨基认为语言是一种用来协商意义,影响人们行为的"工具"(p.111),尽管语言并不具有工具的意义,但能起到工具的作用。格根和赛门(1990)提出:

> 维果茨基的影响重大,因为他提出了,不仅认知范畴起源于社会,并且这些范畴所根植的推论形式也起源于社会。因此,人类的日常理解本质上是社会学行为,而非生物学行为,这一行为无法脱离行为主体的社会文化环境。(p.10)

维果茨基(1986)对于思想通过话语在语言中形成的过程提出了自己的观点,这同样是一大重要贡献。他称这一过程为**内部言语**:

思想与语言的关系不是一个事物，而是一个过程，一种连续的反复运动：从思想到语言，又从语言到思想。在这一过程中，思想与语言的关系会经历变化，在功能意义上，可以视这些变化为推动思想和语言发展的因素。思想不仅通过话语来表达，而且存在于话语中。每一种思想都往往将某个事物与另一个事物联系在一起，在事物之间建立起一种关系。每一种思想都处于运动之中，在发展壮大，都具有某种功能，都能解决问题。（p.218）

肖特（1993a）在讨论维果茨基"内部言语"这一概念时，阐述道："思想的种子尚未在话语中形成，依然模棱两可，仅能提供获得意义的可能性。"（p.44）引用维果茨基的话来说就是：

思想与话语之间的关系是一个富有生命力的过程，思想从话语中诞生。失去了思想的话语就如同死物。……但是，无法在话语中实现自身的思想，仍然只是如同"冥河之暗影"（Stygian shadow，出自苏联诗人奥西普·埃米尔耶维奇·曼德尔施塔姆的作品）。……然而，思想与话语之间的联系既不是预先形成的，也不是固定不变的。这一联系产生于思想与话语的发展过程中，其自身也处于演变之中。（p.255）

用肖特的话来说就是：

人们表达出来的话语，能够推动且引导我们的行动，这一话语之花在维果茨基所称的"内部言语"的对话进程中绽放。该对话过程会因涉及思想"发展"过程（人们在内部言语中与谁交谈，谈论的是谁，以及对谁说话）的"他人"不同而具有不同的特征。……因此，人们试图实现自己的思想——也就是说，试图以某种方式让这些思想能够**适用于**社会——就必须在某种内部的来回对话过程中经过**协商**得出，在这个过程中，人们必须像周围其他人一样，努力理解和质疑自己提出的想法。（p. 44）

我们自身与他人使用语言，共同参与创造和协调的表述与认知之中，最为重要的是**自我**的概念。现在我要提出问题：自我是什么？后现代主义对于**自我**的概念（包括自我叙事、自我同一性和自我能动性）是什么？"人类是可知的、固定不变的自我"这类概念到底发生了什么变化？所有那些可能的"自我（们）"是谁？有些自我是如何成了主角，而有些自我又是如何成了受害者的？作为治疗师，我们应该如何帮助案主成为他们自己的主角？能否改变我们的自我同一性？如果能，如何做到？后现代主义的自我概念为心理治疗（心理治疗的理论、实践、研究和治疗师教育）提出了怎样的挑战？

第十章
自我：叙事、同一性和能动性

自我不会进行思考，也没有任何观念。

——路德维希·维特根斯坦

我们从人生经历唱到人生叙事，再从叙事唱回人生，

在这一曲大合唱中，我们每个人都是一道声部；

我们歌唱并非为了唱出人生，而是要给人生增添新的韵律，

我们所唱的并非人生的翻版，而是一种新的人生乐章；

我们写作的每一部小说，都应当为人生增添新意，丰富内涵。

——卡洛斯·富恩特斯（Carlos Fuentes）

"什么是**自我**？"这一问题的提出，让我们陷入了西方传统基础主义和还原论客观性的泥潭，即认为自我具有自主权，是既定的，且显露在外。而从后现代主义的观点来看，作为组织概念的客观现实不复存在，因此，"如何发掘**自我**及其本质"已经不再是问题。后现代主义对单一、固定不变的核心自我的观点提出了质疑；核心自我的观点认为，我们只要一层层揭开表象，就能让核心自我呈现出来。然而，核心自我的观点使得现代主义对自我的逻辑性理解（可验的现实）转变为自我的叙事性社会理解（建构的现实）——让人们不再关注诸如自我和自我同一性等毋庸置疑的通用既定概念之本身，而是将重点转移到理解这些既定概念和意义是如何从人类理解中诞生的。从语言学的观点来看，自我成为一种**叙事自我**，而自我的身份认同存在于某种与

我们的目的有关的观点中。后现代主义所提出的，并不是要我们放弃尝试理解自我，而是认为，我们可以有多种方式来描述和理解自我。

开始探究后现代主义的叙事自我之前，我想先来考虑两个问题：叙事是什么？本书语境中是如何使用叙事的？

叙事：一种讲述故事的隐喻及其他

叙事是一种讲述故事的隐喻，常见于当代心理治疗的文字和话语之中——并非文学意义上的，而是日常生活的叙事，是我们构成生活的方式（W. J. 安德森，1989；布鲁纳，1986，1990；拉波夫，1972；麦尔，1988；萨宾，1986；舍费尔，1981；斯宾塞，1984；怀特，1980；怀特和艾普森，1990）。叙事是指一种话语形式，是我们组织、解释、赋予事物意义以及理解事物的话语形式，也就是说，我们与他人一起通过叙事，为自己和他人，在我们生活的环境和事件中，在我们的经历片段中，在我们的自我同一性中建立起结构和连贯性。叙事是一种动态的过程，在此过程中，我们既能组织自己的人生事件和经历，让自己对其产生理解；又能参与创造我们所理解的事物（包括我们自身）。从叙事的观点来看，我们的描述、词汇，以及我们的故事，构成了我们对人类本质和行为的理解。我们有关人类本质和行为的观点，只与我们的描述性词汇、我们的语言对话以及我们的故事和叙事有关。我们的故事形成了我们的知识来源和我们的现实观念，并渗透其中，对其进行重构。因此，我认为叙事隐喻并不是用来理解、解释或预测人类行为的另一种模板或图景，而是一种我们个人行为以及我们彼此之间行为的隐喻。

然而，对我来说，叙事远不只是一种讲述故事的隐喻[1]，叙事是一种自反性的双向话语过程。叙事构建我们的人生经历，反过来，我们也能用叙事来

---

[1] 我交换使用"叙事"和"故事"两种说法。

理解经历。这一过程中，语言作为工具：我们使用语言来建构和组织我们的故事，并赋予故事以意义。我们所创造的，是语言运用的表达形式：我们的词汇和我们的行为，通过我们的语义实现意义。意义与行为无法分离；意义与行为是自反的，无法从因果关系的角度对其进行思考。我们语言的限制性约束了我们可以表达的事物——约束了我们的叙事结构和故事，进而约束了我们的未来。我们的叙事作为话语实践，处于持续的演变和变化之中。因此，我们的故事并不是既定的事实，而是处于形成过程中的实体。我们通过叙事，设想各种选择，创造可能，并通过叙事将这些选择和可能变为现实。[①]叙事是发生转变的源头。

个人与他人、与自我进行对话和行动的过程中，创造叙事，体验并分享叙事。我们通过叙事，使用语言，与他人和自我联系在一起。心理学家杰罗姆·布鲁纳等人（包括邓恩，1988；纳尔逊，1989），认为儿童在幼年时期就从自己听到的故事和自己学会讲述的故事中，懂得了如何以叙事的方式组织自己的经历。我们在日常生活中构建意义，通过叙事来说明我们眼中的世界是什么样子的，解释我们认为世界是如何以及为何应该这样呈现的。叙事是"人们在不断发展的关系之中使用的，作为共同资源的故事"（格根，1994，p.189）。后现代主义学家利奥塔（1984）同样认为，叙事是我们的"社会纽带"（然而，他极其反对元叙事优于并压制其他叙事的观点，尤其是广义社会理论叙事）。也就是，正如作家安东尼·吉登斯（Anthony Giddens，1984）所说，个人与社会都是**"在反复实践的过程中构成的产物"**（p.222）。

---

① 布鲁纳（1990）认为，叙事既然能够创造可能性，就能够约束可能性："叙事资源的极度匮乏，会导致社会体系的崩溃——城市的贫民窟永久处于下层阶级；巴勒斯坦难民的第二代和第三代子子孙孙都集中在同一地区；在撒哈拉沙漠以南的非洲，那些面临着半永久干旱气候的村庄里，饥荒席卷。将故事的形式融入体验之中并不一定会一切尽失，但是，那些描述了'最糟糕的场景'的故事在日常生活中占据主导地位，因此似乎不可能再发生任何变化。"（pp.96—97）

叙事是一种话语图式

叙事是一种话语图式，存在于本地的个人及更广泛的情景中，也存在于由文化决定的规范和传统中。本地的个人与更广泛的文化叙事体现于彼此之中，彼此之间进行互动。据布鲁纳（1990）所说，人类的叙事"在公认的文化世界与更具特质的信念、欲望及希望的世界之间进行调和"（p.52）。人们在这种情景和文化图式中创造叙事，讲述叙事，倾听叙事。事物无论是否有序，都会受到文化的影响，都由人们共同分享并达成共识。从这个意义而言，叙事为了实现这些功能，必须是可以理解的、连贯的且互相联系的。为达到这一目的，在西方文化中，我们按时间顺序组织我们的故事：有开头、过程和结尾。故事将过去、现在和未来联系到一起。故事既按顺序相连，又随着时间推移而互相交织。

故事总是发生于历史之中，因为历史随着时间而改变，如果没有历史，就难以解读我们的人生。我们将叙事的点滴片段拼凑成可行的故事版本，与他人分享我们自身以及我们的人生，这样组合而成的故事受到记忆、叙事语境和叙事意图的影响。比如说，我们想要理解某个梦境的含义，与朋友讲述某次度假的经历，或是重述童年趣事等等，这些都是在叙事的形式中进行的。布鲁纳（1986）长期以来对叙事和意义之间的关系感兴趣，他提出："叙事涉及人类意图的变化"（p.16）；他（1990）将这种使用语言"构建"我们的人生经历和记忆的方式称为"思想的叙事模式"（narrative mode of thought）以及"叙事结构"（narrative structures）。布鲁纳（1990）分析道①：

> 人们并不是依靠一个又一个事件来理解世界，也不是依靠一句又一句
>
> 话来解读文本。人们在更广泛的结构中构建事件和句子。……更广泛的结

---

① 布鲁纳（1986）认为，人必须有两种思维模式——即我们如何建构和组织自己的人生体验：范式模式（paradigmatic modes，指归纳性的、客观性的既定思考模式）以及叙事模式（narrative modes，指主观性的、反思性的流动思考模式）（pp.11–43）。

构（叙事结构）为其中包含的构成要素提供了一种诠释性的语境。（p.64）

　　布鲁纳（1990）将叙事的必要特征归类：（a）顺序性："叙事是一系列独特的事件、心理状态……这些事物……本身并不具有生命或意义"（p.43），除非是在叙事结构之中；（b）是否真实并不重要："叙事既可以是'真实的'，也可以是'虚构的'……叙事的结构位于话语内部……决定叙事整体构造或情节的是其中语句的顺序，而不是任一语句的真伪"（p.44）；（c）以独特的方式脱离规范：以一种缓和的、可行的，至少是可理解的方式，对脱离标准文化模式的例外和不同寻常的事物进行描述，或是将其联系在一起（p.47）。

　　格根（1994）选择关注叙事的可理解性："叙事是可以理解的，能够随着时间推移而描述事件。个人行为……根植于叙事之中，并以此获得意义。"（p.224）格根提出，一个结构完善或易于理解的叙事通常满足以下几个标准：（a）叙事终点已经确立，且具有价值；（b）叙事中的事件与叙事终点相关联，且能够影响终点；（c）叙事中的事件按时间顺序排列；（d）叙事的特征在时间上具有连续和连贯的同一性；（e）叙事中的事件之间存在因果关系，彼此关联，且能够解释结果；（f）叙事具备开头和结尾。格根同样提醒我们，必须记住一点：叙事取决于自身所根植的文化、社会、政治和历史叙事，无论是地方性还是普遍性的叙事。

　　在这种叙事观点中，人们认为，**后现代主义的自我**表达了一种使用语言和叙述的能力：讲述故事的自我在讲述故事的过程中得以成形，受到影响，并得到改造。作为人类，我们总是在讲述和倾听有关自我和他人的故事的过程中，彼此产生联系。我们总是在自己为他人讲述的故事中，理解我们自己的身份、我们可能是什么样的人。"理解……在语言中进行，是人们在世界上的主要存在形式。……这种自我形成与自我理解的过程，永远没有终点，也永远不会完成。"（伍尔福克、萨斯和梅塞尔，1988，p.17）

哲学教授 G. B. 麦迪逊（1988）受到保罗·利科的思想影响，他认为，通过叙事和讲述故事，我们能够理解人生，让自己的经历富有意义且条理清晰：

> 我们与自己的行动产生联系，解释并谈论自己的行动，都是以自我来完成的。……自我是一个不断发展的叙事统一体，比一千零一夜还要漫长，长久地延续下去——如法国作家普鲁斯特所说——直到夜晚不再带来黎明。（pp.161–162）

这些不断发展的自我叙事深深根植于他者叙事，并交织在一起。自我叙事与他者叙事共同决定我们的身份。我们最多只是作者之一，参与创作这些不断发展变化的叙事，这些叙事最终会成为我们的自我。我们总是深深根植于那众多的历史过去之中，无论是地方历史还是世界历史；我们也深深根植于我们创作叙事所处的文化、社会以及政治语境之中。

同一性的转变以及该过程的延续性

后现代主义叙事观点认为，自我并不是稳定持续的实体，局限于或固定于某一地理位置或某一时刻；自我不是经历的简单累积，也不是神经生理特征的体现。因此，同一性并不是建立在自我的某种延续性或非延续性的心理之上，而是建立在永恒的不断发展的叙事之上。正如罗蒂（1979）指出，人类不断创造新的描述和新的叙事，但不会以某种固定不变的形式来精准地描述事物。自我是一部持续更新的自传，或者，更确切地说，自我是一部我们不断编写的传记，是一部自我与他人共有的、多方面的传记。自我是我们叙事的一种表达形式，处于持续变化之中。我们使用语言，讲述故事，试图理解这个世界和我们自身，而自我就存在并形成于这一过程之中。因此，自我总是在持续不断的互动和关系中参与对话的形成，反复建构对话（安德森和古勒施恩，1988a；古勒施恩和安德森，1994）。我们生活在自己的叙事中，我们的叙事又成为我们的生活；我们的现实成为我们的故事，而我们的故事又成为我们的现实。正如过去、现在和未来都属于自反过程，彼此无法分离。建构和重构我们的生活这一过程是永不停歇的，这种自反性保证了这一过程的延续性。

利科提出：

> 叙事同一性与"同一个"这一抽象概念不一样，叙事同一性构成自我恒定性，总括人的一生，体现人生的变化和无常。如普鲁斯特认为的那样：叙事主体既是人生的读者，也是作者。叙事主体所讲述的自己一切真实或虚构的故事，会不断地重构自己的人生故事，这一点在自传作品的文学分析中得到了证实。这样反复重构的过程中，人生就好像是由讲述的故事编织而成的布匹。（利科引自乔伊，1993，p.297）

加拿大心理学家莫妮·乔伊（Morny Joy，1993）举例说明了这种连续重构的叙事状态，她认为，人类的生活并不是只有单一情节的静态叙事，而是一种过程，一种"动态演替"（dynamic mosaic）。

> 我们可以把人的一生看作由不同的叙事情节组合而成的。每段情节都会为人生带来各种各样的影响，这些影响通过情节凝聚和连贯在一起，让我们应接不暇。因此，人们自己构建的特定情节，是为了对需要阐明的特定情景或经历做出回应。这种情节可以帮助人们建立一个据点，人们可以通过这一据点，赋予一系列事件以统一的主题，不然这些事件不是陷入混乱，就是让人烦心。同样，这种情节还有助于表述政治或伦理上的策略性行动，以回应相同的情景。（pp.296–297）

如果我们的前提是，叙事是动态的过程且处于不断变化之中，那么我们如何发展自我同一性呢？自我同一性与自我延续性是同义的概念吗？或者说，如果我们总是处于形成对话的过程中，我们如何在自身涉及转变的同时保持自身的延续性呢？

后现代主义认为，**同一性和延续性**的问题或我们所认为的**自我**，会在我们讲述的有关自己的故事中保持连贯性和延续性，会构建叙事来说明我们自身以及我们混乱无序的生活为何缺乏连贯性。我们有关同一性的叙事，是为了塑造和展现"我"的形象——我们一直以来呈现给自己和他人的那个"我"，现在的"我"，过去的"我"和将来的"我"。我相信，无论自我是主角，还是受害者，自我都会成为我们故事中所需要的某个人或人们（格根，1994）。我们向来都是由众多可能的自我组成的，这些自我深藏于对话之中，或是从对话中创造出来。从这一点来看，罗伊·舍费尔（Roy Schafer）将自我描述为一种"经验现象，是人们讲述自身在变化中如何存在和延续时，所用到的一系列相对稳定的方式，让人在情感上能够有所感受的方式"（引自麦迪逊，1988，p.160）。

这种话语意义上的叙事理论是最早对现代主义自我观念提出质疑的理论之一，也是最早对将自我定义为故事讲述者的思想进行探索的理论之———这是人类通过语言活动创造意义所获得的成果。为了帮助我们理解后现代主义社会层面创造的、具有关系性的**叙事自我**所蕴含的某些奇妙之处，让我们在此处稍作暂停，看看现代主义者对自我和同一性有着怎样截然不同的理解。

现代主义的可知自我

20世纪，西方哲学传统提出了有关自我的词汇与叙述，其中，人类是一种自己和他人能够观察到的、可以认识到的持续性存在。现代主义心理学的理论与实践中，一直以来的有力观点包括：自我的概念；人类作为系统具有边界，是独特且完整的、具有激发性的认知系统；以及人类是情感、意识和判断的核心。这些观点与笛卡儿的二元论密切相关，认为人的内心是一个封闭的空间，能够自给自足，且内心与身体是分开的。从形而上学的意义来说，这种自我的概念意味着人类具有某种重要的意义，即一种人性特有的本质核心。在认识论意义上，自我的概念意味着自我是一个存在的实体，不会随着时间推移而泯灭，并且人们可以认知自我——观察、衡量和量化自我。自我既有质量也有数量。

自我是什么？这一问题长期以来都是心理学和心理治疗领域的核心问题。在心理治疗领域，那些将人类描述为具有生物性基础且受到潜意识驱使的存在的精神分析小说作家，以及那些将家庭视为我们身份特征的摇篮的家庭治疗师，这三者的语言都扎根于现代主义的叙事之中。这一切都包含了可知的人类故事的元素——可以由他人和我们／我自己发掘、识别和描述的自我。自我成为一种具有支配地位的实体，所有的自我都涉及情感、感受、思考和行为，而这一切都是由自我来构成和支撑的，并且以自我为基础。掌控自我的人，即自我的**潜在**自我，被视为这个人自己的行动和能力的主人。

在这一现代主义的观点中，自我是一种理所当然的抽象性实体，与其他心理学建构有所区别且互相分离。每个人都是宇宙中的独立事件；是一种自主的、自我决定的个体；也是一个有边界的、独特且完整的具有激发性的认知系统，而且还是意识、情感和判断的核心——每个人都是一个压缩的自我（安德森和古勒施恩，1988a；古勒施恩，1989；古勒施恩和安德森，1992，1994）。自我与非我，自我与他者，都有着明确的界限。个人或家庭——更准确地说，是个人与家庭的内部——是心理学的研究主题。大多数心理现象与自我一样，都可以追溯到某些因果，追溯到本质主义者和基础主义者做出的解释。从历史上来看，心理学的行为分类都是基于这种现代主义的自我和自我同一性的概念。

例如，当前的认知心理学将人类的心理学现象（包括自我和意识）解释为中央神经系统的内部活动。这一观点认为，人类内心和自我如同计算机一样，根据系统内建构的某些特定的标准或文法来处理信息。在这种观点中，自我将内在经验与外部世界相联系。我将控制论系统理论及其应用于人类系统和家庭治疗的机械论隐喻，甚至某些激进的建构主义思想和个人建构理论，都纳入了认知心理学的范畴。在这些理论中，人类的意义与理解往往被简化为生理系统的生物学结构和功能，或是简化为系统组件，这些组件以控制论的方式运作，从而引起某种名为**自我**的心理学过程——或是名为**家庭**的互动过程。

如果我们坚持认为语言不能代表自我，而是自我的一部分，在众多的"**我**"（I）、"**我**"（Me）和"**你**"（You）的主体之间穿插往返，那么，自我和自我同一性的概念又会发生什么变化？

自我的概念

语言与社会创造的自我：众多的"我"（I）

我们的语言具有模糊的特点。以**自我**一词为例，这个词好像指的是某个对象。语言学家埃米尔·本韦尼斯特（Emile Benveniste）是最早开始质疑西方传统哲学中自我概念的人之一。在他的经典论文《语言的主体性》（1971）中，他提出自己的主张，认为自我是在语言中得到建构和理解的。根据本韦尼斯特的观点，语言会导致自我概念的诞生，而没有人称代词的语言是不可能存在的。"'我'指的是个体话语的行为，在这种行为中'我'被说出来，并用这个代词表明说话者。"（引自麦迪逊，1988，p.161）麦迪逊对本韦尼斯特的观点进行了诠释："'我'存在于说出'我'的这一过程和方式中；'我'并不是……一个预先存在，具有表达能力的主体；'我'是一个说话主体。"（p.161）

"我"在语言和话语之外并不存在；"我"是在语言和话语中创造出来并得以维持的。换句话说，人类正是在语言中，并通过使用语言，构建出个人对自我的描述："我们相信自己是谁"是一种语言建构。"我"并不是认识论或形而上学观念中预先存在的主体；"我"是一个说话主体（伽达默尔，1975）。对于本韦尼斯特来说：

> 只有通过形成对比来体验自我，自我的意识才能实现。我只有在与某人说话时才会用到"**我**"，而与我对话的人就会成为我口中的"**你**"。正是这种对话的条件构成了"人"的存在，因为对话意味着，我与对方互相称呼时，对方会将我所称的"**我**"变为"**你**"，又将自己称为"**我**"。
> （引自麦迪逊，1988，p.162）

后现代主义提出，自我并非实体，也并非单一的存在。唯一的、核心的"我"是不存在的，人的内心也不存在可以层层剥开外壳而获得的、固定而有形的事物。即便人们可以说自我是由许多部分组成的（比如由许多叙事、经历和关系组成），但是这些事物并不能组合起来，构成一个单一的自我或核心的自我。相反，自我（与他者）是一种人们创造出来的概念和叙事，以语言的形式建构而成，存在于对话和关系之中（本韦尼斯特，1971；布鲁纳，1986，1990；伽达默尔，1975；格根，1989，1991b，1994；哈雷，1995；罗蒂，1979；肖特，1989）。根据这一观点，**自我是一种对话式叙事的自我，而同一性是一种对话式叙事的同一性**。根据格根（1989）的观点，在后现代主义中，自我认知，即"**我是谁？**"的问题，"并非人们普遍认为的那样，是探索人们内心深处而得出的……而是一种对话语的掌握——是一种'认知方法'，而不是'认知内容'"（p.75）。同样，肖特（1995a）提出：

笛卡儿派的理论关注我们作为独立的个体是如何认知周围的事物和实体的，又是如何表达自己的内心体验的。我们（社会建构主义学家）没有立刻接受这一观念，我们更想知道的是，我们首先应该如何在对话中，发展和维持那些让我们彼此之间产生联系的特定**方式**，然后从这段通过对话维系的关系中，开始对周围的事物进行理解认知。（p.385）

总而言之，同一性如今与我们的看法，以及体现我们目标的观点产生了联系。我们有无限多种可能的方式来描述自我。这其中隐含的意思是，不同的自我和不同的内心世界之间，都无法完全相似（哈雷，1995，p.372）。

从这种叙事观点出发，自我、叙事者，就是众多个"我"，这些"我"占据了众多的位置，拥有众多的话语。在赫尔曼斯和他的同事看来：

这些话语的作用，就像故事中相互作用的角色一样。一旦某个角色在故事中开始行动，这个角色就有了自己的生命，因此就产生了某种叙事的必要性。每个角色都拥有自己的故事，可以用自身的立场讲述自己的经历。这些角色的话语各自不同，他们交流各自的"我"（Me）和自己所处的世界，最终得出的是一个在叙事中构建而成的复杂自我。（赫尔曼斯、肯彭和房龙，1992，pp.28-29）

批评后现代主义的人，尤其是批评社会建构主义的人，往往担心这些观点会摒弃个人的地位：人们会失去个人权利，成为威胁或剥夺人权的社会的傀儡，不再承担个人责任。而在我看来，情况恰恰相反。个人以及个人的责任仍然具有非常重要的地位。不同之处在于，我们应该如何理解个人与个人的责任。我们作为融入他人的个体，并非孤立存在的自我，而是具有关系性的存在，因此，我们要面对的责任甚至会更为重大。然而，正如我们在第五章讨论过的那样，个人的责任会变成共同责任。

另一种批评的声音认为，社会建构主义的多重自我观点，使自我变得不完整，而赫尔曼斯等人（1992）对此做出的回应是：

> 多重自我并不会导致自我变得不完整，因为在这些不同的自我之中**来回切换**的"我"，还是**同一个**"我"。因为这一同一性的存在……能够让处于运作中的自我兼具变化与不变、延续性与非延续性。（pp.28–29）

确切地说，奇妙之处在于，变化与延续性两者能够共存。电影《疯狂的乔治王》（*The Madness of King George*）中的国王乔治三世很好地阐明了这一观点（埃文斯和海瑟，1995）。电影中，疯狂的国王乔治三世表演莎士比亚戏剧《李尔王》中的片段后，大法官评价道："国王陛下似乎更像自己了。"乔治三世回应道："是吗？啊，确实是。是啊，哪怕在朕生病的时候，朕也一直是我自己。只是现在朕**像**自己了，这才是最重要的。朕想起来如何才能**像**自己了。"后来，他的人民在欢迎他回归时说道："我们的老国王回来了。"而乔治三世却反驳道："朕已经不再是以前的朕。国王已经恢复原样了。"也就是说，在他人眼中，正常的和发疯的乔治三世仿若两人，但其实自始至终都是同一个乔治三世在两种自我中**来回切换**。

此时，我们似乎应该再将目光转回叙事的概念，来看看叙事在心理治疗领域中的产生，以及叙事在现代主义—后现代主义的**自我**概念的转变之中起到了什么作用。

心理治疗中的同一性叙事式描述和观点

讲述故事的自我

大约二十年前，一些心理治疗师和临床治疗理论家开始摆脱现代主义、认知心理学以及将自己视为计算机一样的机器等观点的束缚，采用了一种新的诠释视角。[①]这一新方向呈现的普遍特征是：个人或自我负责叙事和讲述故事。这一转向诠释学的改变是从两条全然不同但互相重叠的途径演变而成的。一条途径代表了叙事的产生，即讲述故事，是围绕着自我作为故事讲述者、故事在自我内部创造出来的概念，以这种观点来看，心理治疗是一种与故事有关的活动。另一条途径体现的是，人们对语言和对话产生兴趣，并将自我作为社会和对话进程的核心。而此处，我们认为叙事是在自我的"外部"创造出来的，而治疗是一个与对话有关的活动。

或许，在心理治疗领域中，人们概括叙事的作用的尝试最早是从精神分析运动开始的。有趣的是，这一尝试甚至可以追溯到弗洛伊德，他认为，发掘一个人的过去或发掘**源头**的行为是非常重要的。弗洛伊德（1964）在他1937年的论文《分析中的建构》中提出，如果童年时期无可避免的俄狄浦斯情结（恋母情结）的记忆无法在自由联想和对自我防御的分析过程中得以恢复，精神分析师可以通过"建构"一个接近于可能现实的故事，来代替原本的记忆。[②]

> 这种方法从分析师的建构开始，应在病人的回忆中结束。……我

---

① 社会科学和心理学提出，自我作为叙事者。这一观念本需要多加介绍，但是此处篇幅有限，感兴趣的读者可以参考米切尔（Mitchell, 1981）和萨宾（Sarbin, 1986, 1990）的著作。
② 然而，弗洛伊德后来似乎又在自己的论文中否定了这种叙事立场，认为这一行为接近于精神妄想，并提醒人们不要这样做。

们往往无法成功地让病人回忆起自己埋藏于深处的记忆。相反，如果分析能正确地进行，我们就会让病人对于我们建构的事实（分析过程的产物）坚信不疑，这种建构所实现的疗效，就如同病人重获了记忆……看似不完整的替代记忆能够产生一种完整的结果，这竟然是能够实现的。（pp.265–266）

然而，大多数人都愿意相信，是精神分析学文献中罗伊·舍费尔（1981）和唐纳德·斯宾塞（Donald Spence，1984）的著作以及心理学文献中唐纳德·波金霍恩（1988）与杰罗姆·布鲁纳（1986，1990）的著作，首次引入了自我是叙事者或讲述故事者的观念，并描述了叙事在心理治疗中的作用，从而引起了心理治疗师对叙事的兴趣。斯宾塞（1984）对弗洛伊德的观念做了延伸，认为在病人的记忆无法恢复时，分析师所能做的就是建构一个**尽可能**与病人产生问题的童年事件相似的故事，使这一重新建构的叙事能够接近事件原貌。对于斯宾塞来说，治疗师的任务并不是像考古学家一样发掘出隐藏的、难以恢复的真相，而是要发展叙事，建构一个新的故事来应对病人当前的处境，而不需要考虑这一故事的"隐藏真相"。他引用了**叙事真相**这一术语，来描述在精神分析过程中，受到分析师影响而建构的新叙事。这种叙事是否真实并不重要，重要的是这一叙事是否符合病人的真实经历。也就是说，分析师建构的故事在外部和内部都应保持连贯，表述生动，且内容适当，又要与病人无法恢复的真实童年记忆保持一致。这能够部分解释为什么一些治疗成年人的心理治疗师都试图通过唤起病人与他们被压抑的童年时期受到性虐待的记忆之间的联系，以此来理解病人在当前生活中遇到的难题（克鲁斯，1995）。

舍费尔在《语言与洞察力》（*Language and Insight*，1978）一书中，倾向于维特根斯坦的社会建构主义观点。对舍费尔而言，自我是人类行动的表现，属于人类谈论自己的行动。他认为，我们总是在对自己和他人讲述的故事，是有关我们自己是谁的故事，而且总是让故事内容层层包裹。于是，自我就成为人们讲述自身在连续且随机的变化中如何存在和延续时，所用到的一种相对稳定的方式，让人在情感上能够有所感受的方式（如麦迪逊所说，1988，p.160）。舍费尔赞同斯宾塞的观点，关注的是建构叙事的内容，但他也同样关注讲故事的过程、建构叙事的方法，以及叙事中的对话。对他来说，讲述故事的过程中蕴含着改变的可能。在他看来，治疗师面临的挑战，是要帮助病人重述自己的人生故事，并且要让叙事中的改变令人理解，令人相信，且能够实现。一位治疗师在这种治疗关系中，就像是一位乐于助人的故事编辑。在这些精神分析领域中使用的叙事，侧重的是叙事的内容及其作用，而不是叙事的过程。作家凯文·莫瑞（Kevin Murray，1995）强调了叙事内容和叙事过程两条途径之间的区别："人们将叙事看作一种精神空间，推动个人在这一精神世界中的叙事过程，而他人则让叙事内容成为这一精神世界的一部分。"（p.187）

心理治疗的诠释性转向选择了叙事过程这条途径，导致人们开始对语言和对话产生兴趣。在语言和对话中，自我成为一种对话式的自我，心理治疗过程成为一种对话式的活动，这两者都至关重要。现在，我想来谈谈这种诠释性转向。我们赋予自己意义，赋予生活中的事件意义，我们是如何在对话中创造出这些意义，又是如何维持意义存在的？而这些意义又是如何在对话中，随着时间推移而发生改变的？以及，在治疗中，治疗师是如何参与这一过程的？

自我与叙事同一性的关系性观点

行为组织中存在许多源于语言与社会的叙事，其中最为核心的是那些涉及**自我故事**、**自我描述**，或**第一人称叙事**的元素的叙事。这些自我故事影响了我们的自我同一性：自我故事呈现叙事的形式。哲学家安东尼·科比（Anthony Kerby，1991）认为，在这个语言叙事领域：

> 在叙事式描述中，不应只是作为语言前期的现象进行解释，不能仅仅像使用工具一样运用语言进行解释，而是将其视为语言的产物——可以被称为自我参照话语的**内隐自我**（implied self）。因此，自我（或主体）就成了话语实践的产物，而不是某种具有超越实践的本体论优先性的实体，也不是某种具有认识论优先性的自我，即意义的起源。（p.4）

对于波金霍恩（1988）来说，故事是我们实现"叙事同一性"的方式：

> 我们使用叙事结构，实现我们的个人同一性和自我概念，并将这一结构理解为单一故事的展开和发展，让我们的存在成为一个整体。我们正置身于自己的故事之中，无法确定故事会如何结束。随着我们生活中不断出现新的事件，我们必须不断地修正故事的情节。因此，自我并不是一种静态的事物或实体，而是将个人事件构成某种历史统一体，这个统一体不仅包括了一个人的过去，也包括了其对未来的期望。（p.150）

与其他叙事一样，自我定义的叙事在社会与地方性语境中发展，其中涉及与重要的他人（包括个人的自我）一同对话和行动。语言与对话的观点强调自我的这种社会性质——在关系中产生，在关系中体现——并且，这一观点还强调我们通过对话创造意义的能力。格根（1987，1989，1991b）提出自我的**语言关系观**，他认为，自我（以及他者）在语言和对话中得以实现，成为语言对话式的自我。如前所述，这一观点中的固有思想是：一个叙事绝不是代表某个单一的话语，而是代表由众人创作出来的自我，并且，因为我们是在对话中形成的，所以我们也处于不断的变化之中。根据这一观点，萨宾（1990）提出了一个有趣的想法：因为我们的自我叙事发生在社会情景之中，所以这些自我叙事是"强迫合作"的产物（p.60）。

我并不是想要贬低某个看似是人类本性的特点——我们对自我和自我理解的不懈追求，或者是麦迪逊（1988）所说的"渴望的自我"。用他的话来说，自我"是在与相似的、渴望的自我对话中诞生的；人们在偶然随意的闲聊和促膝长谈中，对话双方共同追求自我强化的叙事，而自我也会在这些自我强化的叙事中诞生"（p.166）。麦迪逊所说的"渴望"，指的是自我提升，指的是我们想要成为的那个自我，我们有可能实现的那个自我。他同样强调与他人的对话："我们永远在追求和渴望接近其他的自我，好让我们也可以成为自己渴望成为的自我，也可以做我们自己。"（p.166）

在巴赫金（1981）看来，这种讲述故事的自我同样呈现出了对话的特点。巴赫金一定程度上受到陀思妥耶夫斯基文学形式的影响，在这种文学形式中，故事不仅仅由作者一人来讲述，而是由多种视角共同讲述——每个角色都对故事有着不同的叙述。巴赫金在分析陀思妥耶夫斯的角色构造时提出，每个角色（或作者自己）在对话中都是由多重独立话语（比如，可以是另一个角色、一种意识、一个人的内心想法，也可以是虚构的另一个人）构成的，或是他所称的**复调结构**。巴赫金在描述自我的特征时，认为自我就像一部复调结构的小说，在这部小说中自我不是单一的实体，不是只有一种话语或一种立场——无论自我、话语还是立场，都是多重的存在。正如赫尔曼斯（1992）等人指出的："自我的概念，就像一部复调结构的小说……允许个人生活在多样的世界之中，每个世界都有自己的作者，他们讲述的故事与其他世界的作者讲述的故事相互独立。"（p.28）然而，对于这些故事是否真的**相互独立**，我持怀疑态度。

丽塔·卡伦（Rita Charon，1993）医生谈论在医学界中出现的叙事和不存在的叙事时，同样提到了这种复调结构或多重的叙事自我：

> 在医疗或心理治疗的场合中讲述自己，体现的是讲述故事的自我和故事中讲述的自我，带有治疗意味的讲述（与其他类型的讲述一样）中存在一名作者，可能是隐含的作者，以及某个角色。……虽然病人对于他们自己的讲述都是基于**真实**事件，但是病人也会根据叙事情景的性质，讲述**真实**事件某一特定的版本。……如果与人们普遍接受的假设相反，那么病人就不会是……由多重且矛盾的话语共同构成的受病痛折磨的人，人们必须能够听到并认清这些话语。（p.89）

自我故事，以及自我的概念，都只不过是受叙事情景影响的故事版本之一。故事中出现的人们的自我，以及人们讲述的有关自己的故事，会随着社会情景和与其他个人在此语境中的对话的不同而发生改变。

这种自我的语言关系观与心理学中更为常见的自我之定义形成了鲜明的对比。布鲁纳（1990）指责心理学中对自我的定义为"只是通过考验自我概念而得出的东西"（p.101）。根据叙事隐喻，故事（无论是自我的故事还是他者的故事）决定我们是谁，或我们（或他人）对我们自己的看法（布鲁纳，1986，1990；肯尼斯·格根，1994；肯尼斯·格根和玛丽·格根，1986，1988；基辛格，1987；肖特，1988，1991a；萨利，1991）。从布鲁纳（1990）的叙事观点来看：

> 我们所建构的自我是这一（叙事、故事的讲述，以及语言）意义构建过程的产物。……自我并不是锁在我们脑中的独立存在的意识核心，而是在人际关系中"分散"存在的。自我也不是为了回应当前的情景而产生的，并非无所依据；自我也会从塑造了文化的历史情境中获得意义，

自我是这一文化的表达形式。（p.138）[1]

我们必须记住的是，在治疗中听到的故事并不是唯一的版本，也不一定比其他故事**更真实**。

发生改变的"边界"

"人们越来越多地开始关注人性的形成过程——即关注个人、能动性和行动（而非关注成因、行为或客体）的形成过程，以及完全展现自我的社会建构主义概念"（肖特，1989，p.135），这一现象发生于社会心理学领域之内，在社会建构主义理论家中尤为如此。虽然有许多人（格根，1982，1989；哈雷，1979，1983；哈雷和西科德，1972；波金霍恩，1988；波特和韦斯雷尔，1987；肖特，1975，1989）都提出，自我与自我同一性是通过语言在社会中建构而成的，并在此过程中扩充了社会建构主义概念的边界。而在这之中，做出最重要贡献的，是格根、哈雷和肖特；他们三人关注的都是同一性产生的**过程**，而非同一性结构。[2]

格根（1977）研究了人类的自我概念与自尊心如何随着社会情景的改变而改变，以及在此社会情景中，个人会有怎样的看法。这是对自我建构的社会与关系层面施加主要影响的早期探索中最为著名的研究。在此研究的基础上，格根提出了"关系作者"的概念，认为自我与自我同一性是通过语言在社会中建构而成的叙事现实。我们不停地对自己与他人讲述这些社会建构的故事，而自我同一性就是这些故事带来的。人们的自我同一性是在与他人以及自己的对话和行动中表现出来的，也在其中诞生。这些社会建构的叙事现

---

[1]　布鲁纳（1986）对自我的定义与社会建构主义对自我的定义非常相似；毕竟，他自称是一位建构主义者（p.130）。

[2]　许多人都对心理学的现代主义传统思想提出了质疑，尤其是针对心理学自认是一门科学的观点。而格根、哈雷和肖特是这些人中贡献最为突出的。

实不仅组织我们生活中的事件与经历，为其增添意义，并且也组织我们的自我同一性，赋予其意义，而我们的自我同一性总是随着社会互动的转变而受限于不断改变的定义和各种各样的解释。这一过程与布鲁纳（1990）所说的"意义建构"（meaning-making，p.12）相似。

格根（1973，1985，1991b）在得出他所谓的社会建构的"关系性自我"概念之后，又跨越了个人创作和联合创作的概念（格根，1973；格根和泰勒，1969；莫尔斯和格根，1970），提出了自我是由多位作者共同创造的社会建构：

> 叙事性叙述与社会行动紧密相连。事件在社会上是可见的……通常用来构建对未来事件的预期状况。……有关自我的叙事从根本意义上来说，并不是个人所有物，而是社会交换的产物——是社会的所有物。（肯尼斯·格根和玛丽·格根，1988，p.18）[①]

也就是说，叙事绝不是一种单一的话语。众多自我和众多可能的自我深深根植于我们的对话和关系，而我们一直都是这些自我的呈现。这些自我同一性——我们是谁，我们认为自己是谁——就如自我的概念一样，格根（1994）提出，"二者都不是社会化的个人冲动，而是在个人身上得以实现的社会化进程"（p.210）。事实上，格根（1988b）更为深入地做出了说明：

> 我们不需要假定人性是单一的、独立个人所具备的特质，而亲缘关系是次要的副产品，容易带来问题。我们需要的是这样的一种分析：个人是社区中的新兴特质，而人际关系要优先于同一性。如果人们能够广泛地认识到这一点，那么在达成交流之前，就能够避免冲突。（p.405）

---

① 格根（1994）后来对这一观点做出了修正，他强调了人际关系的概念："从根本上来说，自我叙事并非属于个人，而是属于人际关系——自我叙事是社会上人与人之间互动的产物。"（pp.187–188）

肖特（1989）强调，我们不仅要关注"我"的建构，更要关注他人——"你"——的建构及重要性："我不仅仅是'出于'自己的计划和渴望而行动，不受到我的行为所处的社会情景的限制，而是在某种意义上，'投身于'社会提供给我的机会来行动。……这种关系是我们共有的，而不仅仅是我一人的。"（p.144）肖特将交流（与关系）中的"你"的形成性本质称为"一种过程，人们在彼此交流时，通过这一过程可以真切地影响他人的存在，也就是说，能够帮助彼此成为各种各样的人"（p.145）。因此，"我"所讲述的有关"你"的叙事，成为"你"的同一性形成过程的一部分，反之亦然。哈雷（1983）与格根和肖特的观点一致，主张个人及机构和组织要进行对话建构。①

这种语言、对话和关系的道路，带领我们超越了叙事治疗的观点，即讲述故事的行为与编造故事的行为，以及自我作为叙事者。因为我们只要不将这一观点进行延伸，就不会受限于现代主义客观性所带来的风险与忧虑：谁来选择要讲述什么故事，谁主导故事的讲述，故事如何讲述，以及在讲述故事的过程中会出现什么。

叙事过程：一则警告

当然，在心理治疗领域之外，叙事理论的概念在各类社会科学领域中一直都能够起到作用：医学、人类学、法学、文化理论、组织发展与管理等领域（布罗迪，1987；布鲁纳，1990；卡戎，1993；科尔斯，1989；戴维斯，1992；费尔德曼，1990；克雷曼，1988a，1988b；萨克斯，1985；舍温，1993；特纳，1980；威尔金斯，1983）。所有这些研究者的共同之处在于，我们在社会上完成的叙事，是我们所知道的唯一人性和行为——我们的理解、

---

① 而其他人（诸如心理学家乔纳森·波特和 T.R. 萨宾）属于叙事心理学的某个分支，他们对心理学本身的叙事理论也很感兴趣。

描述、观察社会组织的方式、理解问题所使用的工具以及我们的行为模式——都只不过是我们使用语言进行的表达，只不过是词汇和故事。无论是法律程序、医疗程序、人类学过程还是心理治疗过程，专业人员都会与案主一同参与**叙事过程**，反复讲述又创造——或是反复编造——案主的过去、现在和未来。

我们作为专业人员参与这一叙事过程所采取的方式，以及我们所处的地位和行动模式，都体现了现代主义和后现代主义过程的区别。专业人员参与其中，他们肩负着特殊的责任，体现在他们如何定位自己，以及他们在叙事的讲述、倾听和创造过程中所做出的选择——与案主建立关系，共同建构新的叙事。比如，作为治疗师，我们选择如何与案主对话，如何谈论案主的事情，我们选择与案主谈论什么内容，以及我们如何参与他们讲述自己故事的过程。而且，无论我们认为语言具有表象性还是形成性，我们都要对自己使用语言的方式负责，对我们所选择的语言负责，我们的选择会影响到随之而来的叙述、隐秘的叙述以及被视为真实的叙述，我们也要对此影响负责。比如，询问某位父亲对自己女儿的所作所为时，我们所选择的询问方式，会给同一件事贴上不同的标签：是好，是坏，还是可疑的行为。比如，在某人与其老板的冲突问题上，我们选择如何了解某事，以及我们选择了解这件事的什么内容，都会影响到这一故事的样貌：该责怪的是谁，谁要是做了什么事就好了，谁应该做什么事。我们的选择同样可以表明我们站在谁的那一边，我们所认为的解决方法应该是什么。

在其他的专业领域，比如法律和律师的文化中，舍温（1993）谈及法律活动与法律机构如何通过专业性话语实践和叙事建构，在社会中得以建立和维持。他批判那种位高权重的人使用占主导地位的法律话语引导或代述他人的故事，从而使专业人员的故事版本（并且往往是主流社区的话语）比案主的版本更为重要。律师能够控制话题的走向和对话的步调，从而主导互动过程，这一点和治疗师一样。舍温以一个离婚案的实例，说明了"律师如何构建案主的身份……并复述案主的故事，反映并促进律师对法律现实的认知"（p.46）。舍温提倡法律领域的专业人员认真审视法律意识形态是如何通过主导话语而维持的，这同样适用于心理治疗领域的理论与实践（包括心理诊断）。

一些哲学和心理学领域的女权主义学者同样表达了对主流社会科学的批判，尤其是对心理学的批判，认为心理学的理论基础与现代主义的科学模型有关。通过这些科学模型，专业人员在"客观的氛围"（基辛格，1987，p.24）下进行研究，其中研究和概念化的单位是个人，且该氛围会带来规范性定义——比如，在女权主义视角中，遭到压迫的和社会边缘化群体的规范性定义。这类已知的专业知识，从本质上来说，让学科的合理性得以延续。后现代主义的自我和自我同一性概念是在社会文化、历史和政治话语中构建而成的，这些学者借鉴和批评这些概念，又促进这些概念的发展，他们认同个人叙事式描述的概念，以及能够不断修正的自我概念（更多此类有关自我的定义的研究，详见：弗拉克斯，1990；玛丽·格根，1994，1995；格里姆肖，1988；胡克斯，1984；乔伊，1993；克尔比，1991；基辛格，1987；利科，1988，1991）。利科等人都曾提醒过，人们可能会混淆自我同一性与核心自我的概念（弗拉克斯，1990；基辛格，1989）。"我"在社会与对话中得以建构，自我同一性处于不断修正的过程中，而从这一观点来看，核心叙事的"我"，即核心自我，是一种错误的观点。[1]叙事的"我"以及社会和对话中构建的"我"都具有自反性——叙事者在叙事过程中逐渐形成。

比如，女权主义心理学家与学者西西莉亚·基辛格（Cecelia Kitzinger，1987），对人们将**女同性恋**归为一种心理学现象这种做法提出质疑。她提出，当代自由主义心理疗法关注个人主义和人文主义，将政治个性化，推动形成

---

[1]　精神病学家罗德里克·安斯科姆（Roderick Anscombe，1989）对自我的看法很有趣，他称之为"真实自我的传说"。他提出，真实自我的概念（此处讨论中，真实自我即核心自我）在心理治疗中有着非常重要的作用。真实自我是案主与治疗师虚构的产物，真实自我催生了好奇心，也是案主渴望前进的方向或想要获得的潜能。

一种"私人的、去政治化的同一性"现实（p.45），不关注她所认为的制度、社会政治与社会文化立场，并对此加以防备。[1]而基辛格所处的立场与之截然相反，她支持一种社会建构主义的立场，提出了"女同性恋的同一性'叙述'"（p.90），强调观察者不能直接接触个人经历，因此**同一性叙述**是分析的单位，而非个人。

在这一研究中，如果**叙述**被定义为主要研究对象，那么，尽管叙述的内容一定主要来自提供叙述的个人，但这些个人的心理也只是作为研究的附带对象：因为叙述不再与提供叙述的个人联系在一起，研究者可以继续对叙述本身进行研究，扩展研究范围，在社会文化背景中寻找这些叙述的佐证，发掘与叙述相关的意识形态，以及那些能够决定叙述是否立得住脚的政治利益。这种方式能够让人们将注意力转移到女同性恋同一性叙述的政治特征上，从而忽略个人特征。（p.90）

自我能动性与改变："我们给自己讲述的故事"

我们正是在这些自我叙事之中，采取行动，做出表现，或是体现能动，获得一种社会归属感或自我能动性。我在这里所说的**自我能动性**，指的是一个人对行动能力的感知。萨宾（1990）等人认为，人们做出反应或行动表明了人们的意愿："采取行动的人们出于某些原因参与行为，为的是达成他们的某些目的，为的是让自己的行动有意义。"（p.50）具备自我能动性或相应意识的人，能够以自由的方式做出行动、感受、思考以及做出**选择**，这种方式带来了新的可能，或者只是让我们能够看到那些可能性的存在。能动性不仅指做出选择，而且还指人们是否选择参与创造更多的可能性。可以将能动性的概念比作拥有话语权，人们能够自由地选择是否使用这一话语权。

我认为自我能动性是每个人与生俱来的，我们都可以自由运用。自我能动

---

[1]　基辛格（1987）认为，将女同性恋视为心理学现象的观点是一种社会控制的手段（p.39）。

性不是外部赋予的。我们治疗师并不能赋予某人自我能动性，就像我们不能给予他人自主权一样；我们只能提供帮助，最大限度地利用机会，让自我能动性得以体现。哈雷（1995）将这种内在的自我能动性称为"潜在的主张……人们生来具有潜力，社会建构主义者阐明了潜在的人性如何成为实际的人性，以及如何在人性的这一发展过程中辨别出哪些是重要的变化"（p.372）。用肖特（1995a）的话来说，人们的能动性"体现在他们两方面兼备的能力中：既可以塑造或形成自己的人生，同时又可以扎根于自己的文化中"（p.387）。

我在思考自我能动性时，就会想到案主经常用来描述成功治疗结果的两个词语：**自由**（从过去、现在和未来的禁锢中解脱出来）与**希望**（对崭新未来的希望）（安德森，1991b，1992，1995）。新的自我故事，新的第一人称叙事正在逐渐形成，从而让人们能够讲述一段新的历史，这段新的历史能够与人们当前拥有的意图和能动性相兼容、相一致且持续发展。这与肖特（1991a）的观点相似，他谈到人们要带来"新的、强化的自我叙述，而摒弃那些无法运作的叙述"。这就像英国口述历史学家罗纳·费泽（Ronald Frazier）对他的心理分析师提出的问题所做出的回应一样："你到底想从我这里得到什么？"费泽说："想找到，或是重新确立一份过去的记忆，并且很确定我能将其抛之脑后，然后继续我的生活。"（引自肖特，1991a）肖特和费泽所说的都是一种能动性的意识，一种自由的意识，一种希望的意识。

弗里曼（1993）提出，那些看似是从过去寻求自由的行为，实际上都是从"对事物的预期"中寻求自由（p.216）。我很喜欢他的这一说法。禁锢人们的是想象中的未来，而不是（想象中的）过去。①

我想起了派特·康洛伊（Pat Conroy）的作品《潮浪王子》（*The Prince of Tides*）中的汤姆。汤姆是南卡罗来纳郊区一名失业的高中棒球教练与英文老

---

① 弗里曼提出了一个很好的例子来解释受到"对事物的预期"禁锢的现象——他谈及澳大利亚作家、历史学家吉尔·科尔·康威（Jill Kerr Conway），说她陷入人际关系与自己身份认同的难题中无法挣脱（pp.185–214）。

师，他试图从他的过去、现在和未来中解脱出来，他想要弄清楚自己可以成为什么样的人。在他试图理清和理解自己的人生，并与之和解的过程中，他一边反思一边回顾他那"毫无安全感，充满耻辱与羞辱"的混乱家庭，以及他在童年时受到的虐待和不安的情绪。

我真希望自己没有什么可以谈及的过去，这么久以来，我一直都假装自己的童年从未发生过。我必须将这段记忆死死埋在心底，不能将其诉之于口。我这样做，是因为我将我的母亲视为榜样，她是个非常令人敬畏的人。是否要接受这段童年记忆关乎意志，而我选择丢弃这段记忆。因为我需要爱我的母亲和父亲，无论他们有着怎样的缺陷或残酷的性格，我无法直接对他们说，他们过去对我们这些孩子都做了什么伤天害理的事情。我无法追究他们的所作所为，也无法因此而起诉他们。他们也有那样的一段过去——既充满柔情又让人痛苦，正是这段回忆让我原谅了他们对自己的孩子所犯下的罪行。家人之间，任何罪行都能得到原谅……

尽管我恨我的父亲，我却模仿他的生活方式，一天天地颓废下去，虚度人生，以此露骨地表达我对他的恨意。……我已经想到了自己应该如何过上一种毫无意义的人生，但是这种人生能在不知不觉之间，无可避免地毁掉我周围人们的生活。（康洛伊，1987，pp.8, 101）

汤姆的姐姐每年圣诞节都会寄给他一本皮革封面的笔记本，这些笔记本在他的书架上堆成了一摞。有一次，汤姆将这些笔记本中仍然空无一字的纸张称为"我生而为人的生动象征"（p.614）："我带着某个可怕的想法活着，我觉得，一直到我垂垂老矣的那天，我仍然还在等待着开启自己真正的人生。"（p.634）

对汤姆来说，他用宽恕取代了自己过去遭受的那些暴行，正如他自己所说："在回忆的过程中，我会试着自我疗愈。"（p.101）可以说，回忆那些过去，让他已经能够做到将那些笔记本从书架上取下来了。正如费泽所说的那样，"与自己的人生和解"。而且，正如肖特所说，他能够在塑造和形成自己的人生的同时扎根于自己的文化之中：

> 我的父亲曾经让我的童年深陷漫长的恐惧之中，一直到我竭尽全力地原谅了我的父亲，我才算是真正地获得了新生。我想，我们开始原谅自己的父母，因为他们本就是那样的人。我们会从那些残酷的记忆或遭到背叛的记忆开始谈起，结束的时候，会一遍遍地重申我们对亨利和莱拉既矛盾又真实的爱意。最后，我们都长大了，已经能够原谅他们生而不完美的事实。（康洛伊，1987，pp.282，631-632）

我们的自我叙事能够促进自我能动性的发展，也能阻碍其发展。也就是说，自我叙事创造了同一性，能够帮助我们去做我们需要做的或想做的事情，或许也会阻碍我们；又或者，自我叙事只是让我们觉得，我们可以依照自己的选择来决定是否行动（安德森和古勒施恩，1988a；古勒施恩，1989；古勒施恩和安德森，1994）。在治疗过程中，我们会遇到这样的人：可以将他们的"问题"看作来自社会叙事、自我定义或自我故事，从而让他们不能有效能动地完成已定的事项。比如，那些给自己或被他人贴上标签，称自己是"童年经历过乱伦事件伤害的成年人"的女性，能够产生具有自我同一性的叙事，这一自我同一性的本质即为自我限制（安德森，1992）。我想起了丽塔①。丽塔是在一个存在乱伦行为的家庭中长大的，她数年来一直努力与（用她的

---

① 我的同事阿琳·卡茨和我一同为一位女性做过心理咨询，这位女性的家族中几代人都遭受过性虐待，我给她的代称是丽塔。

话来说）"那个他人眼中的、他们喜爱的丽塔"和"我眼中的、令我讨厌的丽塔"共处，这让她极其痛苦。[①]她回想起自己在心理治疗中的经历，说道："现在我感到了解脱，能够与我自己的人生和解了。一旦我意识到自己可以同时成为这两种人，我就还能做我自己。我还是呈现出这两种不同的面貌，但我现在变得喜欢自己了。"在治疗中，丽塔获得了一种新的同一性，其中包含了她以前的两个互相冲突的身份："我"／"非我"。新的同一性，即"两者皆我"，将丽塔从痛苦中解放了出来，并且让她能够继续自己的生活。丽塔的困境说明，这类标签能够让过去的记忆始终鲜活，这位女士就是始终作为受害者或幸存者而活着，这阻碍她建立更为可行和自由的自我定义。这与弗里曼（1993）所提出的概念相似，他提出"自我重写"（rewriting the self），意思是，"在自我重写的过程中，人们的过去与真正的自己都在诠释中得以重塑"（p.3）。

从诠释性的观点和意义生成的角度来看，改变是对话固有的特点：改变指的是反复讲述同一个故事；是通过对话完成的重新叙述；是赋予过去、现在和想象的未来中的事件与经历以不同的意义。改变即不断发展的未来的自我。个人的第一人称叙事在治疗中逐渐变得重要起来（肯尼斯·格根，1994；肯尼斯·格根和玛丽·格根，1983，1986，1988；基辛格，1987；肖特，1991b，1993a；萨利，1991）。用肖特的话来说：

> 我们使用第一人称的叙述方式，让这些第一人称来告诉我们有关我们自己的事情以及经历，让我们认真对待这些第一人称叙述的内容，而社会生活的行为就建立在这种叙述的基础之上。我们探询的所有有效形式也都建立在这一基础之上。……第一人称（肖特后来使用了**普通人**这

① 很有意思的是，这种说法与梁（Laing，1969）在研究精神分裂症的发病过程时提出的"分裂自我"有些相似之处：一个人观念中的自己是什么样子的（内部概念），与这个人在家庭中"表现出来"是什么样子的（外在体验），两者之间无法达成一致。体验与概念互相冲突，并互相抵消。

一术语）叙述的真实性，近来已经被第三人称——即置身事外的观察者立场（肖特后来倾向于使用**专家**一词）——的叙述代替（肖特，1984，引自肖特，1995a，p.387）

我与案主之间建立有关案主的关系和对话，此类经历总是不断发展变化。一旦人们熟知的个人概念化的方式不再适用于这一不断变化的经历，这些有关自我、自我叙事、自我同一性以及自我转变的观点，就会成为人们所接纳的概念工具。这些观点在某种程度上推动了人们的思想发生转变（在第四章提到过），从将系统视为人类的集合体——包含了人类行为、感受、思想和信念的实体——转变成将系统视为因特定关系联合在一起的个人的组合（安德森，1990；安德森和古勒施恩，1988a；安德森、古勒施恩和温德曼，1986a，1986b；古勒施恩和安德森，1987a）。这种重新关注个人的行为，并不是因为西方心理学意义上的个人受到核心自我的概念束缚，认为人们拥有核心自我，而是因为个人处于关系之中。这些打破传统的观点，也体现了心理治疗领域中的部分思想转变，即开始以不同的角度思考改变：自我不再是"改变"这一动词的主语；案主也不再是治疗师改变的对象。于是，这些观点构成了合作语言系统疗法与其他受叙事影响的后现代主义疗法之间的主要区别。

在我看来，治疗的目的是帮助人们讲述他们的第一人称叙事，是让他们能够改变他们的自我同一性，从而理解自己的生活以及生活中的事件；在任何时间和任何情景中，这些自我同一性为人们在这个世界上的存在方式与行动方式带来了众多的可能性，让他们能够获得能动性，或产生自我能动性的意识，并将其表达出来，或在实践中表现出来。为了修复或实现自我能力，人们必须改变自己的自我故事。正是自我故事发生转变，让经历了矛盾自我

（受约束的自我）的丽塔，说出了"我能够同时成为这两种人"这种话。这种得到解脱的描述，导致自我发生转变。心理治疗因此成为一种带来转变的活动——这是对话式交流与合作式关系的自然产物。

在下一章中，我将讨论后现代治疗哲学在另外两个领域中的表现：治疗师的教育，以及组织咨询。

第四部分

拓展空间

"平息的海啸"

自称为"学习联盟"的二十名治疗师邀请我与他们共度一天。他们每年见两次面，分享自己的工作，巩固联系，互相进步，为的是帮助他们自己的专业和个人成长。其中一位治疗师——我在下文中称她为黎·安——请求我对她的一对夫妻案主进行咨询，她称自己在这对夫妻的治疗中遇到了"令人不适的困境"。我请黎·安与她的同事一起来参加这次实践练习。因为刚刚吃过午饭，他们很愿意活动活动。我会将自己对于这次咨询的回忆、有关这次实践练习的讨论以及黎·安在咨询两周后和五个月后的两次反思，这三部分内容结合在一起。描述这次咨询时，我关注的重点是黎·安的经历，而不是那对夫妻的生活状况或治疗的内容。

"假设"

为了维持我的哲学立场，以及创造一个鼓励内部和外部对话的空间，我设计了一个实践练习。我将其称为"假设"（As If），这一练习能够帮助参与者应对在督导、教学或咨询工作中遇到的困境、疑虑、问题、挣扎或问题（安德森，1991a；安德森和伯尼，出版物；安德森和兰博，1988；圣乔治，1994）。参加这一练习，既能进行咨询，又能有所学习：参与者能够实践我所谈及的对话种类，而且能够加入"化解问题"的过程。

我想让参与者能够有机会认识到，对于同一信息或事件，系统中每位成员都有自己的实践与思考方式；有机会体验到个人观点与看法的多样性；有机会在公开场合讨论自己的观点，而不是在私下进行讨论；有机会认识到专业人员的话语所带来的影响；有机会经历意义的诞生与观点的转变；也有机会观察那些引导他人加入对话的问题和评论的风格与类型，同样也能观察到那些阻碍对话发生的问题和评论。此外，参与者在这一练习中能够体验到多种形式的对话，且对话结果无法预见。

这一练习包括四部分，为参与者提供了一个大致的框架：陈述、倾听、反思与讨论。练习分别根据咨询语境与亟待处理的情景、主讲人的安排、参与者团队的安排以及该团队的规模而制订。参与这一练习的人数不受限制，可以是由两名学生组成的督导小组，可以是六人的治疗团队，可以是有二十名成员的商务部门，也可以是有百人参与的会议。主讲人可以是某位治疗师个人，也可以是某个治疗团队的成员，或者是某个部门的工作人员。

"假设"的身份

我请黎·安列出了她遇到的复杂困境中的几位人物，由此开启了此次咨询。她列出的人物有：她自己、一位丈夫（拉里）、一位妻子（卡萝）、这位妻子去世的哥哥，以及她第一次婚姻中的女儿——这个女孩在三岁时去世了。我请黎·安的同事（共十九人）倾听她的故事，"假设"自己是这些人物中的一员，或"假设"自己是黎·安的咨询师，将所有出现的问题、看法和建议都"摆到明面上来"。我请"假设"自己是这六位人物的成员们分别集合，组成六个小组，让他们先花点时间在心里适应一下自己"假设"的身份。然后，我要求他们安静地倾听黎·安讲述。

主讲人的故事

我请黎·安想象她故事中的所有人物此时都在场，都在听她讲述这个故事，并对她提出了三个问题：

1.请告诉**我们**，为什么**你**会选择讲述这一情景。比如，这一情景是否代表了某种特殊的临床治疗难题，是治疗中遇到的瓶颈，还是你在工作中经常遇到的问题？

2.请告诉**我们**，**你**有着怎样的期望，你的安排是什么，或者你的目标是什么。比如，你对这场咨询有着怎样的期望？你是想让我们解决某个特定的问题吗？你希望我们能帮到什么忙？

3.请告诉**我们**，**你**认为**我们**应该知道什么内容。比如，你的故事是什么？在你看来，为了能够遵循你的安排，或符合你的期望，我们最应该知道的是什么？

上述问题，加上这些带着"假设"的身份安静倾听的参与者，让主讲人能够讲述自己认定的、与故事相关的内容，而不是讲述其他人认为重要的内容——我用诸如"**你**希望**我们**知道什么？"等问题强调了这两者的区别。我故意使用了某些代词来强调讲述者和倾听者的重要性，以及他们在对话过程中起到怎样的作用。比如说，"**请告诉我们，你**认为**我们**应该知道什么内容"这句话中所使用的代词，强调的是主讲人将讲述自己的故事，由主讲人来决定其他人应该听到什么。我使用的是集体代词**我们**，因为我要将我自己也归为倾听者的一员。这样一来，就能够最大限度地保证讲述面向所有在场的参与者，而不仅仅是面向作为专家的咨询师。自始至终，我要做的就是推动过程发展。我静静听着，只有在指示练习进行到下一个环节时才会开口。

黎·安说话语气柔和，是位谦逊朴实的南方女性，有着含蓄又强烈的求知欲。她冷静又略带歉意地表示，她对那位名叫卡萝的妻子有所不满，并且她很同情那位丈夫。她形容卡萝"脾气不好又霸道"，"焦虑地自顾自抱怨着，陷入情绪的旋涡"。卡萝"没完没了地数落"她丈夫拉里的"十大罪状",这也让黎·安感到烦恼。卡萝最近离开了拉里,而黎·安认为,卡萝是在"威胁拉里,试图让他做出改变"。黎·安觉得这一目的不可能实现。她形容道,与卡萝打交道,就像是"海啸气势汹汹地扑下来"一样。黎·安担心自己被"话语与情感的潮水吞没",于是打算放弃治疗卡萝,在下次约谈时就将她推荐给另一位治疗师。黎·安并不熟悉这种强烈的负面情绪和难以容忍案主的感受,尽管从她的反应来看,她似乎也因为自行宣告了这场治疗的失败而感到窘迫,但是她还是渴望能够与她的同事和我一起审视她所遇到的困境。

持有"假设"身份的倾听者如何思考

黎·安讲完自己的故事后,我要求众倾听者保持自己"假设"的身份,以这些人物的话语,彼此之间分享自己对黎·安这个故事的想法和体验。比如,是什么激起了他们的好奇心?他们听到的什么内容会引导他们加入对话?是什么让他们感到自己遭到误解?对黎·安有什么建议吗?所有倾听者开始分享自己的看法,我请黎·安挨个加入每个小组,不说话,只是听。

每个小组中的倾听者都代表了个人随时可能产生的多重内心话语。每种话语都体现了一种视角,时而和谐,时而矛盾。这一实践练习需要倾听者拥有想象力,因为他们只能根据黎·安对故事的描述以及故事的内容来了解这些人物。这些倾听者不需要掌握故事的内容,内容只是过程的载体。

每个小组都有足够的时间来分享看法,每个小组请出一名成员,代表他们小组整体的"假设"话语进行发言,与我们当中的其他人分享各种各样的思考。我将他们说的话都记录到板子上,让所有人都能看见,这样做是为了强调,我认真听取了每个人的意见,并给予重视。并且,也能让黎·安与那些"假设"自己是故事中的人物的成员更专注于倾听,而不需要做笔记了。这一点同样重要。

之后，黎·安写下了一些让她感兴趣的话语片段，然后与我分享。她的笔记证明了一点：我们在彼此交流时，绝对不会知道别人注重的是哪个部分，不知道他们耳中的故事是什么样的，也不知道这个故事对他们来说意味着什么。黎·安的笔记中包含这样的内容：来自"假设"的丈夫——"我当不好丈夫这个角色""有人理解我，我很高兴……我想要有人帮助我的妻子……我已经厌倦了承担她的愤怒"；来自"假设"的妻子——"我希望有人能理解我有多痛苦……从来没有人能够了解我有多痛苦。……我不想再失去了。我正在疏远我的丈夫，因为我的父母将要死去。……我控制不了自己"；来自"假设"的已逝的哥哥——"我很担心我的妹妹……死神啊……我想让她（卡萝）活下去"；来自"假设"的已逝的女儿——"让她（卡萝）一直这样活着也太折磨了……我会支持你（卡萝）的……看到你这样孤单，我很难过……我感到很困惑"；以及，来自"假设"的咨询师——"我在试图寻找与卡萝建立联系的方式……我同意卡萝受到了伤害……我想进一步了解卡萝受虐待的经历，但是又不需要同意她的观点……快速浏览了一遍那'十大罪状'……每一条都只了解一部分"。黎·安的笔记本首页上潦草地写着"伽达默尔—维特根斯坦—肖特"三人的名字。

对于思考的思考

我要求黎·安思考这些处于"假设"立场的倾听者的想法、意见、问题和建议。比如，是什么引起了她的兴趣，是什么让她感到别人理解自己、尊重自己，是什么让她感到被别人误解，让她感到沮丧？然后，全体参与者继续分享他们对其他人或黎·安的观点的看法。

参与者进行讨论

我请每个人都分享自己在咨询过程中的体验。有人发表评论说，放弃治疗师的身份，处于一个只能安静倾听的立场，同时还要忍住不问问题、不做评论，这是很难的。还有一些人则表示，通常人们会认为必须了解某些细节（即故事内容），而他们发现在不需要这些细节的情况下，也能够产生丰富的想法，这让他们非常吃惊。一些人想知道，如果没有解决方法的话，问题该如何化解。有几个人表达了被别人讨论，听到别人描述自己（比如，描述其观点、意图和感受）的滋味如何。有一些人讨论了促进对话的因素和阻碍对话的因素是什么。黎·安和她的同事都注意到，人们在应对和提问那些已知的微妙的又存在分歧的内容时，使用的方式、举止、语气和态度，都会影响这些话语在他人耳中听起来的样子。

海啸是如何平息的

尽管黎·安结束咨询后并没有得到什么治疗策略，但她如释重负。包括黎·安在内的所有人都对此表示惊讶。实际上，黎·安已经对卡萝和拉里，以及自己与他们之间的关系有了新的看法。她说道："虽然我还是不知道，等我再见到卡萝和拉里时应该做些什么，但是，我感到很自在，也很有自信。时机到来之时，我会明白该怎么做的。"咨询结束的两周后，黎·安给我寄来一封信，她在信中指出了自己这一新的看法，称自己获得了新的能动性。

> 咨询后我感觉好多了。我一直以来都是以某种冷淡的态度抗拒着与卡萝下一次面谈的到来。但是，在我们那次实践练习后，这种心情已经减退了不少。我变得能够倾听她滔滔不绝地说话，听她数落拉里那些据说是屡教不改的"十大罪状"，并且不打断她。我从咨询中获得灵感，开始以一种新的方式询问有关这"十大罪状"的问题。我发现，我能够接受卡萝那些激烈的言辞、尖锐的批评和狂轰滥炸的话语充斥在我身边，而不至于让我的感情受到冲击或伤害，而且我能够从她身上发现

（听到）一些矛盾的蛛丝马迹（几乎发现不了）。事实上，卡萝离开拉里一个月之后，在本周刚结束的一次面谈中，她告诉我，她并不想离婚，拉里也是这么说。……我继续深入地问她有关那"十大罪状"的问题，一个接一个地问……这种感觉就好像是一个接一个地解开那些复杂的绳结。但是，她似乎很喜欢我们这种新的相处方式（反正我很喜欢）。我在与卡萝建立关系时，感觉自己更自信了，也不再那么害怕她那种自我表达的方式。

五个月后，黎·安给我写了信，分享了她在回顾那次咨询时，产生的"意识流"（stream of consciousness）。她强调了"我的存在"与"我的沉默"给她带来的影响，以及她后续的一些思考。

在那个房间里时，您不但在场，并且就坐在我的身边，这对我来说意义重大。您并不指挥我或纠正我对那对夫妻的看法，您只是简单地坐在我身边，让我能"感觉到"您的存在，这种做法非常新鲜。

在我看来，您"采取"了一种保持沉默的立场，好像只是我的一位亲和的同志或伙伴。与那对夫妻面谈时，我总是会想起那次咨询的经历。不管是我的同事的口头思考（他们"说出口"的想法）还是您非口头的思考（您"尚未言表"的想法），都带给了我极大的帮助。我将这种保持沉默的立场想象成一个房间，邀请我进一步探索卡萝和拉里夫妻生活中的那些绳结；这是一个神秘的空间，其中的奥秘有待我和他们去理解，恒久不变，这场探索仿佛注定会走向更广阔的认知。或许，我们怀着开放和接纳的态度，保持安静倾听的立场，这就是能够给我们的案主和学生的最为珍贵的礼物。

我一直记得，在右眼的余光里就能看见您的那种感觉。因此，在我看向卡萝，或是想起她时，我的目光和内心都会变得柔和起来。我已经可以更自由地从更多角度出发，看待这对夫妻的忧虑，特别是卡萝的忧虑。

您曾隐隐提到自己的经历，并且提到许多研究者的名字（伽达默尔、维特根斯坦和肖特），给了我和我的同事诸多指点与灵感。我们感觉到，我们仿佛是与一个更大的学者团体联系在了一起。这让我们觉得非常自由，能够解放思想，积极乐观地生活。对了，我还借到了瑞·蒙克（Ray Monk）写的《路德维希·维特根斯坦传：天才之责任》（*Ludwig Wittgenstein: The Duty of Genius*）。我觉得这本书写得很棒，并想要在书中寻找他和其他您曾经提到过的学者，对于在倾听和对话过程中敞开心扉地理解对方，有着怎样的看法。

我认为，黎·安所说的，是双方见面时，创造空间与建立关系之间的区别：受邀加入对话并受到他人的尊重，与被对方拒之门外并受到对方先入为主的评判，两种待遇形成对比。她所说的，是人们讲述的内容被人听到和理解，与被人忽略和误解，两种感受之间的区别。她所说的，是那些在互动中既会受到限制，又能够得到延伸的众多选择。她所说的，是不同话语体现的丰富内容——如果只能听到专家的话语，那人们会错过什么；如果不同话语趋于达成共识，那人们会错过什么；如果我们自以为了解他人应该说什么，自以为知道他们尚未说出的话是什么，那我们又会错过什么。她所说的，是玛丽·凯瑟琳·贝特森（Mary Catherine Bateson，1994）所讲述的故事中提到的，我们若是敢于与素未相识的人们共舞，我们就能在自己的**周边视觉**（peripheral vision）中获得意义和认知。

每当有着不同习俗和思想的人们相遇时，一定程度的摩擦冲突是无可避免的。……尽管人们有着不同的道德准则，但是人们仍能发展不同的信念系统来确保他们可以携手维持共同的言语行为，这一点非常不可思议。……人们在了解他人的过程中，自身会发生改变，这种改变或微妙，或剧烈。……后来，人们了解到的内容，成为自我定义系统的一部分，这一系统会筛选出所有将来会了解到的观念与可能性。（pp.23，79）

此外，我认为她所说的，也是对话的深度、能力与情感。

后　话

我们总是会忘记，我们与案主都会受到他人话语的影响，这些话语会构成我们的身份，会成为我们的思想和行动的一部分。这些话语可能来自我们现在的生活中遇到的人，也可能来自过去遇到的人。在这样一种持有"假设"身份进行的咨询中，那些已逝的家庭成员的话语，就说明了此类来自过去的话语有多重要。

这一实践活动与随之进行的讨论，能够让所有参与者有机会经历为他人创造空间的过程，感受这一空间与对话之间的联系。对于持有"假设"身份的成员和主讲人双方来说，安静地倾听对方时所听到的内容，与他们一边听一边表达时所听到的内容截然不同。也就是说，如果持有"假设"身份的成员不能提问、不能分享自己的想法或提出建议，他们就能够察觉到，倾听讲述者想让他们听到的内容，与倾听他们自己想听到的内容，这两者之间有着怎样的差别。他们理解到，过早的认知（比如引发问题的想法）会阻碍自己了解他人的经历。主讲人保持沉默地在持有"假设"身份的小组成员之间走动，倾听这些成员的讨论，这能够让他们听到更为完整的内容，因为他们不需要澄清或捍卫自己的观点和行动。这些持有"假设"身份的成员将自己的话语与更多人分享时，他们就能理解到，要想在自己的表述中保留或复刻先前对话中丰富的内容是多么困难。

在这一过程中，参与者会意识到，任何时候，我们每个人的自我话语都能够体现出多样性，这些话语可能和谐共处，也可能互相冲突。主讲人与其他参与者都能听到故事中每个人物的"假设"话语，因此就能够意识到，在与治疗中遇到的案主对话时（或在其他属于外部对话的语境中），我们每个人在安静倾听的同时，内心也在与对方所说的话语互动（内部对话）。主讲人和其他参与者同样能够体会到，接触自己内心的想法和说出口的话语，并将其带入外部对话中，这种做法是非常有用的。在对话过程中，参与者的观点也会发生转变，因为他们能够听到彼此之间的想法。他们同样感受到，想法并非固定不变又各自分离的碎片，也并不是简单地由一个人传递给另一个人，而是每个人都以自己的方式与其他人传递过来的想法进行互动。这些"假设"的话语不会为主讲人带来什么新的"信息"，这也不是"假设"的目的。持续的、你来我往的人际互动能够带来新的内容，产生未来的可能性，每段对话（无论是咨询室内的对话，还是咨询室外的对话）都会成为其他对话的一部分，并引导其他对话。海啸因而平息。

第十一章
超越后现代主义疗法

我这一生都在……为了真正了解他人，而努力学习如何与他人分享足够的信息；学着辨别不同的前提，而不是把自己的前提视为理所当然；接纳比常识更为广泛或更为模糊的观点。我们当今面临的最基本的挑战，就是要将差异感与优越感的概念分离开来，要将让我们感到陌生的事物变成可利用的资源，而不是将其视为威胁。

——玛丽·凯瑟琳·贝特森

后现代主义哲学中的社会相关性超越了心理治疗的领域范围，延伸到了社会系统及其特定需求的领域，这一领域无边无界，为人们提供了新的可能性。[①]后现代主义贯穿我的治疗思想，包括我的治疗立场、治疗过程以及治疗系统；后现代主义贯穿我所有的工作内容，无论是个体治疗还是团体治疗，无论是在学习、研究还是在咨询语境中（安德森和伯尼，出版物；安德森和古勒施恩，1990c；安德森和兰博，1988；安德森和斯温，1993，1995）。后现代主义同样也渗透我个人生活中的事件和人际关系。

后现代主义哲学能否成立，本质上受环境因素的影响，因为每个不同的环境都有自己特殊的目的和要求，也就是说，该哲学的实现过程，应当迎合参与这一过程的人们的目标和需求。在心理治疗中，治疗师与案主每每产生交

---

① 值得一提的是剑桥家族训练中心（Family Institute of Cambridge）提出的公共对话项目。这一项目旨在让政敌之间围绕一些具有社会争议的话题（如堕胎等）进行对话。

集，都会被归为某种语言事件；在这种交集中，拥有不同类型专长的人们进行互动，共同探索，弄清楚是什么把他们聚在一起。每个系统都围绕着某个特定的相关性（困境、挑战、任务或目标）而结合在一起，系统的形式、结构和生命力都由该相关性塑造而成，且都特定于维持系统存在的内外因素。每个系统及其成员都存在于更为广泛的语境范围之中，这一语境是由能够影响到系统内目标对象与策略的计划和目的组成的。

学习成为一名治疗师

在我的治疗观中，对学习的看法最为核心的信念是：学习是一个动态持续的过程，每天都要学习，且终身都要学习。我们日常的、职业与个人的情景和经历，无论是否正式，都构成了我们的学习系统，形成了我们的学习环境。学习系统和学习环境都是我们的知识社区。有的系统和环境会让职业与个人的成长和可能性得到最大限度的发展，而有的则会将其扼杀。那些能够让人们充分利用学习机会的系统和环境，都有着怎样的特点？人们学习对自己有什么意义，对自己所生活的世界有什么意义？教师如何创造学习环境？人们如何在此类情境中学习当一名治疗师？有组织的学习环境能够促进个人与职业的发展，而这些发展在学习环境之外、在学习者自身的临床治疗环境和日常生活里，又如何产生联系，得到传播和延续？我们如何以一种开放的态度，在日常生活经验中学习？

对话式的学习社区

学习（知识的培养与获取）是一种社会性质的互动事件，鉴于这一前提，学习是一种在对话中发生的共同行动，而对话就是学习过程的核心。对话这一概念内在的含义表明，人们绝对能够学会如何成为一名治疗师，但是不能教会别人如何成为治疗师。肖特（1993a，1993b）提出疑问："你能教会别人怎么**成为**一个什么样的人吗？"我认为自己无法教会一个人怎样成为治疗师，但是，我可以为对方创造一种空间，营造一个生成性对话的过程，让对方能够在这个空间和过程中学习如何成为治疗师（安德森和古勒施恩，1990c）。

特定的学习社区（无论是研讨会、工作坊还是治疗督导）与其他任何人类系统一样，人们通过语言联系在一起。对话具有生成性，且对话过程中会发生转变，这一前提是我在合作式学习社区里进行思考和行动的基础。这一前提影响着我如何定位自身职能，影响着我想要在其中发展、灌输我的意图和行动的关系与过程。我的目的之一就是创造一种有利于学习的环境和过程，参与其中的人能够认识、阐明并获得属于自己的独特能力。我希望每个人都能获得属于自己的蕴含新事物的种子，将它们播种于有组织的学习情境之外，即播种于个人生活与职业生活之中，悉心培养。我想请各位学习者大胆地为自己的学习过程负责，并自行建构这一过程。为了实现这些目标，我想要确保每位学习者都拥有话语权，都能够付诸努力，提出质疑，进行探索，保持"尚未知晓"的状态，并勇于实验。无论我是在大学课堂中授课，还是在临床团队中进行督导，或是举办研讨会，无论学习情景是更为结构化和正式，还是较为松散和随意，我都会坚持这些前提和意图。

差别的作用

从后现代主义的观点来看，认知的方式有很多种。人们学习的方法多种多样，这种多样性也在后现代的教学方式和督导方式中得以体现。即便每一组学生都是以同样的方式组织起来的，但他们之间的学习风格、学习计划和专长的类型都会存在差异。所有成员都能以自身特点协助建构学习过程，每一个特点都同等重要。我们重视所有的差别，认为它们都同样重要，并将这些差别视为蕴含新事物的种子。

要在差异中工作并非易事，尤其是在教师与学生都在自身所处情景与环境中，遭到众多复杂问题、困境和挑战的拉扯时，会变得更加困难。比如，某位后现代主义派的教师要求自己关注并适应学生之间的不同需求、矛盾和不安，同样也要注重和顺应由执照许可部门、资格审查委员会以及专业协会从外部施加的各类需求。

教师的哲学立场，是为新兴的学习社区、学习过程和学习关系创造机会的核心，和心理治疗中治疗师的哲学立场一样关键。教师欢迎并鼓励每一位学生展示和探索自己的观点，并接纳他们的观点，这就是对话式学习的开端。共同探询的前提是人们有着共同的疑惑和好奇，进行共同交流，对话式学习的目的正是在于探索、理清和利用差异，而不是刻意忽略、解决或消除差异。同样，任课教师、研讨会主持人或临床治疗队伍的督导者，都应当为学习过程中的所有话语提供充足的空间，并鼓励这些话语发展。在心理治疗中，承担起这一责任的治疗师需要拥有同时表达多重（有时也是互相矛盾的）观点的能力。学习的机会，即求新求异的机会，存在于所有学习者持续地反复讲述、反复书写他们自己独特的叙事的能力中。

心理治疗中最主要的安排在于建立对话过程，而不是对话内容。而教师安排的学习过程，不是在课堂上死记硬背地教授自己知道的内容（预先确定好的内容），也不是为学生提供一份教他们如何进行治疗的教程（像菜谱一样的教程），不是直接告诉学生要做什么，也不是纠正他们的错误。相反，教师面临的挑战，是为学生提供一个机会，让他们能够共同探询面临的难题，并共同得出结论。治疗中，这样的做法要求人们信任他人发挥自我能动性的能力，并且本能地信任治疗过程和治疗关系。托尔斯泰提出，这一永恒的挑战其中的一个方面是：

每位教师都必须做到……不能将学生在理解上出现的失误视为学

生本人具有的缺陷，而是将其归因于自身教学不到位，因此要努力发展自身教学能力，找到新的教学方法（舍恩引自托尔斯泰，1983，p.65）。

一位学生分享了她对治疗团队中所体现的差异的看法[①]：

我们的背景广泛又各自相异，要想应对人与人之间的差异并不容易。但是，我们可以对此一起进行讨论。督导者在过程中的表现，与他们讨论得出的结果一致，让我们感觉自己似乎从他们的示范中学会了如何应对这些差异。我们也没有必要为自己的立场辩护。

另一位学生谈到她的督导者如何处理团队成员和督导者之间的差异：

主要在于（督导者）提出的问题。这些问题似乎是自然产生的，源自人们的好奇，源自此情此景，源自人们的经历。这些问题似乎不是督导者预先准备好的，从问题箱里抽出来的，也不是他们的安排、手段或用来操纵过程的方法。他们提问的方式是不带威胁意味的，也不带偏见。这些问题更像是为了促使我们反思自己的立场，而不是质疑我们的立场；让我们能够察觉到我们所忽略的内容，让我们眼中的世界由黑白染上缤纷。督导者提出问题并不意味着我犯了错误，而是让我能够表述自身的矛盾，并提出新的问题。

然而，并非所有的情况都如此乐观，对另一个正在努力解决她与同伴之间的范式差异的学生来说，她表示："我觉得，此时我是处于某种'认知失调'的状态，而要想达成'认知协调'，看起来非常艰难。"

---

① 本章部分学生的话语，在安德森与斯温的文章（1993，1995）中也有提及。

不仅是学生之间有着各自相异的期望和风格，后现代主义派的教师也有着他们自己的特定倾向，这一点就如其他思想学派的教师一样。后现代主义派的师生关系间往往存在某种内在张力：教师渴望消除等级和权威，而学生却希望等级和权威存在。某位参与督导和咨询课程的学生对这一师生之间的差异进行了反思："我认为，有的学生可能不愿意与他们视为权威的人建立平等关系……学生希望教师能提供更多的等级结构，更多的讲解。"同堂的另一位学生说，学生更习惯于他们熟悉的事物，而面对陌生的事物时感到不自在："有时候您鼓励大家提出看法，做出反馈，但是大家都陷入了沉默，我认为这是因为我们这些学生还不习惯您提倡的这种开放又自由的对话。"

　　我在教学和治疗中采取的立场都是一样的，即"尚未知晓"的立场。比如，教师并不能提前知晓对学生来说最重要的是什么，也无法知晓学生的目标可能是什么（标准化学习过程）。过早的认知可能会阻碍或干扰合作式和参与式的学习环境的发展。我这样提醒，并不是想表示教师应该丢弃自己所知的事物，或是被动地听从学生的安排。教师应该敏锐地关注到每位学生在学习情景中所做的贡献，以及他们每个人的需求：他们需要一种积极活跃的过程，他们能够在其中互相联系、互动、协商和调整。

　　我不希望他人误解我的"尚未知晓"的立场，认为这一立场代表一无所知或是有所保留。相反，这一立场与我如何处理我知道的事物，或我自认为知道的事物有关。我自己也有权倾向于某一理论内容、临床治疗过程或学习形式，或是表达自己的意见。我愿意分享自己的专长、智慧、见解和经验。然而，我的倾向和意见并不是出于某种优越的认知，也不是来自我所设想的对学习者最有益的事物，也不是因为我对于他人应该如何学习、应该学习什么知识了如指掌。我所关注和看重的是人们对于其他选择能够保持谦逊、谨慎和接纳的态度。我希望，无论是面临挑战还是遭到忽视，学习者在面对改变时，都能够保持开放的心态，我希望自己也能做到这一点。

常有人问我：“你说自己不是专家，这不是虚无主义的表现吗？难道你不应该承担作为专家的责任吗？难道这不是众望所归的吗？”一些人质疑我太天真：“你怎么能说，你不一定比自己的学生知道得更多呢？”我确实拥有专长：这种专长是为了给学习过程创造空间，促进学习过程。我可以利用自己的专长，培育他人的专长，而他人的专长又能相互交织、彼此消融，最后融合在一起，以我们自己的方式，增强彼此的能力。所有的学习者，无论是教师与学生，还是督导者与受督导者，他们都需要学习；学习者分享和探询彼此之间的话语，他们的话语相互联系又相互交织，为每个人建构新的、不同的事物，因此他们都容易发生改变。

对我来说，学习的过程并不意味着为学生提供或隐瞒信息，也不意味着告诉学生应该做什么、不应该做什么。学习过程也关乎我如何鼓励人们与我、与其他人一起学习，将学习视为一种积极的双向活动。当然，任何对话过程都可以共享信息，但是人们永远无法假设他人是如何听到、如何阅读，或如何消化这些信息的。他人从这些信息中学习到的内容，可能会完全出乎我们的意料。

“你以为自己在教授他人，
但你永远无法得知他人学到了什么”

某天，在一次督导和咨询课堂上，我们谈到教学和学习的对话与建构本性，一名学生举了一个出人意料的好例子。[①]“我女儿教会了我一个道理：你以为自己在教授他人，但你永远无法得知他人学到了什么。”以这句话为开头，她讲述了她五岁女儿的一个故事，那时女儿正在学钢琴，在准备她的第一次独奏会。因为女儿用了腿部支架，所以动作有些不稳，而钢琴老师要求这位

---

① 感谢塞丽娜·赛文·罗派斯（Selia Servin Lopez）的这段小故事。

母亲教女儿怎么在表演结束后行屈膝礼。因此，每次在家练完钢琴，这位母亲就会教女儿行礼。每次她都会这样对女儿说："等你表演结束，站起来，面向观众，微笑，然后屈膝行礼，他们就会为你鼓掌。"

独奏会上，女儿表演得非常完美。然后，她依照母亲教她的那样，站起来，笑容满面地屈膝行礼，表现得同样完美。观众热烈鼓掌。女儿再次行了屈膝礼，于是观众又一次鼓掌。女儿又行了一礼，结果观众纷纷起立喝彩。这位母亲冲上台去，在女儿即将再次行礼之前，将她接了回来。随后的招待会上，一位女士称赞女孩的表演，以及她的行礼。但是，女士很疑惑地问："亲爱的，为什么你要行那么多次礼呢？""因为我妈妈教我，这样做能让你们鼓掌。"女儿骄傲地回答。

我认为，即便作为教师，我也不一定能有效地与学生互动——教授他们知识，或决定他人能够获得什么新事物，这位母亲教导女儿行礼的故事就是一个例子（马图拉那，1978）。教师并非盛满水的水壶，让学生可以从中汲取知识，用这些重复的知识填满他们自己的水壶。教学与督导并非针对某人而进行的过程，两者都属于互动过程，涉及互相之间的诠释与理解。演员维奥拉·史波林（Viola Spolin，1963）也教授过戏剧表演，她在分析戏剧中即兴表演的方法时，抓住了这一师生关系的精髓。

> 我们是在经历和体验中学习，而没有人能教会别人什么。……如果环境允许，每个人都能学习自己想学的东西；如果每个人自身允许，而环境也会给予这个人一切该传授的东西。……此外，教师无法真正判断他人是对是错，因为不存在绝对正确或绝对错误的问题解决方法。

从这一角度来看，学习并没有具体标准。相反，学习过程变得需要合作和参与的同时，也逐渐成了属于个人的过程，受到自我的指引。学生开始体验、认识，并重视自己的专长、能力和天赋。学生开始思考得更多，开始积极表达自己想学的是什么，积极决定最佳的学习方式，主动要求教师与他们的同学参与自己的学习过程。他们开始变得自信。

学生参与合作学习系统和进程，发现了某种自由感，发现了自身的能力，正如他们一致表达的那样：

> 我将焦虑抛之脑后。我开始以新的眼光看待生活。说起来很好笑，但是我发现自己比以前更无知。（采访者问道："这会让你感到焦虑吗？"）有时候吧，要看具体情况。我不一定要获得答案，没有答案也没关系。

> 我感觉到自己跟人产生了联系……她（督导者）在场……她提问问题的方式，让我能够从另一个角度来思考这件事，或是让我想到了另外的问题……等我回到自己心理咨询中心的岗位时，我的所作所为就自然而然地依循这一学习过程而进行了。

> 这并不是意味着他们（教师）没有想法或思想，但是他们从来不将自己的想法强加给我们。我也不会因为不喜欢他们的想法而产生罪恶感。教师允许我们质疑他们的观点，我感到非常惊喜。最让我感到惊喜的是，他们有时还会更倾向于我的观点。但是，最为重要的一点是，他们赋予了我们众多权力。

> 教师绝不会让我觉得自己的想法是错误的。无论我说什么，他们都很感兴趣，而且似乎会以某种方式将我所说的内容进行扩充、塑造。

> 我已经懂了！如果我不能改变自己对某件事的想法，我又怎么能让我的案主改变想法呢？

经常有人问我："你怎样应对权力的差异？"我的回答很简单。当然，文化话语与组织机构赋予了我们教师权威。然而，我在各个领域中选择以何种方式接纳和实践这样的教师权威，是我自己的自由。经常有人质疑我："对于小型研讨会里的学生来说，他们可能会期待这种安排；但是在大型课堂中，学生会希望听到教师的讲授，或是受到教师的指导，他们会请教：'请告诉我，我该做什么？'"我并不是要贬低我们文化、政治以及社会话语和实践中的这一师生等级制度。我在所有的情景中都能坚持自己的哲学立场，但我总是需要保持这一立场的连续性——要适应每一个情景、每一处环境，也要适应每一段关系。并且，从我的经验来看，坚持我的哲学立场，能够不断创造出等级制度不那么明显、更平等、更互惠的学习环境。

确定性

提倡实用主义的西方世界，大部分学习心理治疗的学生在开始学习时，都需要确定性，追求确定性。经验主义思想和方法论将教师视为精通某一学科的人，认为学习者掌握这一学科、获得知识的方式是确定的，我们受到这种思想和方法论的影响，认为治疗师是了解人类行为的专家，希望教师能够教会治疗师应该如何进行治疗。学生希望学得技巧和技术，渴望学得某种万无一失的诀窍。人们经常将技巧与技术同能力混淆在一起，就像人们将确定性与能力混淆了一样。[①]学生如果希望事件是确定的，并且可以预测，那么，他们遇到呈现不确定性和随机性的过程时，总是感到不安。如果学生通过合作和建立关系的方式，与他人共同建构意义，共同学习，那么在这一过程中，他们就会缓缓适应不确定性。一旦学生体验过，并认识到他们自己的话语和权威也能产生知识，那么确定性对他们来说就不再重要，他们也不再需要确定性。学生往往是经历过这一转变后，才能用言语来解释这一过程。中美洲的精神病学专家罗伯托（Roberto）回想起他自身的经历——与不确定性做斗争，最后在不确定性中体验到了自由的经历：

---

① 我的意思并不是我不重视能力，实际上，我是对人们认为能力是什么提出了疑问。

最开始，我对这种疗法（某种合作取向语言疗法）是否能够奏效表示过怀疑。这一疗法似乎过于抽象，我曾经对"尚未知晓"的立场产生过许多疑问，感到异常沮丧。我以前的那些思想该怎么办呢？我内心曾经无比挣扎，不知该如何吸收、接纳他人的思想。后来，有一天，我意识到自己已经改变，我在治疗中遇到的可能性也发生了改变。我不再觉得自己有所明悟、知晓一切，也不再觉得自己需要知晓一切；我不再需要引导治疗对话。我觉得，我不再需要改变案主。处理极为困难的病例迫使我意识到，发生改变的关键并不在于我这个人，而在于对话和治疗的过程。我不知道这一关键究竟是什么，或是我该如何做出解释，但是我知道，一旦我开始因某一麻烦病例而担忧时，一旦我离开督导的位置，一切都会变得顺理成章。我会如释重负——并不是因为我的问题得到了解决，而是因为我的问题不再是问题，如果我有能力的话，终究会懂得该如何去做。

不，我不必将以前学过的内容都抛之脑后，我曾经学习过的所有知识都会在我的记忆里被归类整理，随取随用。这一切都只是可能性。区别之处在于我的意图。

自我反思

一旦教师和学生开始建构自己的学习过程，他们的学习能力和专业能力就能够得到提高（麦基奇和卡普兰，1996；纽费尔特、卡尔诺和纳尔逊，1996；舍恩，1983，1987，1991）。自我与反思都是学习过程中至关重要的元素。

我们在学习情景中与自身进行内心对话，与他人进行口头对话，这两者是同样重要的，这一点与在心理治疗中一样。这种自我对话——或者说是自我反思——包含了一种与自身进行对话式交流的能力。我们对已经说出的和未能表达的内容，以及已经做过的和尚未做过的行动，进行了诠释性的理解，而我们与自身的对话、我们的思考、我们的提问，都是对这些理解进行反复的推敲和审视。我们与他人进行对话，在自我对话中，对自身与对方的意识和理解进行思考和比较。自我反思可能在教室内进行，也可能在教室外进行，这一过程可以让学生进行思考、扩充思维、重新考虑、以不同的方式进行理解，或是让学生放弃他们熟悉的、占据主导地位的治疗叙事。这样做的目的并不在于自我发掘，或是获得诸如洞察力之类的能力；相反，自我反思是一个发展和转化知识的过程。

为了鼓励学生反思自身的学习过程，为了让我的教学和咨询能力得到提升，我不断邀请所有参与者做出反馈和评估。无论是在课堂上，还是在团队实践中，我都会打印并分发一些问卷，要求学生填写，以此获得他们对此次合作的反思。这类有针对性的问题可能会与那天的安排有关，或是与将来的安排有关。我提出的问题包括："为了让我们的团队实践更贴近你的日常实践，你有什么建议？""你希望下周的实践可以增加什么安排？""你此次学到的是什么？""你原本希望自己此次能学到什么？"以及"有关你自身和你的学习方式，你了解到了什么？"除此之外，我也会邀请学生分享他们自己的看法。他们一致选择分享个人的学习经历，以及学习对他们的意义。我认真对待他们的思考，通过他们的思考，进一步了解他们每个人，满足他们的个人需求，并改进我的教学方法。学生对此既是惊讶又是感激："您要求我们做出反馈，并且认真对待反馈的内容。您按照学生所期望的方向进行团队实践，这正体现了您的态度。"

无论是教师还是督导者，都必须意识到自身是否陷入自我独白或他人独白之中，因为他们应当参与的是自我对话或与他人的对话。一旦自我或他人独白占据了主导地位，教师与学生，或督导者与受督导者，可能会发现自身卷入了互不相干的独白或相互抗争的独白之中。出现这种情况，人们会产生思维定式，学习新知的机会也大大减少，教师和学生的效率都会降低。一些迹象能让教师或督导者警觉对话形式的破裂：因某位学生或受督导者而感到沮丧；偏向于某个人的想法和行动；专注于某一想法或事件；过快得出结论，认为自身知道了问题所在，知道了解决方法是什么；不喜欢某个学生；将心理治疗得不到进展归咎于某位受督导者的个人性格，或是认为其能力不足。走出此类独白的方式，就是公开个人的想法，并邀请学生做出反馈。

专业与个人的转变

学习专业的过程，涉及专业与个人成长之间的自反性质。经常有人问："课堂内进行的对话和学习过程，如何转化为学生的日常实践和个人情景？"首先，对话式交流的进程本质上就具有生成性，能够进行转变。对话并无起点和终点，也无法独立存在。每段对话都来自过去的对话，都会组成未来的对话。学习过程中的对话，就如治疗室内发生的对话一样，并不是独立于自身之外的独立实体。其次，对话自身并不会引起某事的发生，或导致某人在课堂之外有不同的表现。对话并不会带来新的思想，不会改变人的态度，不会体现某种新的行为，不会造成某种干预，也不会发展成一项家庭作业。在督导过程中，学生、教师以及其他人，彼此传授知识、吸收知识，彼此互动，产生双向的影响，而督导室内与室外发生的事情也是这影响中的一部分。我们以为我们可以通过引导对话或增强对话（比如，通过为受督导者设计任务，让他们在督导范围之外进行活动）来预测或确定对话能够转移，能够持续，但我认为，这完全是一个陷阱。尽管，在我看来，大多数学习过程都发生在正式的学习领域外，而在领域内的学习过程可以作为下一阶段学习的跳板，提供机会，促进学习。正如某位督导所说："我发现，离开这一领域并不会让我的内心对话中止。领域内发生的对话，到了领域外仍在继续。就好像我现在仍然处于永无止境的学习状态。"

学习合作取向治疗的学生在报告中称，他们学习所获得的最重要的成果，就是他们的专业知识开始渗透他们的个人日常生活：

> 每周结束实习时，我对世界的认知总是会与来时不同。我感到自己
> 不再那样批判人们之间的差异性，而是更加包容。因此，我也更能包容
> 自身。
>
> 现在我允许自己变得更加灵活。我的行动方式让自己感到惊喜，我
> 完成了自己以前无法想象的事情。我也对别人和自己的能力有了更多的
> 信心。
>
> 在学习如何倾听他人的过程中，我学会了如何倾听自己。

案主、学生以及接受咨询的人，只要获得机会，就能表现出自身的创造
力；他们彼此创造新的知识，求知欲更旺盛。我总是会因他们这样的表现而
惊叹不已。一位参加了督导研讨会的学生反映道："我感到自己学到了不少东
西，这挺矛盾的，因为我在笔记中记的问题似乎比办法更多！"在同一研讨
会上，另一名学生在结束时对自己当前的学习过程进行了反思：

> 我现在似乎时时处于一种反思的状态，反思我在与他人共同研究时
> 产生的内心对话。……（我）寻找能让自己与众不同的方法。……我仍
> 然难以听到他人想让我听到的内容，无论他们表述得有多清晰，无论这
> 些内容在他们的交流中有多根深蒂固，但我现在很高兴能看到自己的努
> 力已经接近了学习过程的核心。我喜欢探索如何让对话者更容易接受我
> 所说的内容……有时容易有时难。……或许，我们前进的道路上有这
> 样一个弯道——一旦拐过这个弯道，我为他人寻找"更易接受的对话方
> 式"就不会那么困难了。

组织系统咨询

组织系统是另一种有目的性的社会系统，围绕某一特定关系形成。[1]这类系统与我们在治疗和教学中见到的系统一样复杂。我在私人企业、公共精神卫生机构或教育机构进行组织系统咨询的方式，就跟我在心理治疗和教学中所做的一样。我保持着一贯的哲学立场，进行一致的流程，拥有相同的专长。我的目的也不变：我想要帮助某个需要帮助的组织，无论其要求体现在商业领域（战略规划、客户满意度或项目评估）、团队领域（生产力、团队动力或能力提升），还是个人领域（督导技能与监管压力）。

组织与其他社会系统一样，都具有复杂的结构，其传统与惯例会导致人们陷入独白状态，导致寻求解决方法时出现问题。组织面临的困境之一，可能是该如何增强其自身能力，在处理始终变化的外部经营和工作环境时，变得更具创造力和创新力。组织面临的另一困境，可能是该如何促进其成员之间的交流对话。还有一种困境，可能是制订能够产生新的结果的战略目标。无论是哪种情况，组织都会探索如何增强雇员能力——团队的能力、员工的能力、管理层的能力和经理的能力——以更有效率、更见成效地解决问题，协同合作。在这种情况下，我所运用的方式，目的在于以某种合议的、平等的方式，将人们与企业的策略结合在一起，建构通往改变和成功的道路。

合作式探询

组织咨询如同治疗和教学，包括了我已经谈论过的建立关系、共同合作和建构的方式，其中对话仍然是咨询过程的精髓。为此，我想建构一个对话式空间，促进对话进程，让案主能够自行与他人对话，以确定亟待解决的问题，尽力得出我们想要的答案。这种合作式探询，从某种由少数精英掌控的

---

[1]　更多有关咨询的讨论，参见安德森和古勒施恩（1986）；安德森和伯尼（出版物）。

自上而下的解决问题的过程，转变为由多人共同参与解决问题的过程。这一过程为人们定义问题所在、化解问题、发展并实现既定目标提供了工具、建构了基础、开辟了道路。如果员工和管理层，或是双方以某种形式组合起来，能够共同探询某个问题，共同对其做出定义，将其重新定义，设计解决方案，那么人们之间就能建立起联系。个人与群体控制自身所处环境的责任更重，为之付出了更多努力，从而为解决方案的所有权和实施提供便利。

组织咨询重视并依赖于合作探询，组织咨询中最为重要的是考虑到在对话中涉及所有的相关话语，认可所有参与探询的人所具备的专长。这种考虑的前提是：无论咨询是出于何种原因（出于困境、问题、挑战或特定目的），参与咨询的人都是组织和咨询师最首要的信息来源和希望所在。

通常情况下，如果权威人物（比如某董事长、部门经理或董事会）认为某些事情会造成问题或需要人们注意，就会进一步寻求咨询的帮助。这种案主可能会针对诸如自身的管理风格、个人决策或冲突管理等方面提出个人咨询的需求。[①]或者，这种案主会希望咨询内容可以在审视诸如工作小组冲突、管理技巧或战略规划等事项时，涉及其他组织成员的表现。而咨询师在组织系统中实际的咨询对象可能是（也可能不是）自愿参与的，可能会（也可能不会）接受寻求咨询的人对问题做出的定义。因此，为了创造对话空间，促进对话发展，咨询师应当尽早地认可并接触这些相关话语。这些话语包含于咨询之中，从这一点（以及话语如何包含于咨询之中）来看，这些话语在咨询中有着非常重要的地位，且势必会引导人们能动积极地参与咨询进程，即对话式交流。

每段咨询都会带来接触相关话语的机会，以及时机。[②]

---

① 在我看来，人们在提出进行个人咨询的要求时，咨询的情况不一定与之前的相同，可能相同，也可能不同。因为在心理治疗的过程中，何人何时参与何种对话，都是建立在先前的一次次对话的基础之上的。
② 参加咨询的人数各不相同。可能是六个人的管理团队，也可能是五十个人及以上的部门。最重要的是每个人的话语都能够得到倾听。

接触这些多重话语，并将其纳入咨询之中，需要咨询师小心处理，或许简单描述一下某次社区组织的咨询，能够帮助我说明这一点。如其他任何一次咨询一样，在下面这场咨询中，我们通过最初以及随后的各段对话，共同进行决策，决定咨询的形式如何、结构如何、阶段如何，并且各参与者也都在对话中演变成长（安德森和伯尼，出版物）。此次咨询中，我们设计了初步的安排和形式，作为咨询框架的大纲，但是，我们认为咨询过程通常都要试探着进行，因而我们随时准备在需要时对大纲进行修改。

"我们的成长既带来了机遇，也带来了问题"

受董事长之邀进行的合作式探询

我和一位同事[①]，受到某商会董事长的邀请来做咨询，咨询对象是自愿参加咨询的董事会成员以及受雇职员。这位董事长在电话中谈到自家商会面临的困境，她说："我们的成长既带来了机遇，也带来了问题。"她希望在安排的咨询中，得到某种无形的成果——用她的话来说，就是"唤起董事会成员的活力"，培养"工作团队"的态度，推动董事会和职员之间的"交流合作"。她也希望能够获得一种看得见摸得着的成果——下一年的"战略规划"。我们安排了会面，来进一步了解她所面临的困境，了解她的目的，了解他们寻求咨询的背景，以及她在这个商会组织中的经历、商会的历史，还有商会与该社区之间的联系。为了给此次咨询奠定基础，我简单介绍一下我们在会面中了解到的情况。

该商会非常知名，在大众眼中，该商会积极进取，推动旅游界和居民社区的快速发展。该董事会成员包括四十位来自当地的商业代表，以及六位公职人员（如市长、市政府行政官、学校负责人等）。尽管所有的董事会成员都是

---

① 即 J. 保罗·伯尼（J. Paul Burney）博士。

知名的地方领导人，但是在该商会的日常商业活动中，负责处理事务的是商会的办公人员，包括一位执行董事、会议主管、经济开发主管和十位行政人员在内的十三名职员。董事会成员中大约一半人在商会的商业活动中都十分活跃，有百分之四十的人只参加商会的会议，另外还有百分之十的人从不参与任何活动。

去年，商会经历了一段时间的动荡，经历了过渡期。包括执行董事在内的大多数职员都是新人，执行董事六个月前刚刚上任，前任执行董事一年前在董事长所说的"一团糟的情况"下被开除。经济开发主管在这一新设立的岗位上已经任职了三个月。因为这一职位及其单独预算都由市政府拨款，所以经济开发主管直接向市长汇报工作。董事长表示，职员们在商会过渡期"表现得十分出色……稳住了局面"。后来我们得知，新执行董事也是这样认为的。我们了解到了更多的情况，但是我不会对此做出详细说明，因为我的意图在于关注咨询过程，并非咨询内容。

接下来的对话

我们与董事长会面后，产生了一个想法：我们可以为董事会以及众职员设计一次为期一天半的市郊静修活动。我们问过董事长，应该与谁商议此次静修计划及目标。于是接下来，我们与董事长、副董事长、执行董事以及经济开发主管一起开会，商讨具体事项。此次会议中，我们敲定了此行的目的，拟定了亟待解决的内容范围；董事长重申，她希望成员通过此次静修活动能够获得激励，能够与彼此建立联系。会议产生的另一个想法是，我和我的同事，会在静修活动开始前，先与商会的各位人员共处一天，以便在静修活动中，能够在董事会成员和那十三名职员这两组参与者之间，建立起沟通的桥梁。执行董事为此次活动安排的日程，是要增进职员之间的人际关系，让每位职员能够深刻感受到，自身的职能在商会工作中举足轻重。会议结束后，我和同事为各位参与静修活动的职员（包括执行董事、会议主管以及经济开发主管）写了一封信，介绍此次活动。我们随函附上了四个"值得一思"的问题，这四个问题是由之前的两次对话发展得出的，我们希望他们可以解答这些问题，帮助我们进一步了解他们本人、他们的职能以及他们在此次活动之前对该商会的看法。我们告诉他们，他们可以自愿填写问卷并署名，并非强制，而且我们不会泄露他们的回答。十三名职员全都填写了问卷并署上了自己的名字。

我们的四个问题是：你认为，在商会中，你的团队成员最需要了解你的是什么？你在商会的职位上，面临的最重大的挑战或困境是什么？你认为，商会面临的最重大的挑战或困境是什么？如果商会确实面临挑战或困境，那么你觉得是什么使商会无法顺利解决这些问题？正如在心理治疗中所做的那样，我们不会因为重视问题而忽略解决方法，也不会因为重视解决方法而忽略问题。我们会从案主的立场出发，从案主所认为的重点出发。通过提问，我们可以将不同人的话语以及他们的专长纳入对话之中，进而为合作定下基调，交叉进行对话。

我们组织此次活动的方式，与我们组织的任何一次单阶段或多阶段咨询的方式并无不同。咨询过程的每一个步骤都预示着下一个步骤的行动，包括我们将会讨论什么内容，谁会参与讨论。我们规划好的安排，初步构建了能够进一步确保合作基调、鼓励所有人参与的指导纲要（见安德森和伯尼，书中对类似咨询中的拓展讨论进行了描述）。我们的规划包括：介绍阶段、同伴访谈、小组探询、团队整体交流、咨询反思以及体验式活动。

每段咨询对话的开始，都由我们咨询师负责引入，总结已经了解到的情况——此时我们对咨询对象、他们所属的组织以及我们所认为的、他们参加咨询的原因，有着怎样的了解。咨询师希望能够通过这种方式，将自身的理解（即咨询师了解到的内容和咨询师自身的想法）公之于众。每次会面，咨询师都会对该组织系统及其成员表达谢意，感谢他们能够给自己机会，与他们一同合作，并希望与他们的合作能够卓有成效，对他们有所帮助。[①]咨询师总是应该明白，自己并非专家：咨询师并不能预先知晓咨询对象的困境，也无法提前知晓困境的解决方法，咨询师并非这方面的专家，而是在共同探询过程中，作为咨询对象的合作伙伴——"咨询是我们与你们共同完成的过程，而不是我们对你们单方面造成影响的过程"（安德森，1990，1993；安德森和伯尼，出版物；安德森和古勒施恩，1992）。因为要求进行咨询的人（即咨询者，比如此次案例中的执行董事提出安排此次活动的要求）能够与到场的所有参与者分享自己对咨询（或咨询中的某一阶段）的想法，以及自己的期望。此次咨询过程中，董事长只在介绍阶段与众职员共同参与，而之后，正如一开始安排的那样，她没有留下来。

团队游戏

介绍阶段结束后，通常就是某种体验式活动，一种团队游戏——物理隐喻——包括咨询师在内的所有成员都平等地共同参与，进一步推动构建合作基调。此次咨询中的团队游戏，能够作为一种咨询过程的载体，鼓励参与者与我们建立联系、与彼此建立联系；也能够作为咨询内容的载体，体现工作团队配合完美、运作有效率的特点。

同伴访谈

接下来的步骤需要成员两两分组，彼此进行访谈。这一步骤往往也属于咨询过程的一部分。我们建议成员根据之前的对话内容进行访谈——通常是以提问的形式。然后，每个成员都将自己的同伴介绍给整个团队。[②]我们鼓励

① 我想强调的一点是，在咨询过程中，正如我在治疗过程中做的那样，我更倾向于使用集体性的、合作性的语言，比如"我们共同的工作"。
② 尽管参加此次咨询的人每天都在一起工作，有的甚至共事了数年，但是我们认为他们彼此之间还不够熟悉。将同伴介绍给其他人的过程，重点在于每个人都要介绍一些自己认为能够帮助其他人了解被介绍者的个人信息。

每一位被介绍者认真倾听他们的同伴是如何介绍自己的，是如何诠释问题和解答问题的，并做出反思。介绍过程中，咨询师会在一张大写字板上记录下每个人的回应，使用的是他们的原话。同伴访谈能够让每位参与者从一开始就拥有交流机会，推动咨询进程，让那些本来可能不愿表达的人也参与对话，让那些全程都在说话的人无从掌控讨论的主权。一旦人们开始出声交谈，倾听彼此，他们之间的访谈就能够进一步增强咨询的公开性。

小组探询

从合作的角度来看，咨询过程中，尤为重要的一个环节是小组探询。所有参与者分成若干小组，我们要求每个小组讨论我们选定的事项以及/或者问题。每个小组的成员关系是由咨询情景决定的。对该商会进行咨询时，我们仅仅是将成员随机分组。需要再次说明的是，咨询内容（比如咨询事项和问题）来自这之前的所有对话，并受到这些对话内容的影响。人们总是将咨询内容视为跳板，而咨询内容确实也起到了跳板的作用，人们根据这些内容，得出有关困境的想法，思考解决困境的可能性。在这种情况下，小组探询需要关注以下问题："董事会最应该了解职员的什么？最应该了解你的什么工作内容？"以及"董事会如何在你的日常工作中进一步帮助你？"根据特定的咨询过程及其背景，我们可能会要求咨询者安静地、逐个小组地进行旁观。[①]这就让咨询参与者能够在不受其影响的情况下进行交流；很重要的一点是，这也能让咨询者能够直接旁听所有人的讨论内容，而如果想要完全理解对话中的丰富内容及细微差别，并将其复述出来，是很困难的。最为重要的是，咨询者在倾听时，可以选择自己感兴趣的内容，选择自己想弄清楚的内容，或是想忽略掉的内容，这都由咨询者本人决定，而不受他人操控。我们给每个小组发了一个很大的写字板，让他们记录下自己的想法和任何新的疑问。咨

---

① 如果我们认为安静旁观会影响公开讨论的进行，我们肯定会取消这一环节。

询过程中，可能会存在一次或多次小组探询。

团队整体反思

每个小组结束讨论后，各位成员重新组成一个整体的团队，将自己小组的成果与他人汇报，并交流他们小组的思考总结。这一汇报过程可以采取多种形式。咨询师可以要求每个小组派一名成员进行总结，也可以让各小组自行决定他们想如何与团队整体分享成果。接下来进行的反思阶段，通常是自发的进程，不需要刻意组织，所有参与者就会开始表达自己的想法，提出问题，或是表示自己的兴趣。在这个阶段，咨询师会跟其他阶段一样，记录下他们说的话，让所有人都能看得到。团队整体反思的过程，让职员获得了一种具有创新性的方案——他们怎样跟董事会介绍自己，怎样参与此次静修活动——他们认为，这样的方案能够增强他们与董事会之间的双向交流。

整个咨询过程中，咨询师的立场能够增进参与者之间的合作，这就与心理治疗过程中治疗师的立场以及学习过程中教师的立场一样。咨询师的立场，指的是咨询师如何定位自己，咨询师如何引入观点、提出问题、做出评价，以及努力理解对方已经说出的话和尚未出口的话。咨询的每个阶段中，咨询师的活跃程度是由所处情景的要求决定的。

咨询尾声的反思

咨询的最后一个阶段，通常都是为案主和咨询师双方提供思考的空间，让双方能够反思咨询的过程——回顾并评估此次咨询，并强调后续的行动。可以采取多种形式进行反思：可能是每个人单独进行反思，又或者咨询师和案主可能会当着其他参与者的面，以对话的方式进行反思。在本次咨询案例中，职员活动成为咨询过程的一个阶段。咨询过程的下一个阶段，就是董事会与职员共同参与的静修活动，我们会在这一阶段中创造一个空间和过程，让人们能够在合作中分析和研究策略，解决董事长最开始提出的那四个问题——《接下来的对话》一节中提到的另外三名成员，一致赞同了董事长提出的这四个问题，并对此进行了详细说明。

简而言之，此次静修活动包括以下内容：介绍阶段；体验式活动；四次小组/团队整体讨论，围绕董事长提出的四个问题，依次进行讨论；一顿集体午饭；一顿集体晚饭。我们还建立了与这四位组织咨询活动的人定期沟通的渠道，与他们一同反思此次咨询。

因此，咨询过程中的数次对话，你来我往，交叉进行。诸多问题都在这一过程中得到定义，又被重新定义；而人们在此过程中，也能够反复做出不同的选择。这些问题，不是已经得到了化解，就是处于正在化解的过程中。参与者在结束咨询之后，咨询带给他们的影响对他们有着深远的意义，这是他们自己获得的成果，与咨询师无关。

咨询过程中，记录咨询对象的想法和建议，以及他们说的话和惯用语，是很重要的步骤，因为这样可以让每个人都能够时刻跟进所有信息。咨询结束后，所有记录都会打印出来，发给那位提出咨询请求的人。同样要对这位咨询者进行访谈，目的是跟进这个人对发生过的事件有何反思，跟进这个人对咨询的反馈。进行咨询的案主在汇报自身在咨询中的经历时，既可以通过对话，也可以通过某种非正式的方式。同时，我们也能感到他们一直都在努力，给我们带来了有用的成果。一旦组织内成员开始以新的方式彼此互动交流，在咨询过程中完成既定目标，他们就会发现，咨询中的对话能够为他们带来机会，让他们能够以不同的方式在日常的组织生活中，与他人共同协作、解决问题。咨询室内的对话仍在延续，能够引出咨询室外的对话，并会成为后续对话的一部分。这一点，与心理治疗和学习过程中发生的对话是一样的。同样，人们在对话中的自我能动性和可能性，也能得到延续。

回顾过去，展望未来

我们不能放弃探索

我们一切探索的终点

都将成为我们的启程之处

我们就好似初识此地一般。

——T. S. 艾略特

人们常常问我，写一部戏剧要花多长时间，

我回答他们要"用尽我的一生"。

我知道，这不是他们想要的答案——他们真正想听的，

是从我灵感初现之时，到我真正将戏剧写下来要多久，

或是我写作剧本需要持续多久——

但是，"用尽我的一生"是我能给出的最真诚的回答。

——爱德华·阿尔比（Edward Albee）

　　我开始写这本书时，希望的是能够与人分享、探索和丰富我对新兴的、充满活力的后现代主义疗法的看法，包括我眼中后现代主义疗法与其他疗法之间的差别。为了让人们理解语言与对话情景，我打开了一扇理解之窗，这扇窗是案主与治疗师共同创造出来的：帮助人们理解陌生人如何在这种人造的情景（心理治疗）中，形成一种短暂的人际关系，从而人们能够在日常生活中，获得并提高自我能动性。

心理治疗包含咨询，帮助人们解决他们生活中的困境。此类困境，从日常普通生活中的复杂事物（与孩子有关、与成人之间的人际关系有关、与家庭有关、与学校有关、与工作有关），到特殊情况中那些更折磨人的复杂事物（精神疾病、滥用药物和饮食失调行为）。在非病理的语境中，如何看待这些复杂事物呢？心理治疗本身，就是现代主义的一种社会建构形式。精神健康领域的专业，都属于社会建构。而这些专业，如今仍然是对人们有用的、切实可行的建构吗？它们已经过时了吗？这些专业中，有哪些专业能够得到医疗保险的覆盖？考虑到社会学界、技术界和科学界中迅速又无可预测的变化——后现代主义带来的突破，以一种新的叙事方式，质疑我们认知中的心理治疗的未来，包括我们思考这些问题的方式。接受后现代主义思想的治疗师，身处他们不熟悉的、未知的流域中，逆流而行。

后现代主义与任何其他话语、历史或文化的产物一样，面临着威胁。推动后现代主义疗法发展这一举动本身，就面临着跌回经验主义领域的风险：推动另一种实际存在的治疗隐喻发展，促进某些特定思想和行动，并限制其他的思想和行动。正如格根（1991b）提醒众人的：

> 从某种程度上来说，任何已知的范式话语过程以及相关实践，都获得了众多拥护者，可以说，范式是产生权力的领域。也就是说，占据主导地位、人们可理解的系统，能够推动有组织的社会行动的特定模式发展，同时也阻止或打击了一系列竞争者。实际上，每种范式的运作，既能起到推动的作用，又能起到压制的作用。（p.212）

我认为，某些读者可能会得出这样的结论：尽管我自称坚持后现代主义的世界观，但是我相信自己已经寻到了所谓的治疗的现实和真相。比如，我坚信对话式交流具有生成性，其自然发展的结果就是发生转变——这种信念在人们听来就是现实，就是真相。我既不认为这是真相，也无意暗指这就是真相；这只不过是在当前，我对自己的经历所进行的描述和解释。我使用自己当前所能掌控的语言，描述和解释自己的经历。我的经历，以及我有关自身经历的想法，在将来都会发生改变，就如同它们过去一直发生改变一样。

我希望读者不要认为我已经提出了一种新的治疗模型，而是要明白，我提出的是一种思考方式，用来思考人类的存在、思考他们人生中的困境以及职业生活中的人际关系。我高度关注对话和语言，而人们不应将我的关注看作我对某种认知疗法的推测，这种认知疗法只适用于能够熟练运用语言能力的人。无论专业人员眼中自己的语言能力或智力潜能可能有多受限，每个人都能在对话式交流中运用和表达自己的想法、感受和意见。在心理治疗的关系中，治疗师有责任帮助每个人找到表达自身叙事版本的方式。

此时的我，如同刚开始动笔时一样，还在犹豫着要不要将**治疗**一词看作一种客观的定义，毕竟，每个心理治疗的参与者，对此都有着自己的定义。我反对文化中对治疗既定的含义，因为具有补救性质的治疗手段是为了履行社会责任而设计出来的，而这一含义却贬低了这类治疗手段。我认为，我对心理疾病这类功能障碍表现的中心理解，在南希·米尔福德（Nancy Milford，1970）《泽尔达传记》（*Zelda: A Biography*）中得到了生动的体现——她是疯了？还是因为弗朗西斯·斯科特·菲茨杰拉德剥夺了她的叙事？心理治疗会剥夺一个人的第一人称叙事。

绕了一个大圈，我还是想起了之前，那位瑞典母亲情绪激动地描述了她的家人与厌食症做斗争的绝望心情，听到她的叙事的人们反应各异，那时我就感到十分惊奇。我有许多治疗案例都记录在录像带中，其他人在观看这些录像带时，我也同样见过他们各种各样的反应。他们说："我没看出来任何后现代主义的迹象""这跟我的疗法好像也没什么不同""让人耳目一新"，以及"这种疗法是在潜移默化中带来影响的"。同类事件总是会给人们带来不同的体验和意义。治疗师的工作就是要保证每个人的话语都有表达的空间，人们能够在众多话语之中进行对话。

人们在对话中进行反思。写作本书时，我与自己、与他人进行过无数次的对话，无数次地在对话中反思。作家爱德华·阿尔比和霍顿·福特（Horton Foote）曾说，实际上，写作始于思考，先有思考，文字才能跃然纸上。同样，开始写作之后，思考仍在继续。思考即写作，写作即思考。无论是作为后现代的治疗师，作为课堂教师，作为研讨会主持人，作为督导者，还是作为商业咨询师，我都必须接纳一切转折和变故，接纳不确定性，接纳未知的未来，以及它们会带来的崭新意义。我在日常生活面临新的际遇和疑难，动摇了我自身熟悉至极的观点和思想倾向，于是我就不得不想方设法弄清楚这些际遇和疑难。我一直都很想知道，我将会成为什么样的人，呈现出怎样前所未有的面貌。

讲到这里，我希望我已经唤起了你们的内心对话和思考，激励了你们，让你们能够分析和质疑自己的临床理论与实践。我也会继续审视自身的理论与实践。你们，我的读者，已经成为有我参与的对话中的一部分，之后的对话中也将如此，因为我每一次新的经历都会促使我对其进行描述和解释，并做出理解，我会反思所有自己所说的以及未说出口的内容。我很感谢这些对话，并满心欢喜地期待自己即将抵达怎样的未知之地。

参考文献

Agatti, A. P. R. (1993). III. The identity of theoretical psychology. *Theory and Psychology, 3,* 389-393.

Andersen, T. (1987). The reflecting team: Dialogue and meta-dialogue in clinical work. *Family Process, 26,* 415-428.

Andersen, T. (1990). *The reflecting team: Dialogues and dialogues about dialogues.* Broadstairs, Kent, UK: Borgmann.

Andersen, T. (1991, May). *Relationship, language, and pre-understanding in the reflecting process.* Paper presented at the Houston Galveston Narrative and Psychotherapy Conference, New Directions in Psychotherapy, Houston, TX.

Andersen, T. (1995a). Clients and therapists as co-researchers: Enhancing the sensitivity. *Fokus Familie, 1.*

Andersen, T. (1995b). Reflecting processes; acts of informing and forming: You can borrow my eyes, but you must not take them away from me! In S. Friedman (Ed.), *The reflecting team in action: Collaborative practice in family therapy* (pp. 11-37). New York: Guilford.

Andersen, T. (1996). Research on the therapeutic practice: What might such research be—viewpoints for debate. *Fokus Familie, 1,* 3-15.

Anderson, H. (1986). *Therapeutic impasses: A break-down in conversation.* Adapted from paper presented at Grand Rounds, Department of Psychiatry, Massachusetts General Hospital, Boston, MA, April 1986, and at the Society for Family Therapy Research, Boston, MA, October 1986.

Anderson, H. (1990). Then and now: From knowing to not-knowing. *Contemporary Family Therapy Journal, 12,* 193-198.

Anderson, H. (1991a). Opening the door for change through continuing conversations. In T. Todd & M. Selekman (Eds.), *Family therapy approaches with adolescent substance abusers* (pp. 176-189). Needham, MA: Allyn & Bacon.

Anderson, H. (1991b, October). *"Not-knowing": An essential element of therapeutic conversation.* Paper presented at the American Association of Marriage and Family Therapy Annual Conference Plenary, Creating a Language of Change, Dallas, TX.

Anderson, H. (1992). C therapy and the *F* word. *American Family Therapy Association Newsletter, 50* (winter), 19-22.

Anderson, H. (1993). On a roller coaster: A collaborative language systems approach to therapy. In S. Friedman (Ed.), *The new language of change: Constructive collaboration in therapy* (pp. 323-344). New York: Guilford.

Anderson, H. (1994). Rethinking family therapy: A delicate balance. *Journal of Marital and Family Therapy, 20,* 145-150.

Anderson, H. (1995). Collaborative language systems: Toward a postmodern therapy. In R. Mikesell, D. D. Lusterman, & S. McDaniel (Eds.), *Integrating family therapy: Family psychology and systems theory* (pp. 27-44). Washington, DC: American Psychological Association.

Anderson, H. (1996a). Collaboration in therapy: Combining the client's expertise on themselves and the therapist's expertise on a process. In T. Keller & N. Greve (Eds.), *Social psychiatry and systems thinking: Cooperation in psychiatry.* Bonn: Psychiatrie Verlag.

Anderson, H. (1996b). A reflection on client-professional collaboration. *Families, Systems & Health, 14,* 193-206.

Anderson, H., & Burney, J. P. (in press). Collaborative inquiry: A postmodern approach to organizational consultation.

Human Systems: The Journal of Systemic Consultation and Management.

Anderson, H., & Goolishian, H. (1986). Systems consultation to agencies dealing with domestic violence. In L. Wynne, S. McDaniel, & T. Weber (Eds.), *The family therapist as systems consultant* (pp. 284-299). New York: Guilford.

Anderson, H., & Goolishian, H. (1988a). *Changing thoughts on self, agency, questions, narrative and therapy.* Unpublished manuscript.

Anderson, H., & Goolishian, H. (1988b). Human systems as linguistic systems: Evolving ideas about the implications for theory and practice. *Family Process, 27,* 371-393.

Anderson, H., & Goolishian, H. (1989). Conversation at Sulitjelma: A description and reflection. *American Family Therapy Association Newsletter.*

Anderson, H., & Goolishian, H. (1990a). Beyond cybernetics: Some comments on Atkinson and Heath's "Further thoughts on second order family therapy." *Family Process, 29,*157-163.

Anderson, H., & Goolishian, H. (1990b). Chronic pain: The family's role in the treatment program. *Houston Medicine, 6,*1-6.

Anderson, H., & Goolishian, H. (1990c). Supervision as collaborative conversation: Questions and reflections. In H. Brandau (Ed.), *Von der supervision zur systemischen vision.* Salzburg: Otto Muller Verlag.

Anderson, H., & Goolishian, H. (1991a). Revisiting history. *Australian-New Zealand Journal of Family Therapy, 12,* iii.

Anderson, H., & Goolishian, H. (1991b). Thinking about multi-agency work with substance abusers and their families. *Journal of Strategic and Systemic Therapies, 10,* 20-35.

Anderson, H., & Goolishian, H. (1992). The client is the expert: A not- knowing approach to therapy. In S. McNamee & K. Gergen (Eds.), *Social construction and the therapeutic process* (pp. 25-39). Newbury Park, CA: Sage.

Anderson, H., Goolishian, H., Pulliam, G., & Winderman, L. (1986). The Galveston Family Institute: A personal and historical perspective. In D. Efron (Ed.), *Journeys: Expansions of the strategic-systemic therapies* (pp. 97-124). New York: Brunner/Mazel.

Anderson, H., Goolishian, H., & Winderman, L. (1986a). Beyond family therapy. *Journal of Strategic and Systemic Therapies, 5*(4), i-iii.

Anderson, H., Goolishian, H., & Winderman, L. (1986b). Problem determined systems: Towards transformation in family therapy. *Journal of Strategic and Systemic Therapies, 5,*1-13.

Anderson, H., & Rambo, A. (1988). An experiment in systemic family therapy training: A trainer and trainee perspective. *Journal of Strategic and Systemic Therapies, 7,* 54-70.

Anderson, H., & Swim, S. (1993). Learning as collaborative conversation: Combining the student's and the teacher's expertise. *Human Systems: The Journal of Systemic Consultation and Management, 4,*145-160.

Anderson, H., & Swim, S. (1995). Supervision as collaborative conversation: Combining the supervisor and the supervisee voices. *Journal of Strategic and Systemic Therapies, 14,*1-13.

Anderson, W. J. (1989). Family therapy in the client-centered tradition: A legacy in the narrative mode. *Person-Centered Review, 4,* 295-307.

Anscombe, R. (1989). The myth of the true self. *Psychiatry, 52,* 209-217.

Atkinson, B. J., & Heath, A. W. (1990). The limits of explanation and evaluation. *Family Process, 29,*145-155.

Auerswald, E. H. (1968). Interdisciplinary versus ecological approach. *Family Process, 7,* 202-215.

Auerswald, E. H. (1971). Families, change, and the ecological perspective. *Family Process, 10,* 263-280.

Auerswald, E. H. (1985). Thinking about thinking in family therapy. *Family Process, 224,*1-12.

Auerswald, E. H. (1986). Epistemological confusion in family therapy. *Journal of Marital and Family Therapy, 26,* 317-330.

Ault-Riche, M. (Ed.). (1986). *Women and family therapy.* Rockville, MD: Aspen Systems.

Baker, W. J., Mos, L. P, Rappard, H. V., & Stam, H. J. (Eds.). (1988). *Recent trends in theoretical psychology.* New York:

Springer-Verlag.

Bakhtin, M. (1981). *The dialogic imagination* (M. Holquist, Ed., and C. Emerson & M. Holquist, Trans.). Austin: University of Texas Press.

Bakhtin, M. (1986). *Speech genres and other late essays* (W. McGee, Trans.). Austin: University of Texas Press.

Bakhtin, M. (1990). *Art and answer ability: Early philosophical essays* (M. Holquist & V. Liapunov, Eds., and V. Liapunov, Trans.). Austin: University of Texas Press.

Bateson, G. (1972). *Steps to an ecology of mind.* New York: Ballantine Books.

Bateson, G., Jackson, D. D., Haley, J., & Weakland, J. H. (1956). Toward a theory of schizophrenia. *Behavioral Science, 1,* 251-264.

Bateson, G., Jackson, D. D., Haley, J., & Weakland, J. H. (1963). A note on the double-bind—1962. *Family Process, 2,* 154-161.

Bateson, M. C. (1994). *Peripheral visions: Learning along the way.* New York: HarperCollins.

Becker, A.L. (1984). The linguistics of particularity: Interpreting superordination in a Javanese text (pp. 425-436). Proceedings of the Tenth Annual Meeting of the Berkeley Linguistic Society, Berkeley, CA, Linguistics Department, University of California, Berkeley.

Becker, C., Chasin, L., Chasin, R., Herzig, M., & Roth, S. (1995). From stuck debate to new conversation on controversial issues: A report from the Public Conversations Project. In K. Weingarten (Ed.), *Cultural resistance: Challenging beliefs about men, women, and therapy* (pp. 143-164). New York: Harrington Press.

Beckman, H. B., & Frankel, R. M. (1984). The effects of physician behavior on the collection of data. *Annals of Internal Medicine, 101,* 692-696.

Belenky, M. F., Clinchy, B. M., Goldberger, N. R., & Taruel, J. M. (1986). *Women's ways of knowing.* New York: Basic Books.

Benveniste, E. (1971). *Problems in general linguistics.* (M. Meek, Trans.). Coral Gables, FL: University of Miami Press.

Berger, P. L., & Luckmann, T. (1966). *The social construction of reality: A treatise in the sociology of knowledge.* New York: Doubleday/Anchor Books.

Blackman, L. M. (1994). What is doing history? The use of history to understand the constitution of contemporary psychological objects. *Theory and Psychology, 4,* 485-504.

Bograd, M. (1984). Family systems approaches to wife battering: A feminist critique. *American Journal of Orthopsychiatry, 54,* 558-568.

Braten, S. (1984). The third position: Beyond artificial and autopoietic reduction. *Kybernetes, 13,* 157-163.

Braten, S. (1987). Paradigms of autonomy: Dialogical or monological? In G. Teubner (Ed.), *Autopoietic law: A new approach to law and society.* Berlin: De Gruyter.

Braten, S. (1988). Between dialogic mind and monologic reason: Postulating the virtual other. In M. Campanella (Ed.), *Between rationality and cognition* (pp. 1-31). Turin: Albert Meynier.

Braten, S. (1993). *Law as an autopoietic system.* Oxford: Blackwell.

Briggs, J. P., & Peat, J. P. (1984). *Looking glass universe.* New York: Cornerstone Library, Simon & Schuster.

Brody, H. (1987). *Stories of sickness.* New Haven, CT: Yale University Press.

Bruner, J. (1986). *Actual minds, possible worlds.* Cambridge, MA: Harvard University Press.

Bruner, J. (1990). *Acts of meaning.* Cambridge, MA: Harvard University Press.

Buxton, C. E. (1985). *Points of view in the modern history of psychology.* London: Academic Press.

Carpenter, J. (1992). What's the use of family therapy? Australian Family Therapy Conference plenary address. *Australian and New Zealand Journal of Family Therapy, 13,* 26-32.

Cecchin, G. (1987). Hypothesizing, circularity, and neutrality revisited: An invitation to curiosity. *Family Process, 26,* 405-414.

Chance, S. (1987, January). Goodbye again. *The Psychiatric Times/Medicine and Behavior,* 11 and 21.

Charon, R. (1993). Medical interpretation: Implications of literary theory of narrative for clinical work. *Journal of Narrative and Life History, 3,* 79-98.

Chessick, R. (1990). Hermeneutics for psychotherapists. *American Journal of Psychotherapy, 44,* 256-273.

Chubb, H. (1990). Looking at systems as process. *Family Process, 29,*169-175.

Code, L. (1988). Experiences, knowledge and responsibility. In M. Griffiths & M. Whitford (Eds.), *Feminist perspectives in philosophy* (pp. 187-204). Bloomington: Indiana University Press.

Coddou, F., Maturana, H., & Mendez, C. L. (1988). The bringing forth of pathology: Radical constructivism, autopoiesis and psychotherapy. *The Irish Journal of Psychology, Special Issue, 9(1).*

Colapinto, J. (1985). Maturana and the ideology of conformity. *The Family Therapy Networker, 9,* 29-30.

Coles, R. (1989). *The call of stories: Teaching and the moral imagination.* Boston: Houghton Mifflin.

Conroy, P. (1987). *The prince of tides.* Toronto: Bantam Books.

Copeland, W. D., Birmingham, C., De La Cruz, E., & Lewin, B. (1993). The reflective practitioner in teaching: Toward a research agenda. *Teaching and Teacher Education, 9,* 347-359.

Crews, F. C. (1995). *The memory wars: Freud's legacy in dispute.* New York: New York Review of Books.

Danziger, K. (1988). On theory and method in psychology. In W. J. Baker, L. P. Mos, H. V. Rappard, & H. J. Stan (Eds.), *Recent trends in theoretical psychology* (pp. 87-94). New York: Springer-Verlag.

Danziger, K. (1994). Does the history of psychology have a future? *Theory and Psychology, 4,* 467-484.

Davis, P. C. (1992). Law and lawyering: Legal studies with an interactive focus. *New York Law School Law Review, 37,*185-207.

Dell, P. F. (1980a). The Hopi family therapist and the Aristotelian parents. *Journal of Marital and Family Therapy, 6,*123-130.

Dell, P. F. (1980b). Researching the family theories of schizophrenia: An exercise in epistemological confusion. *Family Process, 19,* 321-335.

Dell, P. F. (1982). Beyond homeostatis: Toward a concept of coherence. *Family Process, 21,* 21-42.

Dell, P. (1985). Understanding Bateson and Maturana: Toward a biological foundation for the social sciences. *Journal of Marital and Family Therapy, 11,*1-20.

Dell, P., & Goolishian, H. (1979). *Order through fluctuation: An evolutionary epistemology for human systems.* Paper presented at the Annual Scientific Meetings of the A. K. Rice Institute, Houston, TX.

Dell, R, & Goolishian, H. (1981). Order through fluctuation: An evolutionary epistemology for human systems. *Australian Journal of Family Therapy, 21,* 75-184.

Denzin, N. K. (1989). *Interpretive biography.* Newbury Park, CA: Sage.

Derrida, J. (1978). *Writing and difference* (A. Bass, Trans.). Chicago: University of Chicago Press.

de Shazer, S. (1985). *Keys to solution in brief therapy.* New York: Norton.

de Shazer, S. (1991a). Here we go again: Maps, territories, interpretations, and the distinction between "the" and "a" or "an." *Journal of Marital and Family Therapy, 17,*193-195.

de Shazer, S. (1991b). Muddles, bewilderment, and practice theory. *Family Process, 30,*453-458.

Dilthey, W. (1984). *Selected writings.* H. P. Rickman (Ed. and Trans.). Cambridge: Cambridge University Press. (Originally published in 1914)

Doherty, W. J., & Boss, P. G. (1991). Values and ethics in family therapy. In A. S. Gurman & D. P. Knistern (Eds.), *Handbook of Family Therapy* (pp. 606-637). New York: Brunner/Mazel.

Drucker, P. F. (1994, November). The age of social transformation. *The Atlantic Monthly,* 53-80.

Dunn, J. (1988). *The beginnings of social understanding.* Cambridge, MA: Harvard University Press.

Eco, U. (1984). *The name of the rose.* New York: Harcourt Brace.

Elkaim, M. (1980). A propos de thermodynamique des processus irre- versibles et de therapie familiale. *Cahiers critiques de Therapie Familiale et de Pratiques de Reseaux, 3,* 6.

Elkaim, M. (1981). Non-equilibrium, chance, and change in family therapy. In Models of Therapeutic Intervention with Families: A Representative World View. *International Issue Journal of Marital and Family Therapy, 7,* 291-297.

Erickson, G. D. (1988). Against the grain: Decentering family therapy. *Journal of Marital and Family Therapy, 14,*225-236.

Eron, J. B., & Lund, T. W. (1993). How problems evolve and dissolve: Integrating narrative and strategic concepts. *Family Process, 32,* 291-309.

Evans, S. (Producer) and Hyther, N. (Director). (1995). *The madness of King George* (film). (Available from Hallmark Home Entertainment)

Faulconer, J. E., & Williams, R. N. (Eds.). (1990). *Reconsidering psychology: Perspectives from continental philosophy.* Pittsburgh: Duquesne University Press.

Feldman, S. P. (1990). Stories as cultural creativity: On the relation between symbolism and politics in organizational change. *Human Relations, 43,* 809-828.

Fish, V. (1993). Poststructuralism in family therapy: Interrogating the narra- tive/conversational mode. *Journal of Marital and Family Therapy, 19,*221-232.

Flaskas, C. (1990). Power and knowledge: The case of the new epistemology. *Australian and New Zealand Journal of Family Therapy, 11,*207-214.

Flax, J. (1990). *Thinking fragments: Psychoanalysis, feminism, and postmod- erism in the contemporary West.* Berkeley: University of California Press.

Foucault, M. (1972). *The archeology of knowledge.* New York: Harper Colophon.

Foucault, M. (1980). *Power/knowledge.* New York: Pantheon.

Fowers, B. J. (1993). Psychology as public philosophy: An illustration with the moral and cultural dilemmas of marriage and marital research. *Journal of Theoretical and Philosophical Psychology, 13,*124-136.

Fowers, B. J., & Richardson, F. C. (1996). Individualism, family ideology and family therapy. *Theory and Psychology, 6,*121-151.

Fraser, N., & Nicholson, L. J. (1990). Social criticism without philosophy: An encounter between feminism and postmodernism. In L. J. Nicholson (Ed.), *Feminism/postmodernism* (pp. 19-38). New York: Routledge.

Freedman, J., & Combs, G. (1996). *Narrative therapy: The social construction of preferred realities.* New York: W. W. Norton.

Freeman, M. (1993). *Rewriting the self: History, memory, narrative.* London: Routledge.

Freeman, M. (1995). Groping in the light. *Theory and Psychology, 5,*353-360.

Freud, S. (1964). Constructions in analysis. In J. Strachey (Ed. and Trans.), *The standard edition of the complete psychological works of Sigmund Freud* (Vol. 23, pp. 255-269). London: Hogarth Press. (Original work published in 1937)

Friedman, S. (1993). *The new language of change: Constructive collaboration in psychotherapy.* New York: Guilford.

Friedman, S. (1995). *The reflecting team in action: Collaborative practice in family therapy.* New York: Guilford.

Fried Schnitman, D. F. (1989). Paradigma y crisis familiar. *Psicoterapia y Familia, 2*(2)*,* 16-24.

Fried Schnitman, D. F. (1994). *Nuevos paradigmas, cultura y subjetividad.* Buenos Aires: Paidos.

Fulford, K. W. M. (1989). *Moral theory and medical practice.* Cambridge: Cambridge University Press.

Gadamer, H.-G. (1975). *Truth and method* (G. Burden & J. Cumming, Trans.). New York: Seabury Press.

Gadamer, H.-G. (1988). *Truth and method* (J. Weinsheimer & D. G. Marshall, Trans.). 2d rev. ed. New York: Crossroad.

Garfinkel, H. (1967). *Studies in ethnomethodology.* New York: Prentice-Hall.

Gauron, E. F., & Dickinson, J. K. (1969). The influence of seeing the patient first on diagnostic decision making in psychiatry. *American Journal of Psychiatry, 126,*199-205.

Geertz, C. (1973). *The interpretation of cultures.* New York: Basic Books.

Geertz, C. (1983). *Local knowledge.* New York: Basic Books.

Gergen, K. J. (1973). Social psychology as history. *Journal of Personality and Social Psychology, 26,* 309-320.

Gergen, K. J. (1977). The social construction of self-knowledge. In T. Mischel (Ed.), *The self: Psychological and philosophical issues.* Oxford: Black- well.

Gergen, K. J. (1982). *Toward transformation in social knowledge.* New York: Springer-Verlag.

Gergen K. J. (1985). The social constructionist movement in modern psychology. *American Psychologist, 40,* 255-275.

Gergen, K. J. (1987). Towards self as a relationship. In T. Honess & K. Yard- ley (Eds.), *Self and identity: Psychosocial processes.* London: Wiley.

Gergen, K. J. (1988a). If persons are texts. In S. B. Messer, L. A. Sass, & R. L. Woolfolk (Eds.), *Hermeneutics and psychological theory* (pp. 28-51). New Brunswick, NJ: Rutgers University Press.

Gergen, K. J. (1988b). The pragmatics of human nature: Commentary on Joel Kovel. In S. B. Messer, L. A. Sass, & R. L. Woolfolk (Eds.), *Hermeneutics and psychological theory* (pp. 400-405). New Brunswick, NJ: Rutgers University Press.

Gergen, K. J. (1988c, August). *Understanding as a literary achievement.* Presidential address to Psychology and the Arts, Annual Meetings of the American Psychological Association, Atlanta, GA.

Gergen, K. J. (1989). Warranting voice and the elaboration of the self. In J. Shotter & K. J. Gergen (Eds.), *Texts of identity* (pp. 70-81). London: Sage.

Gergen, K. J. (1990, June). *Constructionisms.* Seminar presented at the Melbu Conference, Melbu, Vesteralen, Norway.

Gergen, K. J. (1991a, November). *Future directions for psychology: Realism or social constructionism.* Paper presented at the University of Houston, Houston, TX.

Gergen, K. J. (1991b). *The saturated self.* New York: Basic Books.

Gergen, K. J. (1994). *Realities and relationships: Soundings in social construction.* Cambridge, MA: Harvard University Press.

Gergen, K. J. & Gergen, M. M. (1983). Narratives of the self. In T. R. Sarbin & K. E. Scheibe (Eds.), *Studies 'in social identity* (pp. 254-273). New York: Praeger.

Gergen, K. J. & Gergen, M. M. (1986). Narrative form and the construction of psychological science. In T. R. Sarbin (Ed.), *Narrative psychology: The storied nature of human conduct.* New York: Praeger.

Gergen, K. J. & Gergen, M. M. (1988). Narrative and the self as relationship. In L. Berkowitz (Ed.), *Advances in experimental social psychology* (pp. 17-56). San Diego: Academic Press.

Gergen, K. J., Hoffman, L., & Anderson, H. (1995). Is diagnosis a disaster: A constructionist trialogue. In F. Kaslow (Ed.), *Handbook of relational diagnosis* (pp. 102-118). New York: John Wiley & Sons.

Gergen, K. J. & McNamee, S. 1994, April. *Communication as relational process.* Paper presented at the Relational Practices: Social Construction in Therapy and Organization Development Conference, Taos, NM.

Gergen, K. J. & Semin, G. R. (1990). Everday understanding in science and daily life. In G. R. Semin & K. J. Gergen (Eds.) *Everyday understanding: Social and scientific implications* (pp. 1-18). London: Sage.

Gergen, K. J. & Taylor, M. G. (1969). Social expectancy and self-presentation in a status hierarchy. *Journal of Experimental Social Psychology, 5,* 79-82.

Gergen, M. M. (1988). *Feminist thought and the structure of knowledge.* New York: New York University Press.

Gergen, M. M. (1994). Free will and psychotherapy: complaints of the draughtman's daughters. *Journal of Theoretical and Philosophical Psychology, 14,* 87-95.

Gergen, M. M. (1995). Postmodern, post-Cartesian positionings on the subject of psychology. *Theory and Psychology, 5,* 361-368.

Giddens, A. (1984). Hermeneutics and social theory. In G. Shapiro & A. Sica (Eds.), *Hermeneutics: Questions and prospects* (pp. 215-230). Amherst, MA: University of Massachusetts Press.

336

Gilligan, C. (1982). *In a different voice.* Cambridge, MA: Harvard University Press.

Giorgi, A. (1990). Phenomenology, psychological science and common sense. In G. R. Semin & K. J. Gergen (Eds.), *Everyday understanding: Social and scientific implications* (pp. 64-82). London: Sage.

Golann, S. (1988). On second-order family therapy. *Family Process, 27,* 51-72.

Goldner, V. (1985). Feminism and family therapy. *Family Process, 24,*31-47.

Goldner, V. (1988). Generation and gender: Normative and covert hierarchies. *Family Process, 27,*17-33.

Goodman, N. (1978). *Ways of worldmaking.* New York: Hackett Publishing.

Goolishian, H. (1985, August). *Beyond family therapy: Some implications from systems theory.* Paper presented at the Annual Meeting of the American Psychological Association, Division 43, San Francisco, CA.

Goolishian, H. (1989). *The self: Some thoughts from a postmodern perspective on the inter subjectivity of mind.* Unpublished manuscript.

Goolishian, H., & Anderson, H. (1987a). Language systems and therapy: An evolving idea. *Psychotherapy, 24(3S),* 529-538.

Goolishian, H., & Anderson, H. (1987b). De la therapie familiale a la therapie systemique et au-dela. In F. Ladame, P. Gutton, & M. Kaloger- akis (Eds.), *Psychoses et adolescence: Annales internationales de psychiatric de l'adolescence* (pp. 160-173). Paris: Masson.

Goolishian, H., & Anderson, H. (1988). Menschliche systeme: Vor welche probleme sie uns stellen und wie wir mit ihnen arbeiten. In L. Reiter, J. Brunner, & S. Reither-Theil (Eds.), *Von der familientherapie zur systemis- chen therapie* (pp. 189-216). Heidelberg: Springer-Verlag.

Goolishian, H., & Anderson, H. (1990). Understanding the therapeutic process: From individuals and families to systems in language. In F. Laslow (Ed.), *Voices in family psychology* (pp. 91-113). Newbury Park: Sage.

Goolishian, H., & Anderson, H. (1992). Strategy and intervention versus nonintervention: A matter of theory. *Journal of Marital and Family Therapy, 18,* 5-16.

Goolishian, H., & Anderson, H. (1994). Narrativa y self. Algunos dilemas posmodernos de la psicoterapia [Narrative and self: Some postmodern dilemmas of psychotherapy]. In D. F. Schnitman (Ed.), *Nuevos par- adigmas, cultura y subjetividad* (pp. 293-306). Buenos Aires: Paidos.

Goolishian, H., & Kivell. (1981). Including non-blood-related persons in family therapy. In A. Gurman (Ed.), *Questions and answers in the practice of family therapy* (pp. 75-79). New York: Brunner/Mazel.

Grimshaw, J. (1988). Autonomy and identity in feminist thinking. In M. Griffiths & M. Whitfield (Eds.), *Feminist perspectives in philosophy* (pp. 90-108). Bloomington: Indiana University Press.

Groeben, N. (1990). Subjective theories and the explanation of human action. In G. R. Semin & K. J. Gergen (Eds.), *Everyday understanding: Social and scientific implications* (pp. 19-44). London: Sage.

Habermas, J. (1973). *Theory and psychology.* Boston: Beacon.

Hardy, K. V. (1994). Marginalization or development? A response to Shields, Wynne, McDaniel, and Gawinski. *Journal of Marital and Family Therapy, 20,* 139-143.

Hare-Mustin, R. (1987). The problem of gender in family therapy theory. *Journal of Marital and Family Therapy, 26,*15-27.

Hare-Mustin, R., & Marecek, J. (1988). The meaning of difference: Gender theory, postmodernism, and psychology. *American Psychologist, 43,* 455-464.

Harre, R. (1979). *Social being: A theory for social psychology.* Oxford: Basil Blackwell.

Harre, R. (1983). *Personal being: A theory for individual psychology.* Oxford: Basil Blackwell.

Harre, R. (1995). The necessity of personhood as embodied in being. *Theory and Psychology, 5,* 369-373.

Harre, R., & Secord, P. (1972). *The explanation of social behaviour.* Oxford: Blackwell.

Heidegger, M. (1962). *Being and time* (J. Macquarrie & C. Robinson, Trans.). New York: Harper & Row.

Held, B. S., & Pols, E. (1985). The confusion about epistemology and "epistemology"—and what to do about it. *Family*

Process, 24, 509-517.

Hermans, H. J. M. (1995). The limitations of logic in defining the self. *Theory and Psychology, 5,* 375-382.

Hermans, H. J. M., Kempen, H. J. G., & Van Loon, R. J. P. (1992). The dialogical self: Beyond individualism and rationalism. *American Psychologist, 47,* 23-33.

Hoeg, P. (1993). *Smilla's sense of snow* (T. Nunnally, Trans.). New York: Dell.

Hoffman, L. (1971). Deviation-amplifying processes in natural groups. In J. Haley (Ed.), *Changing families.* New York: Grune & Stratton.

Hoffman, L. (1975). Enmeshment and the too richly cross-joined system. *Family Process, 14,* 457-468.

Hoffman, L. (1981). *Foundations of family therapy: A conceptual framework for systems change.* New York: Basic Books.

Hoffman, L. (1983). Diagnosis and assessment in family therapy: II. A co- evolutionary framework for systemic family therapy. *Family Therapy Collections, 4,* 35-61.

Hoffman, L. (1985). Beyond power and control: Toward a "second order" family systems therapy. *Family Systems Medicine, 3,* 381-396.

Hoffman, L. (1988). Reply to Stuart Golann. *Family Process, 27,* 65-68.

Hoffman, L. (1990). Constructing realities: An art of lenses. *Family Process, 29,*1-12.

Hoffman, L. (1991). A reflexive stance for family therapy. *Journal of Strategic and Systemic Therapies, 10(3,4),* 1-17.

Hoffman, L. (1993). *Exchanging voices: A collaborative approach to family therapy.* London: Karnac Books.

Hoffman, L. (1994, October). Panel discussion at the New Voices in Human Systems: A Collaborative Conference, Northampton, Massachusetts.

Holloway, E. L. (1992). Supervision: A way of teaching and learning. In S. D. Brown & R. W. Lent (Eds.), *Handbook of counseling psychology* (2d ed., pp. 177-214). New York: Wiley.

hooks, b. (1984). *Feminist theory: From margin to center.* Boston: South End Press.

Hoshmand, L. T. (1994). *Orientation to inquiry in a reflective professional psychology.* Albany: State University of New York Press.

Hoshmand, L. T., & Polkinghome, D. E. (1992). Redefining the science— practice relationship and professional training. *American Psychologist, 47,* 55-66.

Hoy, D. C. (1986). Must we say what we mean? The grammatological critique of hermeneutics. In B. R. Wachterhauser (Ed.), *Hermeneutics and modern philosophy* (pp. 397-415). Albany: State University of New York Press.

Hughes, J. (1988). The philosopher's child. In M. Griffiths & M. Whitford (Eds.), *Feminist perspectives in philosophy* (pp. 72-89). Bloomington: Indiana University Press.

Huyssen, A. (1990). Mapping the postmodern. In L. J. Nicholson (Ed.), *Feminism/postmodern* (pp. 234-277). New York: Routledge.

Imber-Coppersmith (Black), E. (1982). The place of family therapy in the homeostasis of larger systems. In L. R. Wolberg & M. L. Aronson (Eds.), *Group and family therapy: An overview* (pp. 216-227). New York: Brun- ner/Mazel.

Imber-Coppersmith (Black), E. (1983). The family and public sector systems: Interviewing and interventions. *Journal of Strategic and Systems Therapies, 2,* 38-47.

Imber-Coppersmith (Black), E. (1985). Families and multiple helpers: A systemic perspective. In D. Campbell & R. Draper (Eds.), *Applications of systemic family therapy: The Milan method.* London: Grune & Stratton.

Jackson, D. (1957). The question of family homeostasis. *Psychiatric Quarterly Supplement, 3,* 79-90.

Jackson, D. (1965). Family rules: Marital quid pro quo. *Archives of General Psychiatry, 12,* 589-594.

Jackson, D. D. (1968a). *Communication, family, and marriage: Human communication.* Vol. 1. Palo Alto, CA: Science and Behavior Books.

Jackson, D. D. (1968b). *Communication, family, and marriage: Human communication.* Vol. 2. Palo Alto, CA: Science and Behavior Books.

Jackson, S. W. (1992). The listening healer in the history of psychological healing. *American Journal of Psychiatry, 149,*1623-1632.

Jantsch, E. (1975). *Design for evolution: Self organization and planning in the life of human systems.* New York: Braziller.

Jones, E. E. (1986). Interpreting interpersonal behavior: The effects of expectancies. *Science, 234,* 41-46.

Jones, E. E. (1993). Afterword: An avuncular view. *Personality and Social Psychology Bulletin, 19,* 657-661.

Jordan, J. (1991). The meaning of mutuality. In J. V. Jordan, A. G. Kaplan, J. B. Miller, I. P. Stiver, & J. L. Surrey (Eds.), *Women's growth in connection: Writings from the Stone Center* (pp. 81-96). New York: Guilford.

Joy, M. (1993). Feminism and the self. *Theory and Psychology, 3,* 275-302.

Kaslow, F. W. (1980). History of family therapy in the United States: A kaleidoscopic overview. *Marriage and Family Review, 3,* 77-111.

Kearney, P. A., Byrne, N., & McCarthy, I. C. (1989). Just metaphors: Marginal illuminations in a colonial retreat. *Family Therapy Cases Studies, 4,*17-31.

Keeney, B. P. (1979). Ecosystemic epistemology: An alternative paradigm for diagnosis. *Family Process, 2,*17-129.

Keeney, B. P. (1982). What is an epistemology of family therapy? *Family Process, 21,*153-168.

Keeney, B. P. (1983). Diagnosis and assessment in family therapy: IX. Ecological assessment. *Family Therapy Collections, 4,*155-169.

Keeney, B. P., & Sprenkle, D. H. (1982). Ecosystemic epistemology: Critical implications for family therapy. *Family Process, 21,*1-19.

Kelly, G. A. (1955). *The psychology of personal constructs* (Vols. 1-2). New York: Norton.

Kerby, A. P. (1991). *Narrative and the self.* Bloomington: Indiana University Press.

Kitzinger, C. (1987). *The social construction of lesbianism.* London: Sage.

Kitzinger, C. (1989). The regulation of lesbian identities: Liberal humanism as an ideology of social control. In J. Shotter & K. J. Gergen (Eds.), *Texts of identity* (pp. 82-98). London: Sage.

Kjellberg, E., Edwardsson, M., Niemela, B. J., & Oberg, T. (1995). Using the reflecting process with families stuck in violence and child abuse. In S. Friedman (Ed.), *The reflecting team in action* (pp. 38-61). New York: Guilford.

Kjellberg, E., Niemela, B. J., Lovenborn, G., Oberg, T.z Olssen, A., & Wessel, A. (1996). The community and the clinicians co-evaluate the clinical work. Presented at The Impact of Conversations and Language on Clinical Work and Research conference, June 13-19, Sulitjelma, Norway.

Kleinman, A. (1986). *Social origins of distress and disease.* New Haven, CT: Yale University Press.

Kleinman, A. (1988a). *The illness narratives: Suffering, healing, and the human condition.* New York: Basic Books.

Kleinman, A. (1988b). *Rethinking psychiatry: From cultural category to personal experience.* New York: Free Press.

Kuhn, T. S. (1970). *The structure of scientific revolutions* (2nd rev. ed.). Chicago: University of Chicago Press.

Kvale, S. (Ed.). (1992). *Psychology and postmodernism.* London: Sage.

Kvale, S. (1996). *InterViews.* London: Sage.

Labov, W. (1972). *Language in the inner city.* Philadelphia: University of Pennsylvania Press.

Laing, R. D. (1969). *Self and others.* New York: Pantheon.

Laing, R. D., & Esterson, A. (1971). *Sanity, madness and the family.* New York: Basic Books.

Laird, J. (1989). Women and stories: Restorying women's self-constructions. In M. McGoldrick, C. Anderson, & F. Walsh (Eds.), *Women in families* (pp. 427-450). New York: Norton.

Lehtinen, U. (1993). Feelings are "patterns in the weave of our life" not a basis for feminist epistemology. *Nordic Journal of Women's Studies, 1,*39-50.

Leppingston, R. (1991). From constructivism to social constructionism and doing critical therapy. *Human Systems, 2,* 79-103.

Levin, S. B. (1992). *Hearing the unheard: Stories of women who have been battered.* Unpublished doctoral dissertation,

The Union Institute, Cincinnati, OH.

Luepnitz, D. A. (1988). *The family interpreted: Feminist theory in clinical practice*. New York: Basic Books.

Lyotard, J.-F. (1984). *The post-modern condition: A report on knowledge*. Minneapolis: University of Minnesota Press.

MacGregor, R., Ritchie, A. M., Serrano, A. C., Schuster, F. P., McDanald, E. C., & Goolishian, H. A. (1964). *Multiple impact therapy with families*. New York: McGraw-Hill.

MacKinnon, L., & Miller, D. (1987). The new epistemology and the Milan approach: Feminist and sociopolitical considerations. *Journal of Marital and Family Therapy, 13,*139-156.

Madison, G. B. (1988). *The hermeneutics of postmodernity.* Bloomington: Indiana University Press.

Mair, M. (1988). Psychology as storytelling. *International Journal of Personal Construct Psychology, 1,*125-137.

Marayuma, M. (1963). The second cybernetics: Deviation-amplifying mutual causal processes. *American Scientist, 51,*164-179.

Maturana, H. (1975). The organization of the living: A theory of the living organization. *International Journal of Man-Machine Studies, 7,* 313-332.

Maturana, H. R. (1978). Biology of language: Epistemology of reality. In G. Miller & E. Lenneberg (Eds.), *Psychology and biology of language and thought* (pp. 27-63). New York: Academic Press.

Maturana, H., & Varela, F. (1980). *Autopoiesis and cognition: The realization of the living.* Dordrecht, Holland: D. Reidel.

Maturana, H., & Varela, F. (1987). *The tree of knowledge.* Boston: New Science Library, Shambhala.

McArthur, T. (Ed.). (1992). *The Oxford companion to the English language.* Oxford: Oxford University Press.

McCarthy, I., & Byrne, N. (1988). Mis-taken love: Conversations on the problem of incest in an Irish context. *Family Process, 27,*181-200.

McKeachie, W. J., & Kaplan, M. (1996, February). Persistent problems in evaluating college teaching. *American Association of Higher Education Bulletin,* 5-8.

McNamee, S., & Gergen, K. (Eds.). (1992). *Social construction and the therapeutic process.* Newbury Park, CA: Sage.

Mead, G. (1968). *Essays on his social philosophy* (J. W. Petras, Ed.). New York: Teachers College Press.

Mendez, C. Coddou, F., & Maturana, H. (1988). The bringing forth of pathology—radical constructivism, autopoiesis and psychotherapy. *The Irish Journal of Psychology, Special Issue, 9.*

Messer, S. B., Sass, L. A., & Woolfolk, R. L. (Eds.) (1988). *Hermeneutics and psychological theory: Interpretive perspectives on personality, psychotherapy, and psychopathology.* New Brunswick, NJ: Rutgers University Press.

Milford, N. (1972). *Zelda: A biography.* New York: Harper & Row.

Mitchell, W. J. T. (1981). *On narrative.* Chicago: University of Chicago Press. Morse, S. J., & Gergen, K. J. (1970). Social comparison, self-consistency, and the presentation of self. *Journal of Personality and Social Psychology, 26,* 309-320.

Mueller-Vollmer, K. (Ed.) (1989). Language, mind, and artifact: An outline of hermeneutic theory since the Enlightenment. In *The hermeneutics reader* (pp. 1-53). New York: Continuum.

Murray, K. (1995). Narratology. In J. A. Smith, R. Harre, & L. Van Langen- hove (Eds.), *Rethinking psychology* (pp. 179-195). London: Sage.

Nelson, K. (1989). Monologue as representation of real-life experience. In K. Nelson (Ed.), *Narratives from the crib* (pp. 27-72). Cambridge, MA: Harvard University Press.

Neufeldt, S. A., Kamo, M. P., & Nelson, M. L. (1996). A qualitative study of experts' conceptualization of supervisee reflectivity. *Journal of Counseling Psychology, 43,* 3-9.

Nicholson, L. J. (Ed.) (1990). Introduction. In *Feminism/postmoderism* (pp. 1-16). New York: Routledge.

Palmer, R. (1984). Expostulations on the postmodem turn. *KRISIS, no. 2,* 140-149. Houston, TX: International Circle for Research in Philosophy.

Palmer, R. (1985). Quest for a concept of postmodernity. *kpiois/Krisis, 3-4,* 9-21.

Palmer, R. (1987). Nietzsche and the Project of Post-Modern Hermeneutics. *kpiois/Krisis: Hermeneutics and Humanism,*

5-6, 3-19.

Parsons, T. (1951). *The social system*. New York: Free Press.

Penn, P., & Frankfurt, M. (1994). Creating a participant text: Writing, multiple voices, narrative multiplicity. *Family Process, 33*, 217-231.

Percy, W. (1996). Shakespeare had it easy. *The New Yorker,* June 24-July 1.

Piaget, J. (1954). *The construction of reality in the child.* New York: Basic Books.

Piaget, J. (1971). *Genetic epistemology.* New York: Norton.

Pittman, B. (1995). Cross-cultural reading and generic transformations: The chronotype of the road in Erdrich's *Love Medicine. American Literature, 67*, 777-792.

Polkinghorne, D. (1983). *Methodology for the human sciences: Systems of injury. Albany*: State University of New York Press.

Polkinghorne, D. (1988). *Narrative knowing and the human sciences.* Albany: State University of New York Press.

Polkinghorne, D. (1991). Two conflicting calls for methodological reform. *The Counseling Psychologist, 19,*103-114.

Potter, J., & Wetherell, M. (1987). *Discourse and social psychology: Beyond attitudes and behaviour.* London: Sage.

Prigogene, I., & Stengers, I. (1984). *Order out of chaos: Man's new dialogue with nature.* New York: Bantam Books.

Reichelt, S., & Christensen, B. (1990). Reflections during a study on family therapy with drug addicts. *Family Process, 29,* 273-287.

Reichelt, S., & Sveaass, N. (1994). Therapy with refugee families: What is a "good" conversation? *Family Process, 33,* 247-262.

Reik, T. (1951). Listening with the third ear: The inner experience of a psychoanalyst. Garden City, NY: Garden City Books.

Rice, A. (1976). *Interview with a vampire.* New York: Ballantine Books.

Rice, A. (1990). *The witching hour.* New York: Ballantine Books.

Richardson, F. C., & Woolfolk, R. L. (1994). Social theory and values: A hermeneutic perspective. *Theory and Psychology, 4,* 99-226.

Ricoeur, P. (1988). *Time and narrative* (K. Blarney & D. Pellauer, Trans.). Chicago: University of Chicago Press.

Ricoeur, P. (1991). Narrative identity. *Philosophy Today, 35,* 3-81.

Roebeck, A. A. (1964). *History of psychology and psychiatry.* New York: Citadel Press.

Ronnestad, M. H., & Skovholt, T. M. (1993). Supervision of beginning and advanced graduate students of counseling and psychotherapy. *Journal of Counseling and Development, 71,* 396-405.

Rorty, R. (1979). *Philosophy and the mirror of nature.* Princeton, NJ: Princeton University Press.

Rosenhan, D. L. (1973). On being sane in insane places. *Science, 179,*250-258.

Roth, S. A. (1985). Psychotherapy with lesbian couples: Individual issues, female socialization, and the social context. *Journal of Marital and Family Therapy, 11,* 273-286.

Russell, R. L., Broek, P., Adams, S., Rosenberger, K., & Essig, T. (1993). Analyzing narratives in psychotherapy: A formal framework and empirical analyses. *Journal of Narrative and Life History, 3,* 337-360.

Ryder, R. (1987). *The realistic therapist: Modesty and relativism in therapy and research.* New Park, CA: Sage.

Saba, G. (Guest Ed.). (1985). A contextual refocus of systems therapy: An expansion of role, purpose, and responsibility. *Journal of Strategic and Systemic Therapies, 4*(2).

Sachs, O. (1985). *The man who mistook his wife for a hat.* London: Duckworth.

St. George, S. A. (1994). Multiple formats in the collaborative application of the "as if" technique in the process of family therapy supervision. *Dissertation Abstracts International, 55(9A),* 3006-3246.

Sampson, E. E. (1981). Cognitive psychology as ideology. *American Psychologist, 36,* 730-743.

Sandifer, M. G., Hordern, A., & Green, L. M. (1970). The psychiatric interview: The impact of the first three minutes.

American Journal of Psychiatry, 126, 968-973.

Sarbin, T. R. (1986). Emotion and act: Roles and rhetoric. In R. Harre (Ed.), *The social construction of emotions* (pp. 83-98). New York: Basil Blackwell.

Sarbin, T. R. (1990). The narrative quality of action. *Theoretical and Philosophical Psychology, 10,* 49-65.

Sass, L. A. (1992). *Madness and modernism: Insanity in the light of modern art, literature, and thought.* New York: Basic Books.

Scarr, S. (1985). Constructing psychology: Making facts and fables for our times. *American psychologist, 40,* 499-512.

Schafer, R. (1978). *Language and insight.* New Haven, CT: Yale University Press.

Schafer, R. (1981). Narration in the psychoanalytic dialogue. In W. J. T. Mitchell (Ed.), *On narrative* (pp. *25-49).* Chicago: University of Chicago Press.

Schon, D. A. (1983). *The reflective practitioner: How professionals think in America.* New York: Basic Books.

Schon, D. (1987). *Educating the reflective practitioner.* San Francisco: Jossey- Bass.

Schon, D. (1991). *The reflective practitioner: Case studies in and on educational practice.* New York: Teachers College Press.

Schwartzman, J. (1984). Family therapy and the scientific method. *Family Process, 23,* 223-236.

Searle, J. R. (1992). *Searle on conversation* (Compiled by H. Parret & J. Ver- schueren). Amsterdam: John Benjamins.

Segal, L. (1986). *The dream of reality: Heinz von Foerster's constructivism.* New York: Norton.

Seikkula, J. (1993). The aim of therapy is generating dialogue: Bakhtin and Vygotsky in family system. *Human Systems Journal, 4,* 33-48.

Selvini-Palazzoli, M., Boscolo, L., Cecchin, G., & Prata, G. (1978). *Paradox and counterparadox.* New York: Jason Aronson.

Selvini-Palazzoli, M., Boscolo, L., Cecchin, G., & Prata, G. (1980a). Hypothesizing, circularity, and neutrality: Three guidelines for the conductor of the interview. *Pamily Process, 19,* 3-12.

Selvini-Palazzoli, M., Boscolo, L., Cecchin, G., & Prata, G. (1980b). The problem of the referring person. *Journal of Marital and Family Therapy, 6,* 3-9.

Selvini-Palazzoli, M., & Prata, G. (1982). Snares in family therapy. *Journal of Marital and Family Therapy, 8,* 443-450.

Semin, G. R. (1990). Everyday assumptions, language and personality. In G. R. Semin & K. J. Gergen (Eds.), *Everyday understanding: Social and scientific implications* (pp. 151-175). London: Sage.

Shapiro, G., & Sica, A. (Eds.). (1984). Introduction. In *Hermeneutics* (pp. 1-21). Amherst: University of Massachusetts Press.

Sherwin, R. K. (1993). Lawyering theory: An overview of what we talk about when we talk about law. *New York Law School Law Review, 37,* 9-53.

Shields, C. (1986). Critiquing the new epistemologies: Toward minimum requirements for a scientific theory of family therapy. *Journal of Marital and Family Therapy, 12,* 359-372.

Shields, C. G., Wynne, L. C., McDaniel, S. H., & Gawinski, B. A. (1994). The marginalization of family therapy: A historical and continuing problem. *Journal of Marital and Family Therapy, 20,*117-138.

Shotter, J. (1974). What is it to be human? In N. Armistead (Ed.), *Reconstructing social psychology.* Harmondsworth: Penguin.

Shotter, J. (1975). *Images of man in psychological research.* London: Methuen.

Shotter, J. (1984). *Social accountability and selfhood.* Oxford: Blackwell.

Shotter, J. (1985). Social accountability and self specification. In K. J. Gergen & E. Davis (Eds.), *The social construction of a person.* New York: Springer-Verlag.

Shotter, J. (1987). The social construction of an zus': Problems of accountability and narratology. In R. Burnett, P. McGee, & D. Clarke (Eds.), *Accounting for personal relationships: Social representations of interpersonal links.* London:

Methuen.

Shotter, J. (1988). *Real and counterfeit constructions in interpersonal relations.* Paper presented at the Don Bannister Memorial Conference, Metaphors in Life and Psychotherapy, London Institute of Group Analysis.

Shotter, J. (1989). Social accountability and the social construction of *"you."* In J. Shotter & K. J. Gergen (Eds.), *Texts of identity* (pp. 133-151). London: Sage.

Shotter, J. (1990). *Knowing of the third kind.* Utrecht: ISOR.

Shotter, J. (1991a, May). *Consultant re-authoring: The "making" and "finding" of narrative constructions.* Paper presented at the Houston-Galveston Conference on Narrative and Psychotherapy: New Directions in Theory and Practice, Houston, TX.

Shotter, J. (1991b). Rhetoric and the social construction of cognitivism. *Theory and Psychology, 1,* 495-513.

Shotter, J. (1993a). *Conversational realities: Constructing life through language.* London: Sage.

Shotter, J. (1993b). *Cultural politics of everyday life.* Toronto: University of Toronto Press.

Shotter, J. (1994). Making sense on the boundaries: On moving between philosophy and psychotherapy. In A. P. Griffiths (Ed.), *Philosophy, psychiatry, and psychology* (pp. 55-72). Cambridge, MA: Cambridge University Press.

Shotter, J. (1995a). A ''show" of agency is enough. *Theory and Psychology, 5,* 383-390.

Shotter, J. (1995b). In conversation: Joint action, shared intentionality and ethics. *Theory and Psychology, 5,* 49-73.

Shotter, J., & Gergen, K. J. (Eds.) (1989). *Texts of identity.* London: Sage.

Simon, G. M. (1992). Having a second-order mind while doing first-order therapy. *Journal of Marital and Family Therapy, 18,* 377-387.

Simons, H. W., & Billig, M. (1994). *After postmodernism: Reconstructing ideology critique.* London: Sage.

Slife, B. D. (1993). *Time and psychological explanation.* Albany: State University of New York Press.

Sluzki, C. E., & Ransom, D. C. (Eds.). (1976). *The double bind: The foundation of the communication approach to the family.* New York: Grune & Stratton.

Smedslund, J. (1978). Bandura's theory of self-efficacy: A set of common sense theories. *Scandinavian Journal of Psychology, 19,*1-14.

Smedslund, J. (1988). *Psycho-logic.* New York: Springer-Verlag.

Smedslund, J. (1990). Psychology and psychologic: Characterization of the difference. In G. R. Semin & K. J. Gergen (Eds.), *Everyday understanding: Social and scientific implications* (pp. 45-63). London: Sage.

Smedslund, J. (1993). How shall the concept of anger be defined? *Theory & Psychology, 3,* 5-34.

Smith, D. (1988). *Interpretation theory: Freud and Ricoeur.* Paper presented at the American Psychological Association Meeting, Washington, DC.

Smith, J. A., Harre, R., & Van Langenhove, L. (1995). *Rethinking psychology.* London: Sage.

Snyder, M. (1984). *When belief creates reality.* San Diego: Academic Press.

Snyder, M. & Thomsen, C. J. (1988). Interactions between therapists and clients: Hypothesis testing and behavioral confirmation. In D. C. Turk & P. Salovey (Eds.), *Reasoning, inference, and judgment in clinical psychology* (pp. 124-152). New York: Free Press.

Spanos, W. (1985). Postmodern literature and its occasion: Towards a "definition." *kpiois/Krisis, 3-4,* 54-76.

Speed, B. (1984). How really real is real and rejoinder. *Family Process, 23,* 511-520.

Speer, A. (1970). Family systems: Morphostasis and morphogenesis, or "Is homeostasis enough?" *Family Process, 9,* 259-278.

Spence, D. (1984). *Narrative truth and historical truth: Meaning and interpretation in psychoanalysis.* New York: Norton.

Spolin, V. (1963). *Improvisations for the theater.* Chicago: Northwestern University Press.

Stanfield, S., Matthews, K. L., & Heatherly, V. (1993). What do excellent psychotherapy supervisors do? *American Journal of Psychiatry, 150,* 1081-1084.

Surrey, J. L. (1991). Relationship and empowerment. In J. V. Jordan, A. G. Kaplan, J. B. Miller, I. P. Stiver, & J. L. Surrey (Eds.), *Women's growth in connection: Writings from the stone center* (pp. 162-180). New York: Guilford.

Sylvester, D. (1985). A note in reply to the questionnaire on postmodernism. *kpiois/Krisis, 3-4,* 232.

Szasz, T. S. (1961). *The myth of mental illness.* New York: Hoeber-Harper.

Taggart, M. (1985). The feminist critique in epistemological perspective: Questions of context in family therapy. *Journal of Marital and Family Therapy, 11,*113-126.

Tannen, D. (1990). *You just don't understand me: Women and men in conversation.* New York: Ballantine Books.

Taylor, C. (1989). *Sources of the self: The making of the modern identity.* Cambridge, MA: Harvard University Press.

Terwee, S. (1988). Need rhetorical analysis lead to relativism? An examination of the views of K. J. Gergen. In W. J. Baker, L. P. Mos, H. V. Rap- pard, & H. J. Stan (Eds.), *Recent trends in theoretical psychology* (pp. 15-27). New York: Springer-Verlag.

Tjersland, O. A. (1990). From universe to multiverses—and back again. *Family Process, 29,* 385-397.

Tolstoy, L. (1967). On teaching the rudiments. In L. Weiner (Ed.), *Tolstoy on education.* London: University of London Press.

Toombs, S. K. (1990). The temporality of illness: Four levels of experience. *Theoretical Medicine, 11,* 227-241.

Turner, V. (1980). Social dramas and stories about them. *Critical Inquiry, 7,* 141-168.

van der Merwe, W. L., & Voestermans, P. P. (1995). Wittgenstein's legacy and the challenge to psychology. *Theory and Psychology, 5,* 5-26.

von Foerster, H. (1982). *Observing systems.* Seaside: Intersystems Publications.

von Foerster, H. (1984). On constructing a reality. In P. Watzlawick (Ed.), *The invented reality* (pp. 41-61). New York: Norton.

von Glasersfeld, E. (1984). An introduction to radical constructivism. In P. Watzlawick (Ed.), *The invented reality* (pp. 13-40). New York: Norton.

von Glasersfeld, E. (1987). The control of perception and the construction of reality. *Dialectica, 33,* 37-50.

Vygotsky, L. S. (1962). *Thought and language* (E. Hanfmann & G. Vakar, Ed. and Trans.). Cambridge, MA: MIT Press. (Original work published in 1934)

Vygotsky, L. S. (1966). Development of the higher mental functions. In A. N. Leont'ev, A. R. Luria, & A. Smirnov (Eds.), *Psychological research in the USSR.* Moscow: Progress Publishers.

Vygotsky, L. S. (1986). *Thought and language* (rev. ed.) (A. Kozulin, Trans.). Cambridge, MA: MIT Press. (Original work published 1934)

Wachterhauser, B. R. (Ed.) (1986a). Introduction: History and language in understanding. In *Hermeneutics and modern philosophy* (pp. 5-61). Albany: State University of New York Press.

Wachterhauser, B. R. (Ed.) (1986b). Must we be what we say? Gadamer on truth in the human sciences. In *Hermeneutics and modern philosophy* (pp. 219-240). Albany: State University of New York Press.

Warneke, G. (1987). *Gadamer: hermeneutics, tradition and reason.* Stanford, CA: Stanford University Press.

Watzlawick, P. (1976). *How real is real?* New York: Vintage Books.

Watzlawick, P. (1977). *The interactional view: Studies at the Mental Research Institute Palo Alto, 1965-74.* New York: Norton.

Watzlawick, P. (Ed.). (1984). *The invented reality.* New York: Norton.

Watzlawick, P, Beaven, J. H., & Jackson, D. D. (1967). *Pragmatics of human communication.* New York: Norton.

Watzlawick, E, Weakland, J., & Fisch, R. (1974). *Change: Principles of problemformation and problem resolution.* New York: Norton.

Weakland, J., Fisch, R., Watzlawick, P., & Bodin, A. M. (1974). Brief-therapy: Focused problem resolution. *Family Process, 13,*141-168.

Weingarten, K. (1991). The discourses of intimacy: Adding a social constructionist and feminist view. *Family Process, 30,* 285-305.

Weingarten, K. (Ed.). (1995). *Cultural resistance: Challenging beliefs about men, women, and therapy.* New York: Harrington Park Press.

White, H. (1980). The values of narrativity in the prepresentation of reality. *Critical Inquiry, 7,* 5-27.

White, M. (1995). *Re-authoring lives.* Adelaide, Australia: Dulwich Centre.

White, M., & Epston, D. (1990). *Narrative means to therapeutic ends.* New York: Norton.

Wile, D. B. (1977). Ideological conflicts between clients and psychotherapists. *American Journal of Psychotherapy, 31,* 437-449.

Wilkins, A. (1983). Organizational stories as symbols which control the organization. In L. R. Pondy, P. J. Frost, G. Morgan, & T. C. Dandridge (Eds.), *Organizational symbolism* (pp. 81-92). Greenwich, CT: J Al Press.

Wittgenstein, L. (1961). *Tractatus logico-philosophicus* (D. Pears & B. McGui-ness, Trans.). London: Routledge and Kegan Paul. (Original work published in 1922)

Woolfolk, R. L., Sass, L. A., & Messer, S. B. (1988). Introduction to hermeneutics. In S. B. Messer, L. A. Sass, & R. L. Woolfolk (Eds.), *Hermeneutics and psychological theory: Interpretive perspectives on personality, psychotherapy, and psychopathology* (pp. 2-26). New Brunswick, NJ: Rutgers University Press.

译名对照表

图书在版编目（CIP）数据

合作取向治疗：对话·语言·可能性 ／（美）贺琳·安德森著；李嘉佳，徐彬译． —— 上海：上海三联书店，2025.7． ——ISBN 978-7-5426-8885-9

Ⅰ.R749.055

中国国家版本馆 CIP 数据核字第 2025Q95N37 号

合作取向治疗：对话·语言·可能性

著　　者／	〔美国〕贺琳·安德森
译　　者／	李嘉佳　徐　彬
责任编辑／	王　建　樊　钰
特约编辑／	阮颖诗　张兰坡
装帧设计／	字里行间设计工作室
监　　制／	姚　军
出版发行／	上海三联书店
	（200041）中国上海市静安区威海路755号30楼
联系电话／	编辑部：021-22895517
	发行部：021-22895559
印　　刷／	三河市中晟雅豪印务有限公司
版　　次／	2025 年 7 月第 1 版
印　　次／	2025 年 7 月第 1 次印刷
开　　本／	710×1000　1/16
字　　数／	242千字
印　　张／	23.75

ISBN 978-7-5426-8885-9 / R · 147

定　价：69.80元